AF476444

TRANSFUSION INSTANTANÉE

DU SANG.

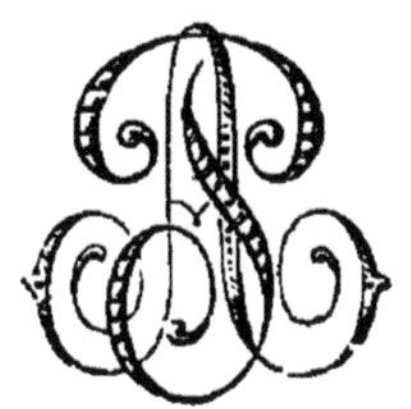

Paris. — Typ. de A. PARENT, rue Monsieur-le-Prince, 29 et 31.

TRANSFUSION INSTANTANÉE
DU SANG.

Le sang, c'est la vie.
BORDEU.

SOLUTION THÉORIQUE ET PRATIQUE

DE LA TRANSFUSION MÉDIATE ET DE LA TRANSFUSION IMMÉDIATE
CHEZ LES ANIMAUX ET CHEZ L'HOMME,

PAR

Le Docteur MONCOQ,

LAURÉAT DE LA FACULTÉ DE MÉDECINE DE PARIS.

Un grand philosophe a pu dire : rien ne vaut que par l'expérience. La raison nous dit à son tour : la solution d'un problème important de physiologie ne sera jamais donnée que par un physiologiste, et d'après l'expérimentation.

Deuxième Édition.

PARIS

ADRIEN DELAHAYE, LIBRAIRE-ÉDITEUR

PLACE DE L'ÉCOLE-DE-MEDECINE

1874

A M. BOULEY,

MEMBRE DE L'ACADÉMIE DES SCIENCES,
MEMBRE DE L'ACADÉMIE DE MÉDECINE,
INSPECTEUR GÉNÉRAL DES ÉCOLES VÉTÉRINAIRES DE FRANCE,
OFFICIER DE LA LÉGION D'HONNEUR, ETC., ETC.

C'est à votre bienveillant concours que je dois d'avoir pu, en 1862, demander à l'expérimentation la confirmation de ma théorie sur la transfusion du sang. Les faits seuls pouvaient la faire passer à l'état de vérité incontestable.

En 1874, après les succès déjà nombreux obtenus chez l'homme, en France et à l'étranger, c'est par vous que l'Académie des sciences a appris, dans ses séances du 23 et du 30 mars, que le problème si longtemps cherché de la transfusion avait enfin reçu sa complète solution. Si c'est quelque chose d'avoir rendu possible et facile une opération qui conserve la vie, quand la mort était inévitable, vous n'êtes pas étranger à ce bienfait rendu à la science et à l'humanité. A ce titre, vous voudrez bien me laisser vous exprimer ici ma sincère reconnaissance.

A M. CLAUDE BERNARD,

MEMBRE DE L'ACADÉMIE DES SCIENCES,
MEMBRE DE L'ACADÉMIE DE MÉDECINE,
PROFESSEUR DE MÉDECINE AU COLLÉGE DE FRANCE,
PROFESSEUR DE PHYSIOLOGIE GÉNÉRALE
AU MUSÉUM D'HISTOIRE NATURELLE,
MEMBRE DES SOCIÉTÉS DE BIOLOGIE, ETC., ETC.

C'est à vos belles leçons du Collége de France, que j'ai eu le bonheur de suivre pendant deux années, et c'est dans vos livres que j'ai appris tout le parti que la médecine doit tirer de l'expérimentation physiologique sur les animaux. S'il m'a été donné d'arriver, enfin, à la solution pratique d'un problème important et depuis si longtemps à l'étude, c'est votre exemple et ce sont vos conseils qui m'ont inspiré et soutenu. Je ne puis l'oublier, et vous voudrez bien me permettre de l'écrire au commencement de ce travail. Votre enseignement sera la semence féconde d'où germeront bien des applications utiles à l'art de guérir. C'est ainsi que vous l'avez compris, et les faits viendront vous donner grandement raison.

A M. LE BARON LARREY,

MEMBRE DE L'INSTITUT (ACADÉMIE DES SCIENCES),
MEMBRE DE L'ACADÉMIE DE MÉDECINE,
ANCIEN PRÉSIDENT DU CONSEIL DE SANTÉ DES ARMÉES,
GRAND OFFICIER DE LA LÉGION D'HONNEUR, ETC.

Placé au poste le plus éminent du service médical, comme Président du Conseil de santé des armées, rien de ce qui touche au bien-être et à la vie du soldat ne vous est resté étranger. — Après les grandes batailles, quand le calme a succédé à la tempête, vous avez été frappé des vides nombreux que les hémorrhagies viennent faire dans les rangs des blessés. Le 18 décembre 1850, à la Société de chirurgie, vous appeliez de vos vœux un moyen facile et pratique, qui permît alors, en faisant passer dans ses veines un peu du sang perdu, de conserver à la vie le général ou le soldat épuisé et mourant. Chaque fois qu'un progrès a paru réalisé dans ce sens, vous avez daigné en témoigner votre haute satisfaction. L'auteur de ce travail est donc certain de ne pas vous trouver indifférent. Vous lirez avec bienveillance, il ose l'espérer, que cette question, intéressant l'humanité à un si haut point, a enfin reçu sa complète solution. Ces considérations ont semblé autoriser un Français à écrire, à cette page, un nom qui résume tout ce qui est grand, honnête et bon : le nom de Monsieur le Baron Larrey.

SOLUTION THÉORIQUE ET PRATIQUE

DE LA

TRANSFUSION INSTANTANÉE

DU SANG

> « En somme, l'opération de la transfusion, bien qu'entourée de difficultés, peut rendre de très-grands services à la médecine et à la physiologie. Ce qui doit surtout préoccuper actuellement, c'est de fixer les procédés les plus avantageux et les plus propres à en mettre la pratique à l'abri des inconvénients nombreux qu'il est si important d'éviter. »
>
> Claude BERNARD.
>
> (*Leçons du Collége de France.*)
>
> 17 mars 1858.

AVANT-PROPOS.

Il y aurait un grand danger, même aujourd'hui, pour celui qui aborde une étude, à se figurer que tout a été dit, que tout a été observé et qu'il ne reste, à qui arrive à notre époque, qu'à recueillir l'héritage facile des vérités laborieusement acquises à la science par ceux qui nous ont précédés.

Pour tout homme qui observe sans idées préconçues le mouvement progressif de notre époque, il est impossible de ne pas voir, au contraire, que nous sommes véritablement dans le siècle des grandes découvertes, aussi bien en médecine et en chirurgie que dans les sciences, l'industrie et les arts.

Qu'était la chimie avant Lavoisier, la physique avant Newton, la géologie avant Cuvier, la botanique avant de Jussieu? Dans les sciences, les découvertes se succèdent chaque jour, depuis qu'on s'est mis sérieusement à l'œuvre. Et, parce que tout s'enchaîne, parce que les idées engendrent les faits, des découvertes dans les sciences, quelle multitude d'applications merveilleuses aux arts et à l'industrie!!

La vapeur et l'électricité ont révolutionné nos mœurs, en supprimant la distance. Et, pour ne citer qu'un exemple pris au hasard, la photographie et la galvanoplastie, nées d'hier, ne sont-elles pas déjà arrivées à un degré de perfection qui tient du prodige?

La physiologie de son côté, qui avait à peine un nom il y a cinquante ans, n'a-t-elle pas déjà permis à l'hygiène de se constituer en science, et de prêter à la médecine elle-même un puissant concours? La physiologie, toutefois, a marché moins vite d'abord que les autres sciences. Et on le comprend, car ici l'observation est plus laborieuse. Ce n'est plus le creuset du laboratoire qu'il faut observer; c'est la vie même, dont il faut interroger les secrets dans ses plus intimes manifestations.

Mais qui pourrait arrêter le génie scrutateur? En quelles magnifiques pages sont résumées ces belles leçons, faites au Collége de France, par le premier physiologiste de notre époque? Et comme la médecine a bien su tirer parti de ce fécond enseignement. Car c'est la gloire de la physiologie, que chacune des vérités qu'elle met au grand jour profite à tous, par ses applications directes à l'art de guérir.

« Ne pourrait-on pas dire, avec M. Claude Bernard « (leçons de pathologie expérimentale), qu'il n'existe « qu'une seule science en médecine, et que cette « science est la physiologie, appliquée à l'état sain « comme à l'état morbide.

« En effet, les lois qui régissent les phénomènes « de la vie sont toujours les mêmes, à l'état mor- « bide et à l'état pathologique : aujourd'hui les faits « abondent pour le prouver. Il en résulte que l'on « ne pourra jamais comprendre le mécanisme d'une « maladie, si l'on ne connaît préalablement le mé- « canisme des fonctions troublées qui s'y rapportent. « Le traitement rationnel d'une maladie doit s'adres- « ser à son mécanisme physiologique. Donc la phy- « siologie est le pivot scientique, sur lequel tournent « toutes les sciences médicales. » « La médecine « commence toujours par l'observation clinique; « mais une fois les phénomènes constatés, c'est la « physiologie qui vient en débrouiller le chaos, en « expliquant les faits intérieurs, cachés sous ces « apparences. »

Est-ce que l'anatomie, et surtout l'anatomie pathologique ne date pas de ce siècle, et de ces derniers temps?

Qu'était l'histologie avant M. Charles Robin, son

représentant en France? Et de quelle lumière n'a-t-elle pas éclairé déjà l'anatomie pathologique, et par suite l'art de guérir?

On n'en finirait pas, si l'on voulait seulement énumérer tous les progrès récents des sciences, dites à tort sciences accessoires à la médecine.

Que dire des progrès faits, seulement depuis un demi-siècle, par la médecine et la chirurgie proprement dites?

Pour être dans le vrai, il faut bien en convenir, les sciences médicales marchent et progressent, parce qu'elles ne sont pas faites, parce qu'elles viennent de naître. Depuis qu'on a appris à mieux observer les faits et à les mieux interpréter, on voit surgir de temps en temps un progrès nouveau, plus ou moins considérable. Or ces faits, solidement assis sur l'observation, constituent déjà un imposant faisceau de vérités, qui sont la science médicale, la première sans contredit, parce qu'elle est la plus directement utile à l'humanité.

« La science médicale, moins que toutes les « autres sciences, ne saurait être le fruit des travaux « d'un seul homme, ou d'un petit nombre d'hommes. « Tous, nous sommes appelés à concourir à cette « œuvre gigantesque et indéfinie, qui sera la résul- « tante des efforts de tous. » (Claude Bernard, Physiologie expérimentale.)

Or, qui pourrait nier que le siècle actuel a été, de tous les siècles écoulés, le plus fécond en heureux résultats contre les deux grands ennemis de l'homme: la douleur et la mort.

Contre la douleur, le médecin est, depuis longtemps déjà, en possession de moyens bien puissants et bien précieux: les narcotiques et les anesthésiques divers. Contre la mort, dans certains cas désespérés, bien indiqués déjà, mais que l'expérience se chargera de mieux fixer chaque jour, nous avons le bonheur d'apporter au praticien un moyen, que nous pourrions presque dire nouveau, tant il était impraticable avant nous: nous apportons à la médecine la solution vraiment pratique de la transfusion du sang. A l'appui de notre affirmation, et pour la confirmer d'une façon absolue, nous donnons les faits vraiment merveilleux obtenus déjà, alors que notre moyen était à peine connu, faits contrôlés d'ailleurs au grand jour, et annoncés au monde savant par les princes de la science eux-mêmes.

La question que je me propose de traiter, ayant le privilége d'intéresser à la fois l'homme du monde et l'homme de science, je ferai mon possible pour rédiger ce travail, de façon à pouvoir être lu à la fois par l'un et par l'autre. On voudra bien ne pas oublier, pourtant, que ce n'est pas un ouvrage de simple littérature que l'on a sous les yeux, mais un livre de physiologie médicale. De cette façon, je l'espère du moins, s'évanouiront peu à peu les préventions qui, aujourd'hui encore, existent chez quelques praticiens, même après que les faits ont parlé bien des fois déjà, et parlé récemment avec tant d'éloquence, en plein soleil de l'Hôtel-Dieu de Paris.

Les incrédules à l'endroit de la transfusion du sang, je dois le dire tout d'abord, ont rarement été les hommes tout à fait supérieurs mais bien, d'habitude, des demi-savants à idées préconçues, et qui se laissent difficilement convaincre. Tandis que les membres illustres de l'Académie des sciences, tels que MM. Nélaton, Claude Bernard, Bouley, le baron Larrey, Gosselin, etc., etc., ont constamment soutenu et encouragé l'auteur par leurs paroles ou par leurs écrits, il a trop souvent rencontré chez le médecin ordinaire, une incrédulité aussi peu réfléchie que sans raison d'être. La négation absolue et *à priori* est chose si facile et si simple : elle dispense de chercher. La négation absolue et *à priori* n'est tout à fait prudente, que quand il y a contradiction absolue entre deux termes. Or, dans la transfusion du sang, où était la contradiction absolue qui justifiât une négation si formelle? Problème difficile à résoudre et problème impossible à résoudre ont toujours été deux expressions bien différentes.

Au reste, cette lutte ne datait pas de ces derniers temps. Dès que l'immortel Harvey eut publié, en 1628, sa magnifique découverte de la circulation du sang (1), la transfusion eut déjà ses partisans et ses adversaires. Ce sera notre gloire, à nous, d'avoir mis fin à cette lutte, au grand profit de l'humanité.

(1) Guillaume Harvey, Exercitatio anatomica de motu cordis et sanguine in animalibus. Francforti, 1628, in-4, cap. I, p. 20.

Et, pour que la nombreuse famille humaine profite largement de nos travaux, nous tâcherons de parler de façon à être compris de tous. Nous croyons pouvoir affirmer, que nous mettrons assez de lumière dans notre exposition, pour qu'il ne reste plus un seul de nos lecteurs non convaincu. Et, comme la théorie ne suffit pas pour arracher une victime à la mort, nous osons croire qu'après avoir lu notre travail, après avoir jeté les yeux sur les moyens si simples, par lesquels nous avons remplacé tout un arsenal de moyens impossibles, il ne restera pas un seul médecin sérieux qui ne pourra dire : Il est pourtant vrai que la transfusion est réduite à une telle simplicité que, moi aussi, dans un cas où l'indication m'en semblerait bien précise, je me sens capable de pratiquer cette opération, qui m'avait toujours paru, sinon tout à fait impossible, du moins si difficile et si compliquée.

Une objection qui m'a été faite, et tout récemment encore, par M. le professeur Gosselin, est celle-ci : la transfusion du sang est une opération qu'il faut souvent pratiquer à peu près d'urgence, et on n'a pas l'instrument sous la main.

L'instrument, mon vénéré maître, j'espère le vulgariser, comme la connaissance théorique de l'opération. Il pourra même être réduit à un si petit volume et coûter si peu cher, que tout praticien, jaloux de sa noble profession, voudra le posséder.

Mais enfin, l'opération de la transfusion a-t-elle

souvent sa raison d'être? Plus souvent qu'on ne pense, même en s'en tenant aux seules indications admises aujourd'hui par tous ceux qui ont étudié la question. Et il n'est pas douteux que ces indications deviendront plus nombreuses avec le temps et l'expérience. C'est là, du reste, un point que je ne veux qu'indiquer ici, pour faire pressentir toute l'importance de la question; mais c'est un point capital, et qui sera traité plus loin avec toute l'importance qu'il comporte.

CHAPITRE PREMIER.

CONSIDÉRATIONS GÉNÉRALES.

Art. I. — Qu'est-ce que la transfusion du sang ?

La transfusion du sang, *antithèse*, en quelque sorte, de la saignée, peut être définie au point de vue de la physiologie expérimentale, et au point de vue de la médecine chirurgicale.

Comme *expérience physiologique*, la transfusion du sang est une opération qui consiste à faire passer du sang des vaisseaux d'un sujet, dans les vaisseaux d'un autre sujet.

Comme *opération chirurgicale*, la tranfusion du sang est une opération qui consiste à faire passer du sang des veines d'une personne saine, dans les veines d'une personne malade.

La transfusion du sang est *médiate*, quand le sang qui doit être transfusé est obligé de rester un temps, si court qu'il soit, dans un vase inerte, hors des vaisseaux dont il est extrait, et qu'il se trouve en contact direct avec l'air extérieur. La transfusion est *immédiate*, quand le sang qui doit être transfusé, passe directement du vaisseau qui le fournit, dans celui qui le reçoit, sans se trouver en contact avec l'air extérieur.

Art. II. — Quel est le but de la transfusion ?

D'une façon générale, on peut dire qu'elle est employée contre les vices de quantité ou de qualité du sang. Nous la considérons au point de vue de la médecine, bien entendu. Mais elle est d'abord du domaine de la physiologie expérimentale, qui a contribué à l'élucider par les expériences sur les animaux. Elle intéresse à la fois le savant physiologiste, qui doit éclairer la marche de la médecine, et le praticien sérieux qui veut que toute découverte, reposant sur une expérimentation bien contrôlée, profite à l'humanité.

CHAPITRE II.

Art. I (1).—Comment l'auteur a été amené à faire de la transfusion du sang une étude spéciale.

En 1846, j'avais 18 ans, et je terminais mes premières études dans un collége de province. Nous étions quinze philosophes, sans compter le professeur, qui en valait bien un autre. C'était un homme modeste que notre bon vieux maître; mais, sous ses allures simples, il possédait un mérite réel. Il avait visité une bonne partie de l'Europe; il connaissait les hommes et les choses, et il savait nous instruire en nous amusant. Bref, nous l'aimions tous, et nous vivions véritablement en famille.

Quand il nous avait expliqué Socrate et Pythagore, il s'occupait de l'avenir de chacun de ses enfants. Il étudiait notre tournure d'esprit, et il nous indiquait, d'après nos aptitudes à lui bien connues, la carrière que chacun de nous devait embrasser. Ses conseils devenaient presque des ordres, tant il avait notre confiance.

Les lettres et les sciences sont-elles plus utiles que nuisibles à l'homme? Ce fut par la réponse écrite à cette phrase, qui nous surprit tous, que nous dûmes terminer l'année.

Je fus pour l'affirmative, et j'essayai de le prouver

(1) Le lecteur, qui ne voudra lire que la partie scientifique, passera ce chapitre qui n'est qu'historique.

en trois grandes pages de mon meilleur style. Le maître fut de mon avis, et il m'octroya le prix d'honneur de l'année. De plus, il m'engagea à me faire médecin, les sciences d'observation convenant, me dit-il, à mon tempérament.

Je le crus, et je m'en allai bravement m'inscrire à l'école de médecine de Caen.

Le lendemain, je n'oubliai pas la visite à l'Hôtel-Dieu, et je n'eus garde de laisser derrière moi le gros cahier, où je devais buriner tous les faits intéressants. Je me faisais de la science du médecin une idée bien avantageuse, il faut le dire.

Or, tout à fait au début de mes études médicales, une des premières observations que je dus recueillir, fut celle d'un jeune homme apporté à l'Hôtel-Dieu dans le triste état suivant : dans une rixe malheureuse, il avait reçu, à la région moyenne du bras, un coup d'instrument tranchant, qui avait ouvert les veines de cette région. Des secours tardifs et inintelligents avaient laissé couler tout son sang.

Vite on lui fait un pansement convenable, et on use de tous les moyens possibles pour le conserver à la vie. Il respire encore, mais il est tellement épuisé, qu'on cherche en vain à lui faire prendre un tonique quelconque. Le médecin, prévenu en toute hâte, donne à l'art de guérir un brevet d'impuissance en ces cas extrêmes, et il déclare que le blessé va, sans tarder, passer de vie à trépas.

Le mot de *transfusion du sang* fut prononcé, il faut en convenir. Mais le peu de foi qu'on avait en cette opération, le défaut absolu de moyens pour la pratiquer, empêcha même de la tenter, et quelque temps après le jeune homme expira sous nos yeux.

Qu'aurait pensé le médecin en chef, si le débutant lui eût présenté alors un petit appareil, bien simple pourtant, et lui eût dit : Maître, faites seulement ceci, et ce jeune homme ne va pas mourir. Je vous l'affirme, vous allez le rendre à la vie et à sa famille.

Ce qu'il me fut donné d'observer alors, bien d'autres l'ont vu, dans des circonstances tout aussi émouvantes! Et cette locution « mourir à bout de sang » est l'expression de bien des faits.

Quoi qu'il en soit, cette mort si prématurée, et dans ces tragiques circonstances, me frappa singulièrement. Car enfin, en réfléchissant bien au peu de profondeur de la plaie, il devenait de la dernière évidence, qu'à ce fort garçon devenu cadavre, il n'avait manqué qu'une certaine quantité de sang. Il me resta de cette triste journée cette conviction profonde, c'est que la médecine et la chirurgie n'avaient pas dit leur dernier mot, sur ce point là du moins, et je compris qu'un jour ou l'autre, on serait moins désarmé dans des cas analogues. Je poussai la témérité jusqu'à me promettre à moi-même d'étudier un jour sérieusement la question, quand mes études, dirigées dans ce sens, m'y auraient préparé.

J'avais déjà, il faut le dire, rencontré sur mon chemin un jeune professeur de chimie médicale à l'École de médecine de Caen, qui me donna singulièrement de courage à mon entrée dans la carrière.

Il était arrivé, lui aussi, à force de travail. Docteur-ès-sciences naturelles, il adressait de temps en temps à l'Institut des mémoires dont j'avais la première lecture. Une année plus tard, je devins son préparateur, après un concours qui ne fut pas sans gloire. C'était une place très-enviée. On touchait de petits émoluments bien précieux alors; on vivait presque dans l'intimité du maître; on avait sous ses mains tous les moyens d'études pratiques, et on se croyait déjà quelque chose.

Je passai de la sorte, de 18 à 22, mes quatre plus belles années, et je me voyais déjà à la Faculté de Paris.

Mon étoile ne le voulut pas, de sitôt du moins. Des circonstances, que je n'avais pas cherchées, me retinrent pendant dix ans à Caen, où je fondai, avec un frère aîné, mon premier et toujours mon maître, un établissement d'instruction secondaire de plein exercice, et qui, pendant ces dix ans, compta près de 150 internes.

Ce ne fut qu'en 1860, que je repris mes chères études. On comprend que j'y étais bien préparé, et dans les meilleures conditions pour les mener à bien. J'employai une année entière à étudier sérieusement, et à approfondir la question spéciale qui me préoccupait toujours. Ce ne fut qu'en 1862, que je pus instituer mes expériences de transfusion sur les animaux, avec l'appareil qu'il m'avait fallu imaginer, faire et refaire bien des fois, avant d'arriver à la perfection que je lui donnai complète, avant de le produire au grand jour, et auquel il n'a rien été ajouté depuis.

On lira ces expériences, dont plusieurs furent faites publiquement, et les moyens simples que je donnai pour les pratiquer. Je fis ensuite établir, en 1863, un deuxième appareil, première modification du premier, et permettant de pratiquer la transfusion chez l'homme. La Faculté de médecine voulut bien, dès ce moment déjà, m'accorder un petit encouragement. En 1864 enfin, je donnai le moyen de pratiquer la transfusion immédiate chez l'homme.

Art. II. — La transfusion entre dès ce moment dans la pratique médicale.

Je quittai Paris en 1864, après avoir fait un premier travail imprimé, qui fut vendu par les libraires, comme mes instruments livrés au libre commerce, sans monopole aucun, furent vendus par les fabricants, et portés par eux aux expositions de Londres et de Vienne.

Mes travaux ne devaient pas tarder à porter leurs fruits. On verra que, dès l'année suivante, en 1865, M. le Dr Labbé, le chirurgien si connu aujourd'hui, fit à la Société de chirurgie un long et bien intéressant rapport, sur des expériences faites par lui et par M. le Dr Oré, chirurgien de l'hôpital Saint-André de Bordeaux. Ces expériences, faites avec mes instruments, furent relatées dans le numéro du 30 décembre 1865 de la *Gazette des hôpitaux*.

M. le Dr Labbé appela sur mes appareils à transfusion, encore peu connus, l'attention des praticiens. Aussi, dès 1866, ils devaient être employés, avec le plus grand succès sur l'homme, à Londres et à Vienne d'abord, et bientôt à Reims, à Marseille, à Lyon et à Montpellier. A Paris, la transfusion du sang fut pratiquée plusieurs fois, et toujours avec succès, par M. le professeur Béhier. Elle fut faite aussi par d'autres chirurgiens des hôpitaux, et notamment par M. Brouardel, professeur agrégé, homme de grand mérite et d'une exquise bienveillance, qui a bien voulu me donner des détails sur l'opération faite par lui.

En même temps que les expériences physiologiques et que la pratique médicale me donnaient raison de toutes parts et sur les meilleurs théâtres, les ouvrages imprimés depuis ma thèse de 1864, avaient suivi le même mouvement. Je citerai, notamment, le *Traité de physiologie* de M. Longet, et le *Traité de chirurgie* du professeur Sédillot, de Strasbourg : ces livres classiques appelaient l'attention du monde savant sur mes appareils à transfusion. Six thèses, soutenues à la Faculté de médecine de Paris, et une à la Faculté de médecine de Montpellier, parlaient de malades absolument désespérés et rendus et conservés à la vie. Et, chose remarquable, les succès obtenus en France, et faciles à contrôler, avaient pour théâtres des Écoles secondaires de médecine, Reims, Marseille et Lyon, ou des Facultés, Montpellier, Paris; et pour auteurs les premiers maîtres dans l'art de guérir. Le dernier fait de l'Hôtel-Dieu de Paris, obtenu par M. Béhier, et dont les circonstances émouvantes ont été rappelées par tous les journaux scientifiques et politiques, suffirait à lui seul pour montrer que la transfusion était enfin jugée à sa juste valeur; qu'elle devenait désormais une opération classique, et jugée comme telle par les princes de la science eux-mêmes.

Art. III. — Nécessité d'appeler l'attention sur cette opération.

Ces succès répétés me créaient un double devoir, afin de vaincre les dernières résistances et de vulgariser, dès maintenant, un moyen qui, mieux compris, pouvait dès demain arracher d'autres victimes à la mort.

C'était pour moi un devoir, d'abord, d'informer l'Académie des sciences, et par elle le monde savant tout entier, que le problème de la transfusion, depuis si longtemps à l'étude, avait enfin reçu sa solution complète. Dans les séances du 23, du 30 mars et du 4 mai, M. Bouley, membre de l'illustre compagnie, et dont le nom se lit à la première page de mon travail, a consenti, avec sa bienveillance ordinaire, à se charger de ce soin.

Un second devoir, tout aussi impérieux que le premier, m'incombait encore. C'était de revoir mon travail écrit de 1864, de le compléter, ou plutôt de le refondre, avec l'expérience que m'ont donnée dix années de pratique médicale très-suivie.

A la suite de ma théorie de la transfusion, plus nettement formulée, et parlant en quelque sorte aux yeux du lecteur, par des gravures parfaitement réussies, je devais relater avec détail les succès obtenus depuis 1864, et montrer à tous ceux qui ne veulent pas nier la lumière que, suivant l'expression que M. Béhier a employée avec moi, la transfusion du sang a aussi bien sa raison d'être que la trachéotomie et l'opération césarienne. J'ajoute que, dès qu'elle sera mieux connue, l'opération dont nous parlons sera à coup sûr bien plus communément pratiquée, et surtout avec plus de succès, que les deux opérations que nous venons de citer.

J'attachais à la prompte vulgarisation de mon procédé de transfusion une importance telle, que, pour atteindre ce but, je n'ai pas cru trop faire en m'arrachant plusieurs semaines à ma pratique médicale. C'était en effet, à Paris seulement, dans cette atmosphère si éminemment scientifique de notre magnifique bibliothèque nationale, si merveilleusement restaurée, que je pouvais trouver les éléments qui me manquaient, pour la partie historique de mon travail.

Ce n'était, d'autre part, qu'à la bibliothèque de la Faculté, que je pouvais consulter les thèses et les ouvrages imprimés depuis 1864, sur la transfusion du sang.

J'ai parcouru, je puis le dire, à peu près tout ce qui a été écrit sur cet intéressant sujet, et j'ai puisé largement dans tous les ouvrages : l'histoire ne se fait pas *à priori.*

Parmi les auteurs modernes, je me suis inspiré du savant professeur du Collége de France, M. Claude Bernard, du regretté professeur de la Faculté de Paris, M. Longet, et surtout de moi-même.

De tous ces faisceaux réunis, j'ai essayé de faire un tout complet, dans lequel ma théorie sur la transfusion, la description de mes appareils, les rapports détaillés des succès dus à leur emploi, occupent la plus grande part. J'ai fait en sorte de donner à ce travail une forme telle, qu'il pût être lu par tout le monde, car, on peut le dire, la transfusion du sang est une question éminemment à l'ordre du jour. Les résultats obtenus dans ces derniers temps et aujourd'hui même ont été si merveilleux, que chacun tient à les connaître et à s'en rendre compte à soi-même.

Les plus difficiles voudront bien me pardonner ce qui leur semblerait incomplet, en se rappelant que j'ai dû faire en peu de jours des recherches considérables, qui auraient exigé plusieurs mois d'études. C'est sur cette indulgence que j'ose compter et qui, je l'espère, ne me fera pas défaut.

CHAPITRE III.

FORMULE SOUS LAQUELLE SE PRÉSENTE LE PROBLÈME DE LA TRANSFUSION DU SANG.

DANS QUEL ORDRE LOGIQUE DOIVENT ÊTRE ÉTUDIÉS LES DIFFÉRENTS POINTS QUI ONT TRAIT A CETTE QUESTION SI INTÉRESSANTE, ET PLUS PARTICULIÈREMENT A L'ORDRE DU JOUR.

Le problème de la transfusion se présente au physiologiste comme au médecin, sous la *formule* suivante, que beaucoup ont pressentie sans doute, mais que personne n'a jamais écrite :

Etant donné un *liquide vivant*, et par suite *très-altérable*, *le sang*, — prendre ce liquide, sans danger pour le sujet qui le fournit, dans des *vaisseaux* de petit calibre et à *parois vivantes*;—faire *traverser* au sang et *sans l'altérer*, un certain *espace* qui sépare nécessairement deux sujets; et pour cela donner au liquide *l'impulsion* suffisante pour le passage; *peser* en même temps le sang, afin de se rendre bien compte de l'opération;—*faire rentrer* le sang avec profit pour le sujet qui le reçoit, dans *des vaisseaux* de petit calibre et à parois vivantes, comme le point de départ.

Il résulte de la formule précédente que, pour résoudre scientifiquement le problème posé, il faut logiquement étudier d'abord : 1° le liquide qui doit être transfusé, le *sang;* 2° *les vaisseaux* dans lesquels on doit le prendre et le faire rentrer.

Cette première étude, l'étude du sang, doit être faite avec soin et à cette place, quand on veut se rendre compte de ce qu'on fait, et du pourquoi on le fait.

Il est nécessaire de se demander ensuite, comment cette opération a été comprise par ceux qui nous ont précédés : c'est l'*historique de la transfusion*, depuis son origine jusqu'à nos jours. Si nos prédécesseurs ont bien fait, il n'y a qu'à les imiter. Si, au contraire, cette opération a été mal comprise et mal exécutée, il est nécessaire de dire et de prouver pourquoi elle a été mal comprise, mal exécutée, et pourquoi elle n'a pas réussi.

Après cette étude critique des moyens employés jusqu'à nous et des causes d'insuccès, vient naturellement l'exposé des moyens inventés par l'auteur de ce travail; l'exposé de sa théorie d'abord; puis de ses expériences physiologiques sur les animaux; expériences par lesquelles il a prouvé, mieux que par des mots, la vérité de ses assertions.

L'exposé de la transfusion chez l'homme, et des questions nombreuses que soulève cette opération, but définitif de toute cette étude, doit suivre naturellement l'exposé des expériences physiologiques.

L'ouvrage sera terminé par les rapports des opérations faites en France et bien contrôlées, depuis que l'opération a été remise en honneur par la publication de notre premier travail sur ce sujet, en 1864.

Pour ne point fatiguer l'attention du lecteur, nous

traiterons les différents points qui précèdent, en autant de chapitres distincts, de manière à reposer l'esprit, sans nuire à l'exposition naturelle des faits. Les figures, intercalées dans le texte, aideront puissamment le lecteur, et le feront en quelque sorte assister à l'opération même.

CHAPITRE IV.

NOTIONS PHYSIOLOGIQUES SUR LE SANG DE L'HOMME.

Me proposant de traiter, d'une façon plus sérieuse qu'on ne l'a fait jusque-là, la question si intéressante de la transfusion du sang, il faut, pour être logique, parler d'abord avec quelques détails du liquide à transfuser. Quand on l'aura étudié sous toutes ses faces, il sera plus facile de comprendre les précautions indispensables, pour le succès de l'opération.

Or, pour tracer une étude complète, et en quelques pages pourtant, de la physiologie du sang, j'ai pensé que je n'avais rien de mieux à faire que de placer ici le résumé des notes qu'il m'a été donné de prendre avec soin, il y a quelques années, aux leçons si méthodiques et si pleines d'intérêt de M. le professeur Claude Bernard, au Collége de France, et au cours officiel de physiologie, dont le regretté M. Longet fut longtemps chargé à la Faculté de médecine de Paris.

Je ne sais si je m'abuse, mais il me semble que tout homme qui pense, sera heureux de trouver sous sa main et en peu de lignes, quelques notions succinctes sur le liquide qui circule dans ses veines pour entretenir sa vie. Je ferai mon possible pour que ma rédaction soit intelligible pour tous ceux qui me feront l'honneur de parcourir ces pages.

Art. I. — Forme sans laquelle le sang nous apparaît.

Le sang, milieu principal des phénomènes de la nutrition, est le liquide vivant et complexe, renfermé dans les vaisseaux *artères* et *veines*. Cette définition laisse soupçonner déjà que le sang veineux n'a pas les mêmes caractères que le sang artériel : nous indiquerons plus loin les caractères différentiels.

Quand on ouvre un vaisseau d'un animal vertébré, c'est-à-dire de la classe la plus élevée du règne animal et dont l'homme occupe le sommet, il s'en écoule un liquide d'une couleur rouge brun, si on a ouvert une veine ; d'une couleur rouge vermeil, si on a ouvert unc artère ; liquide d'une odeur caractéristique, d'une saveur salée et d'une réaction alcaline. Sa densité est un peu supérieure à celle de l'eau.

Si on abandonne à lui-même le sang sorti du vaisseau, il se prend en une masse, qui bientôt se sépare en deux parties distinctes : l'une, liquide, transparente et jaunâtre, est le *sérum* ; l'autre, molle, opaque et d'un rouge plus ou moins foncé, est le *caillot*.

Le sang, en circulation dans l'organisme vivant, doit être considéré comme formé d'une portion *fluide*, le *plasma*, et d'une portion *solide*, composée elle-même de corpuscules microscopiques ou *globules* rouges et blancs qui, nageant dans le fluide, sont entraînés dans le torrent circulatoire.

Nous venons de dire que le sang sorti du vaisseau se prenait en masse : il doit cette propriété, dite de *coagulation*, à une des substances qui le composent, sa *fibrine* dissoute dans le *plasma*. Le caillot ainsi formé contient, avec la fibrine, les *globules* sanguins.

Art. II. — Analyse du sang.

Le sang, étant un liquide d'une si grande importance dans l'organisme vivant, a été l'objet d'analyses faites avec le plus grand soin par les physiologistes. Il est absolument indispensable d'entrer dans quelques détails sur la composition du sang vivant, en circulation dans les vaisseaux.

La portion *fluide*, ou *plasma*, est formée en grande proportion d'eau, tenant en suspension les substances suivantes très-nombreuses, et qui doivent être classées et rapprochées de la façon suivante :

Albumine, fibrine, caséine, albuminose, hématoglobuline. — Dextrine, glycose ;

Oléine, margarine, stéarine, cholestérine, séroline, matière grasse phosphorée, oléate, stéarate, margarate de soude. — Créatine, urée ;

Acides urique, hippurique, lactique, acétique, butyrique, formique, valérianique, à l'état de sels organiques avec la soude ;

Chlorures de sodium et de potassium, fluorure de calcium ;

Acides carbonique, phosphorique, sulfurique en combinaison avec la soude, la potasse, la chaux, la magnésie, le fer, c'est-à-dire à l'état de sels inorganiques;

Silice et soude libre ;

Trois gaz : oxygène, acide carbonique, azote.

Voilà une longue nomenclature. Elle ne renferme pourtant que les principes les plus importants du sang : mais nous n'avons pas la prétention de faire une étude complète de ce liquide.

Les physiologistes ont rapproché les substances nombreuses qui précèdent sous les quatre titres suivants :

1° Substances *albuminoïdes* ou *protéiques*, servant à renouveler les tissus. A cette classe appartient la fibrine, qui est la base des muscles; et l'albumine, principe immédiat d'un grand nombre de liquides, et de la plupart des solides de l'organisme ;

2° Principes sucrés, dextrine et glycose ;

3° Matières grasses, oléine, margarine, stéarine, qui constituent la graisse, tenue en réserve dans les vésicules adipeuses, et qui, avec les principes sucrés, représentent dans l'organisme les matériaux de combustion respiratoire, en rapport avec la production de chaleur animale ;

4° Principes minéraux essentiels à l'organisme, faisant partie des humeurs et des principaux tissus.

Les principes qui précèdent, on les trouve dans tout aliment complet, tel que le lait et l'albumine. Il est pourtant besoin de dire, que les principes organiques contenus dans le sang, ont subi certaines modifications par leur passage dans l'organisme vivant.

Nous avons dit que le sang contient de l'eau en grande proportion. C'est que l'eau entre en grande quantité dans toutes les humeurs et tous les tissus animaux. Certains tissus en contiennent une proportion déterminée : tel est le cas de la cornée transparente, qui devient opaque, dès que la proportion d'eau est trop faible.

Ainsi, on trouve dans le sang les mêmes principes qui entrent dans la composition des humeurs et des tissus animaux, et qui se retrouvent dans tout aliment complet : c'est là un résultat important que la chimie organique a fourni à la physiologie.

Nous avons dit que l'organisme animal avait besoin de principes minéraux. Les plus importants sont : du *phosphate de chaux*, du *carbonate de chaux*, du *fluorure de calcium* destinés à entretenir le tissu osseux et à lui assurer la solidité ; — du *chlorure de sodium*, qui empêche la dissolution des globules sanguins dans le sérum, et qui aide à la dissolution de l'albumine ; — du *phosphate* et du *carbonate de soude* qui aident à l'absorption de l'acide carbonique ; — *du fer*, qui forme une combinaison instable avec l'oxygène ; — du *fluorure de calcium* qui fait partie des os et de l'émail des dents ; — de la *silice* qui entre dans dans la composition des plumes et des poils, etc.

Or, toutes ces substances inorganiques, qui entrent dans la *composition du sang*, parce qu'elles doivent entrer dans les tissus animaux, on les trouve toutes préparées dans les plantes alimentaires, qui elles-mêmes les ont puisées dans le sol, à l'aide de leurs racines. Des plantes, elles ont passé dans les herbivores, et ultérieurement dans les carnivores, qui ont fait leur nourriture des animaux précédents.

Art. III. — Proportions relatives des principaux éléments du sang.

Il est intéressant d'indiquer les *quantités moyennes* des principales substances qu'on trouve dans 1000 grammes de sang humain.

En prenant la moyenne des analyses faites par quatre chimistes distingués, Prévost et Dumas, Becquerel et Rodier, on arrive au résultat suivant :

Globules.	130	grammes.
Albumine	70	—
Fibrine	2,75	—
Sels et matières grasses. . .	10,50	—
Eau	786,75	—
Total.	1000,00	grammes.

D'après Becquerel et Rodier, quand le poids des globules dépasse le chiffre de 145 grammes sur 1,000 grammes de sang, il y a excès de globules; et il y a, au contraire, diminution morbide quand le chiffre des globules est inférieur à 125 grammes.

D'après les mêmes chimistes, sur 1,000 grammes de sang, la *quantité moyenne* de l'*albumine* étant 70 grammes, la limite inférieure de l'état normal est 60 grammes, et la limite supérieure est 85 gr.

Pour la *fibrine*, les limites physiologiques doivent être placées entre 2 et 3 grammes.

Quant à l'eau, sa quantité moyenne étant de 786 grammes pour 1,000 grammes de sang, sa limite physiologique inférieure est 720 grammes, et sa limite supérieure est 820 grammes.

Les matières grasses figurent dans le sang pour 2 ou 3 grammes. Le principe sucré ne s'y trouve que pour un demi-gramme. Les sels inorganiques figurent dans le sang dans la proportion de 7 grammes pour 1,000 grammes; et, sur ce chiffre 7, le chlorure de sodium en représente à lui seul la moitié.

Nous avons dit que le *fer* entrait dans la composition du sang. En effet, dans 130 grammes de globules qui répondent à 1,000 grammes de sang, il y a 10 grammes d'hématosine; et dans ces 10 grammes, il y a 1 gramme d'oxyde de fer. C'est donc 1 gramme d'oxyde de fer qu'on trouve dans 1,000 grammes de sang humain.

Cette rapide analyse nous a montré la variété des principes constitutifs du sang, les rapports dans lesquels ils s'y trouvent, et le rôle qu'ils y jouent. Elle était absolument indispensable pour donner une idée de ce liquide complexe.

L'albumine, la fibrine et la caséine sont souvent désignées sous le nom de *principes plastiques* du sang; parce que ce sont, en effet, les principes qui sont susceptibles de s'organiser et de constituer les parties vivantes de l'économie.

Les globules du sang sont les uns rouges et les autres blancs.

Les globules rouges sont de petits disques circulaires, aplatis chez les mammifères ; ils sont elliptiques chez les oiseaux et les poissons. Leur diamètre varie aussi suivant l'espèce animale.

Les globules blancs sont très-peu nombreux relativement aux globules rouges ; ils ont une forme sphérique et un diamètre plus considérable que les premiers.

Le *fer* concourt à la production de l'élément organique par excellence, le globule sanguin, et c'est pour cela qu'il a été considéré par les physiologistes comme un aliment de premier ordre.

Les matières alimentaires l'introduisent habituellement en quantité suffisante pour les besoins de l'économie ; mais parfois on est obligé de l'ajouter au régime, pour remédier à une altération fondamentale du sang (diminution des globules), qui amène les désordres les plus graves dans la santé.

Le *chlorure de sodium* ou *sel marin*, représente un des principes constitutifs les plus importants du sang. On le trouve dans tous les tissus et tous les liquides de l'économie, et dans une proportion toujours très-forte.

Aussi, la suppression ou une notable diminution de sel marin dans le régime, amène bien vite une grave altération dans la santé. Le sel marin est tellement nécessaire à l'alimentation, que sa privation n'a jamais pu passer dans les austérités du cloître.

Le *phosphate de chaux* joue aussi un grand rôle dans le sang; il entre pour une proportion considérable dans la composition du système osseux. Son ingestion insuffisante avec les aliments détermine les maladies dites lymphatiques.

Art. IV. — Gaz contenus dans le sang.

Nous avons dit que trois corps gazeux étaient contenus dans le sang : l'oxygène, l'azote et l'acide carbonique.

L'oxygène du sang se trouve contenu surtout dans les globules qui sont chargés de le porter aux différents tissus. Pour comprendre ce transport, on suppose que le fer des globules est à l'état de peroxyde dans le sang artériel; que dans les veines le peroxyde de fer est réduit à l'état de protoxyde. Dans le poumon s'opérerait la suroxydation, et dans les capillaires aurait lieu la réduction à l'état de protoxyde.

L'acide carbonique contenu dans le sang, s'y forme par la combinaison du carbone des tissus, sans cesse modifiés, avec l'oxygène abandonné par le fer des globules.

Le sang contient une faible quantité de gaz azote ; mais il semblerait que, pour la conservation de l'organisme, il est nécessaire que le fluide sanguin en contienne une certaine proportion déterminée.

Art. V. — Quels sont les caractères différentiels du sang veineux et du sang artériel ?

Le sang artériel contient plus d'oxygène et moins d'acide carbonique que le sang veineux. L'azote semble aussi en plus grande quantité dans le sang artériel où, d'ailleurs, sa proportion est toujours faible. Il faut ajouter que les gaz contenus dans le sang y sont à la fois à l'état de combinaison pour une part, et à l'état de liberté pour une autre proportion.

C'est à la présence du gaz *oxygène*, que le sang *artériel* doit sa coloration *rouge vermeil ;* et c'est à l'acide carbonique, que le sang *veineux* doit sa couleur *rouge brun.*

Le sang artériel est plus riche en fibrine et en globules. L'albumine se trouve dans les deux sangs à peu près dans les mêmes proportions.

L'eau semble en plus grande proportion dans le sang veineux. Le sang artériel est plus riche en sels inorganiques.

Le sang artériel offre plus de tendance à se *coaguler* que le sang veineux, et son caillot est plus volumineux ; ce qui s'explique par sa proportion plus grande de fibrine et de globules.

Art. VI. — Etude microscopique du sang.

Nous avons dit que le *sang* était le milieu principal des phénomènes de la nutrition. Il représente un fluide à la fois réparateur et épurateur, sans cesse renouvelé d'un côté, à mesure qu'il est employé et détruit de l'autre. On comprend toute l'importance de cette étude, aussi bien au point de vue de la science pure, que de ses applications à la médecine.

C'est surtout depuis que les physiologistes ont appelé le microscope à leur aide, que l'on a eu sur la composition intime du sang, des notions un peu exactes.

Mais que l'on n'aille pas croire que tout est dit sur ce sujet. Il serait plus vrai de dire que cette étude ne fait que commencer. L'étude de la composition du sang se lie d'une façon si intime à l'étude de la santé et de la maladie, que le chercheur sérieux, qui marchera dans cette voie, sera toujours assuré de rendre les plus grands services à la science et à l'art de guérir.

Nous parlions tout de suite du microscope. C'est avec son aide que les observateurs modernes ont pu écrire des choses si intéressantes du liquide qui entretient la vie.

Il est bon de les suivre un instant, dans l'étude du globule sanguin.

Si on dépose une goutte de sang sur une lame de verre, et si, sur cette goutte, on applique une autre lame de verre très-mince, on voit le liquide glisser entre les deux lames. Le microscope fait alors découvrir une quantité considérable de corpuscules ou *globules*, variables de forme, de couleur et de volume, que l'on a divisés en *globules rouges* et *globules blancs*.

Nous avons déjà dit que les globules rouges sont beaucoup plus nombreux, qu'ils ont la forme de petits disques circulaires, aplatis. Nous parlons toujours du sang de l'homme et des mammifères. Car la forme des globules n'est pas la même chez tous les animaux : chez les oiseaux, par exemple, cette forme est elliptique.

M. Charles Robin, dont il faut toujours citer le nom quand il s'agit d'études microscopiques, a fait cette remarque intéressante, que les globules du sang jouissent d'une certaine élasticité; qu'ils se déforment par des pressions intra-vasculaires; qu'en raison de leur élasticité, ils reprennent facilement leur forme primitive. Nous avons eu la bonne fortune de pouvoir, pendant plusieurs années, suivre les belles leçons de ce savant professeur de la Faculté de médecine de Paris. Nous avons pu voir, le microscope en main, comment les globules sanguins, sortis de l'organisme, s'altèrent avec rapidité : nous les avons vus se plisser bientôt, et présenter une circonférence irrégulière.

Le même professeur nous a fait voir la tendance qu'ont les globules rouges à se rapprocher les uns des autres, comme des rouleaux de pièces de monnaie. M. Robin, pour expliquer ce phénomène, l'attribue à l'exsudation d'une substance visqueuse, qui se ferait à la surface des globules hors des vaisseaux; ce serait, selon lui, un commencement d'altération de ces petits corps.

Quel est le *volume* des *globules rouges ?*

Ce volume, on le soupçonne bien, est infiniment petit. M. Robin leur accorde un diamètre de 7 millièmes de millimètre et une épaisseur de 2 millièmes de millimètre. Les physiologistes s'accordent à dire que les globules sont d'autant plus petits, que le sang appartient à un animal plus élevé dans l'échelle zoologique.

D'après M. Milne-Edwards, leur nombre augmente à mesure que leur volume diminue.

Nous ne dirons rien de la structure intime des globules rouges : cette étude nous entraînerait trop loin, et rentre dans la physiologie spéciale. Mais il est important de dire qu'ils s'altèrent rapidement par les acides, par les alcalis et par un grand nombre d'autres réactifs.

Les globules *blancs*, dit M. Ch. Robin, n'appartiennent pas exclusivement au sang; on les trouve dans d'autres liquides de l'organisme, comme le chyle et la bile. Ils sont infiniment moins nombreux que les globules *rouges*, et ils ont une forme sphérique; ils s'altèrent vite quand le sang a quitté les vaisseaux. Ils sont plus volumineux que les globules rouges.

Dans une maladie appelée *leucocythémie*, ils augmentent considérablement en nombre, et à tel point que le sang peut paraître laiteux. Ce fait se produit aussi chez les individus atteints d'hypertrophie des ganglions lymphatiques.

On a pu, à l'aide d'un micromètre quadrillé, se rendre compte du nombre des globules contenus dans un volume donné de sang. Ce nombre, d'après Vierordt et Welcker, est infiniment grand. Nous ne croyons pas utile ici de pousser plus loin cette étude.

Art. VII. — Différence entre le plasma et le sérum.

Il ne faut pas confondre le *plasma*, ou partie fluide du sang en circulation, avec le *sérum* du sang qui entoure le *caillot d'une saignée.*

Le *sérum* de la saignée n'est qu'une eau chargée d'albumine et de sels, tandis que le *plasma* contient en outre de la fibrine dissoute dans le sang vivant, et qui se coagule à mesure que le sang meurt.

Quand on bat du sang avec une verge à la sortie des vaisseaux, on prive le *plasma* de sa fibrine coagulable, et cette fibrine, en se solidifiant, emprisonne un certain nombre de globules : ce qui reste n'est plus que du *sérum* tenant en suspension des globules sanguins.

Ce sont les globules rouges qui donnent au sang sa couleur. Lorsque le liquide est privé de ces globules, il est incolore ou légèrement jaunâtre.

C'est dans le *plasma* ou partie fluide du sang vivant, que sont tenus en dissolution ou en suspension, les nombreux éléments dont nous avons parlé.

Parmi ces nombreuses substances, il en est une, l'*albumine*, à la présence de laquelle le *plasma* doit sa coagulabilité par la chaleur, et une autre, la *fibrine*, qui, sous l'influence de la vie, se présente sous la forme fluide. Mais, abandonnée à elle-même, cette dernière devient insoluble et se coagule spontanément.

Ce dernier phénomène est la *coagulation* du sang, dont il nous importe de dire un mot.

Art. VIII. — Coagulation du sang.

Le sang, recueilli dans un vase et abandonné à lui-même, conserve quelque temps encore, après qu'il est sorti des vaisseaux, sa couleur, sa fluidité et son aspect homogène. Puis il s'épaissit peu à peu, se prend en une masse molle et tremblante, qui remplit d'abord tout l'espace occupé par le liquide. Bientôt cette masse se rétracte; elle se couvre d'un liquide jaunâtre; elle abandonne les parois du vase et elle laisse échapper de son intérieur un liquide pareil à celui qui a d'abord paru à sa surface.

De façon que la masse coagulée a diminué de volume et augmenté en consistance, à mesure que le liquide, qui en a été exprimé, est devenu de plus en plus abondant.

Le sang est dès lors séparé en deux parties : l'une solide, c'est le *caillot*, ou *cruor;* l'autre *liquide*, c'est le *sérum*, dans lequel la première semble nager.

La *coagulation* du sang commence quatre minutes après que le sang est sorti des vaisseaux ; d'après un certain nombre d'auteurs, elle commence même plus tôt. Il paraît que le sang artériel se coagule plus vite que le sang veineux.

Le caillot est formé de fibrine et de globules, et c'est à la fibrine qu'est dû le phénomène de la *coagulation*.

Un certain nombre de circonstances ont été signalées comme pouvant modifier la *coagulation*.

Des recherches, faites dans le but de savoir si la température influence la coagulation, ont amené à conclure que généralement, c'est la température du corps de l'animal auquel le sang appartient; qui semble le plus favoriser la prompte apparition de ce phénomène. Le froid semblerait la retarder.

Le contact de l'*air atmosphérique* est favorable à la rapidité de la coagulation.

Hunter a observé que le sang, quand il sort lentement des vaisseaux ou s'épanche à la surface d'un vase large, plat, se coagule plus promptement.

La cause de la *coagulation* du sang a été rapportée en même temps au contact de l'air, au repos et à la soustraction de ce liquide à ses vaisseaux propres. C'est cette dernière circonstance, qui a paru aux physiologistes la plus importante : *la fluidité et la constitution du sang ne sauraient se maintenir autrement qu'au contact des parties vivantes, et plus spécialement des vaisseaux dans leur intégrité*. M. Longet a insisté sur ce point.

On peut dire que la *coagulation* du sang est un effet de la mort de ce fluide, et on peut la comparer à la rigidité cadavérique.

Art. IX. — Quantité proportionnelle du sang.

Quelle est la *quantité proportionnelle* de sang contenu dans le corps d'un homme?

Cette quantité est très-variable suivant le régime

auquel l'homme a été soumis, suivant qu'il est à jeun ou en digestion, suivant son état d'embonpoint. M. Claude Bernard a principalement attiré l'attention sur ces conditions diverses. Suivant ce physiologiste éminent, la quantité de sang dans ces deux conditions peut varier du simple au double.

C'est ce fait qui explique comment un poison violent tue plus rapidement l'homme à jeun. Car le poison reste d'autant plus actif, qu'il se trouve mêlé à moins de liquide.

En disant qu'en général, la *quantité proportionnelle du sang* peut être évaluée à la *douzième* partie du poids du sujet, on semble se rapprocher, autant que possible, de la vérité. Mais, en tout cas, il faut dire que ce n'est là qu'une donnée approximative.

Les notions qui précèdent sont loin d'être une étude complète du sang. Mais elles suffiront pour comprendre les détails qui suivront. Nous n'avons dit que ce qu'il était absolument indispensable de connaître pour notre sujet.

CHAPITRE V.

DES VAISSEAUX AUXQUELS LE SANG DOIT ÊTRE EMPRUNTÉ CHEZ LE SUJET QUI LE DONNE, POUR LA TRANSFUSION CHEZ L'HOMME ; ET DES VAISSEAUX DANS LESQUELS ON DOIT LE FAIRE RENTRER, CHEZ LE SUJET DESTINÉ A LE RECEVOIR.

Art. I. — Chez l'homme, le sang doit être emprunté aux veines du pli du coude ; et c'est dans les veines du pli du coude qu'il faut le faire rentrer.

Chez les animaux, que l'on sacrifie volontiers pour des expériences physiologiques, et chez lesquels, d'ailleurs, les plaies des artères n'ont pas toujours la même gravité que chez l'homme, on comprend qu'on ait souvent emprunté à des artères le sang à transfuser. Il y a cet avantage, pour la transfusion immédiate, que le sang, recevant encore du cœur une force d'impulsion considérable, peut ordinairement traverser les moyens établis par l'opérateur, pour faire communiquer le sujet qui donne le sang, avec celui qui doit le recevoir. Ce procédé permettrait même d'aboucher l'artère d'un animal dans la veine d'un autre animal. Il est vrai qu'il serait impossible de peser le sang à son passage, et par suite de se rendre bien compte de l'opération ; mais on empêcherait, à coup sûr, le liquide de se coaguler.

Nous verrons, dans l'exposé historique, que ce procédé a été, en effet, employé pour des expériences physiologiques. — On a essayé d'aboucher aussi une veine à une veine.

Chez les animaux, les vaisseaux ordinairement choisis sont les veines jugulaires, ou les veines des cuisses; parce que ce sont elles qui sont le plus facilement accessibles à l'instrument, et qu'elles sont volumineuses.

Pour la transfusion de l'homme à l'homme, je sais qu'on a proposé d'emprunter aussi le sang à une artère du sujet qui devrait le fournir. Mais, pour qui connaît la gravité des plaies artérielles, si petites qu'on les suppose, cette manière de procéder ne semble guère devoir jamais être essayée. Il est un principe que le médecin ne doit jamais perdre de vue : *primò non nocere*. Or, qui voudrait sciemment se laisser ouvrir une artère? Et quel est l'opérateur qui oserait se permettre de le faire, autrement qu'en théorie? Disons tout de suite que cela n'est nullement nécessaire, et ne présenterait aucun avantage, avec les moyens d'action que nous possédons aujourd'hui.

J'ajoute qu'il résulte de l'étude physiologique du sang, que celui qui sort d'une artère, est plus coagulable que celui qui vient d'une veine. Il est vrai qu'il est plus immédiatement convenable pour entretenir la vie. Mais, d'autre part, on sait que dans la transfusion, le sang va d'abord au cœur; et que le cœur va de suite l'envoyer au poumon, pour lui donner les qualités artérielles.

C'est donc à une veine seulement, qu'il faut emprunter chez l'homme le liquide à transfuser. Or, les veines du pli du coude, veines choisies pour la saignée ordinaire, doivent être mises à contribution ici, dans tous les cas. Nous dirons d'ailleurs plus loin comment il faut procéder.

C'est encore par une des veines du pli du coude, qu'il faut faire rentrer le sang à transfuser.

Ces veines, on peut le dire, sont admirablement disposées pour le succès de l'opération. Leur position sous-cutanée les offre facilement à la vue et aux instruments. De plus, la surface large et parfaitement lisse et molle du bras, au niveau du pli du coude, rend facile la transfusion immédiate, soit chez le sujet qui donne, soit chez le sujet qui reçoit le sang.

Dans aucun cas, comme on le verra, l'introduction de l'air n'est possible avec mon appareil, par le fait de l'opérateur. Et les physiologistes savent, qu'au point que nous indiquons pour pratiquer la transfusion, l'aspiration de l'air ne peut avoir lieu par le fait des veines elles-mêmes. Car là, les veines ne sont pas retenues béantes par des aponévroses, comme celles qui entourent les veines jugulaires, par exemple. Aussi, ne sera-t-on jamais tenté de répéter la malheureuse opération de Jewel, qui, ayant choisi les veines du cou pour une opération de transfusion, vit son malade lui échapper subitement, par l'entrée de l'air dans le système circulatoire.

Quelques opérateurs, par la crainte exagérée de l'entrée de l'air dans les veines, ou désirant ne faire arriver au cœur qu'un liquide qui aurait déjà circulé longtemps dans l'économie, ont proposé de faire entrer le sang par les veines de la jambe ou de la cuisse.

Grâce au moyen plus parfait que nous possédons aujourd'hui, l'expérience a prouvé que c'est toujours au pli du coude, qu'il faut opérer chez les deux sujets.

Art. II. — Composition anatomique et propriété des veines.

Nous n'avons pas à parler ici de la façon de pratiquer l'opération. Nous avons seulement à donner quelques notions anatomiques et physiologiques très-succinctes sur les veines du pli du coude.

Les veines superficielles du coude affectent la disposition suivante : au milieu, la veine médiane et ses deux branches, la médiane basilique et la médiane céphalique ; en dehors, la radiale et la céphalique ; en dedans, la cubitale et la basilique.

Cette disposition rappelle la figure d'un M, qui se continuerait par le sommet de son angle moyen avec la veine médiane, par le sommet de ses angles latéraux avec les veines céphalique et basilique, par ses jambes avec les veines radiale et cubitale. Il est utile d'ajouter que la veine médiane, avant sa divisions, et couchée sur l'anastomose qu'elle reçoit des veines profondes. Pour l'opération, on accordera la préférence à celle de ces veines qui se dessinera le mieux ; et c'est ce qui ne peut être indiqué à l'avance.

Les veines auxquelles nous avons affaire sont absolument sous-cutanées : elles glissent avec la peau lorsqu'on déplace celle-ci. Leurs parois sont minces et leur cavité très-dilatable par le sang; elles s'affaissent dès qu'elles sont vides. Elles sont composées de trois tuniques très-minces et superposées.

Les parois des veines sont très-riches elles-mêmes en vaisseaux et en nerfs : c'est dire qu'elles sont très-faciles à enflammer. Il faut s'en souvenir à propos de l'opération dont nous parlons.

Il est bon d'ajouter que l'exercice rend les veines du bras droit plus volumineuses, et plus dilatables que celles du bras gauche, qui travaille moins que le précédent. Aussi, est-ce le bras droit que nous choisirons chez les deux sujets pour l'opération, à moins d'une raison particulière à un cas donné.

CHAPITRE VI.

EXPOSÉ HISTORIQUE ET CRITIQUE DE LA TRANSFUSION DU SANG, DEPUIS SON ORIGINE JUSQU'A NOS JOURS.

Art. I. — Considérations générales.

La transfusion n'a pas échappé à cette grande loi qui semble dominer toutes les conquêtes de l'esprit humain. Elle donna lieu d'abord à des espérances exagérées ; mais, comme cette découverte était prématurée, quand la physiologie n'était pas là pour l'éclairer de son indispensable lumière, on comprend que, dirigée par un empirisme aveugle, elle devait tomber dans des abus qui détruiraient toutes les illusions ; et, par cela même que, dès l'abord, on l'avait dotée gratuitement d'une puissance absolue, on devait bientôt, par un revirement naturel, lui contester toute utilité.

Telle devait être en effet l'histoire de la transfusion. Mais, comme il y a toujours du vrai dans ce qui fait si profonde et si générale sensation, cette question surgit de nouveau, et mieux étudiée, réduite à ses vraies proportions, elle devait prendre définitivement sa place parmi les conquêtes assurées de la science. Question du plus haut intérêt scientifique, elle ne pouvait manquer d'attirer bientôt l'attention des premiers physiologistes vraiment dignes de ce nom ; et, parce que la saine physiologie devait lui être favorable, le thérapeutiste, à son tour, devait de temps en temps s'adresser à elle dans de graves circonstances.

Avant 1823, alors qu'un long oubli avait rejeté bien loin des essais peu scientifiques, il était permis de douter *a priori*, que jamais elle pût être prise en grande considération; mais, après que le génie clairvoyant de M. Milne-Edwards eut osé prendre si énergiquement le parti de la transfusion du sang, dans sa thèse soutenue en 1823, à la Faculté de médecine de Paris; quand, depuis 1823, tous les hommes placés à la tête des sciences physiologiques et médicales avaient été unanimes pour reconnaître son utilité incontestable dans des cas déterminés, c'était, sans contredit, entrer dans une bonne voie, que de chercher un procédé qui permît enfin de pratiquer cette opération.

Art. II. — Division de son histoire.

L'histoire de la transfusion comprend, si l'on veut, trois périodes : la première s'étendrait du commencement du XVIIe siècle à 1668, époque de l'arrêt du Châtelet, défendant de pratiquer la transfusion chez l'homme, sans l'approbation d'un docteur de la Faculté de Paris.

La deuxième période comprendrait cent cinquante ans, de 1668 à 1818, année des premières expériences de Blundell.

Enfin la troisième période, inaugurée par les travaux de ce savant, constitue la seule époque vraiment scientifique.

§ Ier. — *Première période.*

L'idée de rajeunir le sang, de transfuser un sang nouveau, se retrouve dans le langage métaphorique de toutes les époques. Nous n'en voulons donner comme exemple que les fameux vers de la Médée d'Ovide, que l'on trouve placés, comme épigraphe, en tête de plusieurs monographies consacrées à ce sujet :

Stringite, ait gladios ; veteremque haurite cruorem,
Ut repleam vacuas juvenili sanguine venas !
(Métamorphoses, livre VII.)

C'est là proprement la période héroïque de l'histoire de la transfusion ; et il va de soi que nous n'avons pas à nous en occuper.

Il a fallu la découverte de la circulation du sang, pour inspirer l'idée et la pratique scientifique de la transfusion.

Cette immortelle découverte de la circulation du sang par Guillaume Harvey, en 1628, dirigea le mouvement vers les études anatomiques. On pensa d'abord à faire des injections dans les vaisseaux sanguins, pour en étudier les rameaux les plus ténus. Bientôt, suivant la marche naturelle des idées, on eut la pensée d'introduire directement des substances médicamenteuses dans le torrent circulatoire. On mit ce moyen hardi à exécution, non-seulement chez les animaux, mais aussi chez l'homme.

Peu de temps, en effet, après la découverte de la circulation, en 1656, le Dr Christophe Wren, professeur d'astronomie à l'Université d'Oxford, proposa à Robert Boyle (1), fondateur de la Société royale de Londres, à Wilkins, évêque de Chester et à d'autres savants ses amis, un moyen qui lui paraissait commode pour injecter immédiatement dans la masse du sang des liqueurs, dont on étudierait les effets sur la circulation. Ce moyen consistait à lier une veine, à ouvrir cette veine au-dessus de la ligature du côté du cœur, et à faire l'injection en ce point. Robert Boyle fit de cette façon de nombreuses expériences, qu'il publia dans un ouvrage intitulé *De l'Utilité de la philosophie expérimentale:* on le voit clairement, les injections intra-veineuses ne datent pas d'aujourd'hui, puisque les voilà si bien exprimées en 1656.

Ces expériences firent grand bruit alors, et l'année suivante, on fit l'essai de cette méthode sur un homme à Londres, dans la maison de M. de Bourdeaux, ambassadeur de France, en présence du médecin de la reine de France. L'opération réussit, et devint le point de départ de ce qu'on appela alors la *chirurgie infusoire*.

Sigismond, médecin de l'Électeur de Brandebourg, et Fabricius, chirurgien à Brême, appliquèrent cette méthode à la thérapeutique, et obtinrent des succès.

Un chirurgien de Breslau, Purmann, atteint de fièvre continue, se fit injecter dans les veines une décoction amère.

C'est de la chirurgie infusoire que découla naturelle-

(1) The method observed in transfusing the blood out of one animal in the another, by Robert Boyle (Ph. trans., 1666, p. 128.

ment l'idée de la transfusion du sang. Puisqu'on pouvait impunément faire passer dans les veines d'un homme un liquide médicamenteux, il était naturel de penser à faire passer le sang d'un homme sain dans les veines d'un homme malade.

La transfusion sortit de ce mouvement scientifique. On a beaucoup discuté, pour savoir à qui revient l'honneur du premier essai en ce genre; l'Angleterre, la France, l'Allemagne, ont revendiqué cette gloire : on avait donc, dès ce temps, une haute idée de l'avenir de cette opération.

On a voulu trouver le germe de la transfusion dans les œuvres d'André Libavius (1615) et de J. Colle (1628), c'est possible; mais, de même que pour nous, la découverte de la circulation ne date réellement que de la mémorable époque, où le génie d'Harvey en a fourni la preuve expérimentale, la naissance de la transfusion ne doit pas remonter au delà du jour où, pour la première fois, se produisirent des expériences destinées à en démontrer la possibilité et les conséquences. Entrevoir la possibilité d'une bonne chose, avoir une idée sur une chose, prouve que l'on fait acte d'intelligence; mais, toute idée qui n'est pas traduite par un fait pratiquement réalisable n'avance en rien la question.

Le *Journal des savants* (2 juillet 1668) donne le résumé suivant du mémoire publié en Italie sous ce titre : *Relatione delle experienze fatte in Inghilterra, Francia ed Italia intorno la transfusion del sangue.*

« L'auteur dit qu'il y a plus de cinquante ans, que

la transfusion est connue en Allemagne ; et en effet, il rapporte un passage de Libavius où elle est si bien décrite, qu'il est impossible d'en parler plus clairement.

« Adsit juvenis robustus, sanus, sanguine spiri- « tuoso plenus ; adstet exhaustus viribus, tenuis, maci- « lentus, vix animam trahens.

« Magister artis habeat tubulos argenteos inter se « cruentes, aperiat arteriam robusti et tubulum inse- « rat muniatque ; mox et tubulum fœmineum infigat, « jam duos tubulos sibi mutuo applicet et ex sano « sanguis arterialis, calens et spirituosus saliet in « ægrotum, unaque vitæ fontem afferret omnemque « langorem pellet. »

Mais Libavius ne décrit cette opération que pour s'en moquer. Il ajoute aussitôt après : « Sed quo- « modo, ille robustus non languescet ?

Timothée Clarck et le Dr Heushaw, membres de la Société royale de Londres, tentèrent les premiers la transfusion du sang sur les animaux. Mais ils échouèrent complètement et, en 1665, ils exposèrent à la Société royale que les difficultés étaient telles, qu'ils n'avaient pu réussir.

En 1665, Richard Lower, professeur à Oxford, en présence des Drs Wallis, Millington et Savillian, fit passer le sang de l'artère carotide d'un chien dans la veine jugulaire d'un autre chien. Il n'avait pu réussir à faire passer le sang veineux, qui se coagulait immédiatement dans les tubes qu'il employait. Le fondateur de la Société royale de Londres, Boyle ayant eu connaissance des succès de Lower, le pria d'exposer à la Société royale, la méthode employée par lui.

Boyle (1) posa à Lower une série de questions, nous prouvant aujourd'hui, que cet esprit sérieux avait une haute idée, pour l'avenir, de cette opération à l'état naissant. Il n'eut garde de tomber dans les extravagances de quelques expérimentateurs qui le suivirent.

Edmond King (2) pratiqua le premier la transfusion de veine à veine, d'un veau à un mouton.

Clarck, le savant dont nous avons déjà parlé, présenta à la Société royale une brebis, dans les veines de laquelle il avait fait passer du sang artériel de veau.

En France, on se mit à l'œuvre également. En 1666, Gayant, prévôt de la Compagnie des chirurgiens de Paris, fit passer le sang d'un jeune chien dans les veines d'un chien vieux et aveugle. Ce dernier, loin d'en être incommodé, sembla se porter mieux qu'avant l'expérience.

De son côté Denys, docteur de Montpellier, entreprit à Paris une série d'expériences avec le chirurgien Emmerez. Il fit même des expériences publiques, quai des Augustins, au lieu ordinaire de ses conférences. Il fit passer du sang de veau dans les

(1) Trials proposed by M. Boyle to Dr Lower, for the improvement of transfusing blood, out of one live animal into another (Phil. trans, 1667, p. 143).

(2) An account and safer way of transfusing blood out of one animal into another, viz. by the veins, without opening atery of either (Phil. trans., 1667, p. 158).

veines d'un chien, et ce dernier n'en fut nullement incommodé.

Claude Tardy, docteur régent de la Faculté de Paris, publia, en 1667, un traité sur l'utilité qu'il y aurait à faire passer le sang d'un homme, dans les veines d'un autre homme, dans les cas de maladie. Il croit qu'au besoin, on pourrait avoir recours au sang d'un animal. Mais Tardy se contente d'écrire, tandis que Denys fait de véritables opérations sur l'homme.

On trouve dans une lettre écrite par Denys à M. de Montmor, maître des requêtes, le récit de deux expériences de transfusion faites sur l'homme.

Avant de rapporter ces deux observations, Denys insiste sur les raisons qui l'ont déterminé. Il est important de les faire connaître. Si elles ne reposent pas toujours sur des faits physiologiques exacts, elles ont du moins un caractère remarquable d'originalité. « En pratiquant la transfusion, dit Denys, on ne fait qu'imiter l'exemple de la nature qui, pour nourrir le fœtus dans le ventre de la mère, fait une continuelle transfusion du sang de la mère, dans le corps de l'enfant par la veine ombilicale. Se faire faire la transfusion, ce n'est rien autre chose que se nourrir par un chemin plus court que d'ordinaire, c'est-à-dire mettre dans ses veines du sang tout fait, au lieu de prendre des aliments, qui ne se tournent en sang,qu'après plusieurs modifications. Cette manière abrégée de se nourrir est préférable à l'autre, en ce que l'aliment pris par la bouche, ayant à passer par plusieurs parties qui sont souvent mal disposées, peut contracter plusieurs mauvaises qualités, avant que d'être arrivé dans les veines; il est sujet à plusieurs altérations, que l'on évite immédiatement, en mettant dans ses veines du sang parfait; en outre, cette opération met d'accord les médecins qui approuvent la saignée, et ceux qui ne l'approuvent pas: ceux-ci, parce qu'elle évacue le sang corrompu, et ceux-là, parce qu'en mettant de nouveau sang à la place de celui qu'on tire, les forces du malade ne se trouvent point diminuées; et qu'enfin, la raison semble enseigner que les maladies causées par l'intempérie et la corruption du sang, doivent se guérir par la transfusion d'un sang pur et bien tempéré. »

Après avoir ainsi répondu à ceux qui condamnent la transfusion comme inutile, Denys répond à ceux qui la condamnent comme barbare.

« Ce qui leur donne cette opinion, c'est qu'ils s'imaginent que, pour bien faire, il faut que l'animal qui fournit le sang, soit de même espèce que celui qui le reçoit, et qu'ainsi, on ne peut prolonger la vie de l'un, qu'en abrégeant celle de l'autre. Mais Denys fait voir que cela n'est pas nécessaire, et qu'au contraire, le sang des animaux est meilleur pour les hommes que celui des hommes eux-mêmes. La raison qu'il en donne est que les hommes, étant agités de diverses passions et peu réglés dans leur manière de vivre, doivent avoir un sang plus impur que les bêtes, qui sont moins sujettes à ces déréglements; et qu'en effet, on ne trouve guère de sang corrompu dans les veines des bêtes, au lieu qu'on remarque toujours quelque corruption dans le sang des hommes, quelque sains qu'on les suppose; et même dans le sang des petits enfants, parce qu'ayant été nourris du sang et du lait de leur mère, ils ont sucé la corruption avec la nourriture. De plus, ajoute Denys, pourquoi le sang des bêtes ne serait-il pas plus propre aux hommes, puisqu'il est de la même espèce que le lait et la chair dont ils se nourrissent ordinairement? On pourrait ajouter, si ce que quelques auteurs ont remarqué est véritable, que les barbares qui se nourrissent de chair humaine, sont sujets à plusieurs maladies fâcheuses, dont ceux qui se nourrissent de la chair des animaux sont exempts. Il faut en conclure que, comme la chair des hommes est plus malsaine que celle des bêtes, leur sang est aussi moins propre à la transfusion. »

Toutes ces raisons servent de préambule aux deux opérations de la transfusion pratiquées sur l'homme.

La première a été faite sur un jeune homme de 16 ans, en proie depuis deux mois à une fièvre opiniâtre. Le chirurgien Emmerez tira 3 onces de sang par une veine du bras et, par la même ouverture, il injecta 8 onces de sang artériel d'un agneau : le jeune homme, continuellement assoupi avant l'opération, se réveilla peu à peu, et finit par retrouver la santé complète.

La seconde expérience, qui avait moins sa raison d'être que la précédente, fut faite moyennant une somme d'argent, sur un homme fort et robuste de

45 ans. On lui fit une saignée de 10 onces, et on lui transfusa 10 onces de sang artériel d'un agneau. Le transfusé fut si peu incommodé de l'opération, qu'il dépensa, le jour même, avec quelques amis, l'argent qu'il avait reçu, et qu'il vint le lendemain prier Denys de le faire demander, dès qu'il lui plairait de recommencer son expérience.

A Paris, de nombreux adversaires s'étaient déjà levés contre la transfusion.

Nous citerons parmi les plus acharnés, Lamartinière, Lamy et Perrault. De là, de nombreuses discussions entre les partisans et les adversaires de l'opération. Certains savants étaient d'un parti mixte, entre autres Tardy, qui néanmoins proposa la transfusion d'homme à homme.

Denys dit que, sans s'arrêter à réfuter toutes les raisons de ceux qui ont écrit contre la transfusion, il ne veut les combattre que par l'expérience; mais il opère dans des conditions désavantageuses.

« Il parut à la même époque un ouvrage d'Eutyphronus, philosophe et médecin, ayant pour titre : *De nova curandorum morborum ratione per transfusionem sanguinis dissertatio;* dans lequel l'auteur refuse d'admettre la transfusion; il se moque de ce que, pour autoriser la transfusion, on a avancé que c'était un moyen abrégé de se nourrir en mettant du sang tout fait dans les veines, au lieu de s'amuser à le faire dans le ventricule (1); il dit que c'est à la vérité

(1) Mot ancien mis pour estomac.

le chemin le plus court, mais non pas le plus sûr, et que c'est à peu près comme si une personne qui serait à un troisième étage, voulant venir en bas, ne prendrait pas la peine de descendre l'escalier, mais, pour prendre le plus court chemin, sauterait par la fenêtre; car la nature n'ayant point montré d'autre chemin pour conduire le sang dans les veines, que de le faire passer dans le ventricule, il y a de la témérité à prendre d'autres voies.

« L'auteur fait remarquer, en outre, que c'est accabler les malades, et non pas les soulager, que de leur donner du sang par la transfusion, puisque le plus grand secret de la médecine est de leur en ôter par la saignée, l'expérience ayant fait voir que l'abondance de sang est à charge à la nature presque dans toutes les maladies. Il est vrai qu'on dit que la transfusion est toujours accompagnée de la saignée, et que l'on ne donne point de sang que l'on en ait ôté auparavant; mais l'auteur répond que c'est détruire ce que la saignée a fait; que ce n'est pas décharger la nature, mais lui faire seulement changer de fardeau; et qu'un malade n'en serait pas plus déchargé, que ne le serait un portefaix que l'on déchargerait d'un sac de pois, pour le charger d'un sac de fèves.

« Mais en admettant que la transfusion fût de quelque usage, il faudrait, pour la faire, se servir du sang de l'homme et non pas du sang de bête; car le lait de femme étant meilleur pour la nourriture des enfants que celui d'aucun autre animal, il s'ensuit que le sang de l'homme doit être préférable à tout autre pour la transfusion. » (*Journal des Savants*, p. 15, 1668.)

« Tardy, dans sa lettre à Le Breton, docteur en médecine de la Faculté de Paris, admet que le sang des hommes est meilleur pour la transfusion que celui des bêtes; mais il avoue aussi que, si la transfusion n'est pas bonne pour toutes les maladies, et particulièrement pour les pleurésies et toutes les maladies chaudes, dans lesquelles il est plus utile d'ôter du sang que d'en donner, cependant elle ne doit pas être rejetée, parce qu'elle peut être utile dans plusieurs autres cas.

A la même époque, en Allemagne, Daniel Major publiait, en 1667, un ouvrage sur la chirurgie infusoire et sur la transfusion du sang.

Daniel Major (1) nous apprend, qu'il essaya de faire passer le sang d'un chien dans un autre chien, au moyen de tubes réunis entre eux par une artère vertébrale de cheval : n'est-ce pas là l'idée de la boule en caoutchouc, qui fut proposée plus tard, et sans beaucoup plus de succès, comme nous le verrons.

En 1667, Richard Lower et Edmond King firent, à Londres, la transfusion du sang sur un homme de lettres, Arthur Coga. On lui retira 7 onces de sang, et on lui fit passer dans les veines 10 onces de sang artériel de mouton. On ne parvint pas à guérir Arthur Coga, mais il ne devint pas plus malade.

(1) Tria nova inventa (Kilon, 1767.)

Aux succès précédents devaient bientôt succéder deux revers, qui allaient faire tomber en discrédit l'opération de la transfusion.

Le baron Bond, fils du premier ministre du roi de Suède, se trouvant à Paris, fut attaqué de dysentérie grave. Les médecins qui le soignaient, et Denys était l'un d'eux, le voyant à l'extrémité, eurent la malheureuee idée de tenter la transfusion comme dernière ressource. On fit passer dans les veines du moribond deux palettes de sang de veau. Le malade se ranima, la dysentérie se calma pendant vingt-quatre heures; puis les accidents reparurent avec la même violence. On pensa qu'il était bon de renouveler la transfusion. Le malade, qui était à toute extrémité, se trouva de nouveau soulagé pendant douze heures, puis il mourut.

Le second revers eut lieu sur un pauvre maniaque, Antoine Mauroy. Pour le guérir, on crut utile de lui enlever 10 onces de sang veineux, qu'on remplaça par 6 onces de sang artériel de veau. Le maniaque se trouva un peu mieux après cette première opération. A quelques jours de là, on lui fit passer de nouveau une livre de sang: il recouvra la raison, et il passa pour guéri. Mais il mourut quelques jours après; et les adversaires de l'opération ne manquèrent pas d'attribuer cette mort à l'opération elle-même; ce qui n'était pas vrai du tout, comme on va le voir plus loin.

(1) Lettre de Denys (*Journal des savants*, 1667.)

Ce fut alors que le lieutenant-criminel du Châtelet rendit, le 17 avril 1668, un arrêt par lequel il était formellement indiqué que la transfusion du sang ne pourrait désormais se pratiquer qu'avec l'approbation d'un médecin de la Faculté de Paris.

J'emprunte à la thèse de M. Nicolas (*Essai sur la transfusion du sang*, n° 79; Paris, 1860) l'arrêt du Châtelet qu'il a traduit.

Cette pièce authentique offre trop d'intérêt pour ne pas figurer dans l'histoire physiologique de cette question. Nous en donnerons le résumé :

Extrait de la sentence donnée au Châtelet par le lieutenant des causes criminelles.

Paris, le 17 avril 1668.

« Dans cette cause, on a prouvé l'évidence des faits suivants :

« 1° L'opération de la transfusion a été pratiquée deux fois sur Mauroy, aliéné, et a été essayée une troisième. Elle réussit si bien les deux premières fois, que l'on vit cet homme jouir pendant trois mois de tout son bon sens et d'une parfaite santé.

« 2° Depuis les deux premières opérations, sa femme lui donna pour aliments des œufs et du bouillon. Malgré la défense de ceux qui le traitaient, et sans leur en parler, elle conduisit chez elle son mari, qui n'y alla qu'avec une grande répugnance.

« Depuis cette époque, étant retombé malade, sa

femme lui fit boire des liqueurs spiritueuses et du bouillon, auquel elle mêlait certaines poudres.

« Mauroy s'étant plaint qu'elle voulait l'empoisonner et qu'elle lui donnait de l'arsenic dans ses bouillons, elle empêcha les assistants d'y goûter, et, simulant la folie, elle jeta sur le sol le contenu de la cuillère.

« 4° Mauroy avait de fréquentes querelles avec sa femme; elle le battait quoiqu'il fût malade; celui-ci lui ayant une fois lancé une boîte à la tête, elle dit qu'il s'en repentirait, quoiqu'elle dût en mourir.

On voit dans la suite de l'arrêt, que Mauroy finit par mourir, et que sa femme ne voulut permettre à personne d'approcher, pour vérifier le genre de mort de son mari.

La femme fut mise en prison, comme soupçonnée d'avoir fait mourir Mauroy. En attendant que la cause fût informée, il fut statué que la transfusion ne pourrait être faite chez l'homme, sans l'approbation d'un médecin de la Faculté de Paris. » (Thèse, p. 15 et suiv.)

C'est par cet édit du Châtelet, que finit la première période de l'histoire physiologique de la transfusion du sang.

De même que la découverte de la circulation, qui s'était présentée pourtant à l'observation sous une forme admirable de simplicité et d'évidence, avait rencontré une opposition violente, de même la transfusion du sang, corollaire de la première découverte, devait être vivement poursuivie à son tour. Car toute vérité est un rayon de lumière, qui détruit des illusions, des préjugés ou des erreurs : plus elle détruit de fausses hypothèses, plus elle soulève de clameurs.

L'extrait de la sentence rendue au Châtelet, le 17 avril 1668, se trouve dans la collection de l'Académie de Dijon, tome II, page 144 ; et dans le numéro 36 des *Philosophical transactions*.

La transfusion du sang ne fut donc jamais absolument défendue, comme on l'a souvent imprimé, mais sagement réglementée. Elle avait déjà donné des résultats qui devaient, en effet, contre-indiquer une interdiction absolue.

Mais cette réglementation ne faisait pas l'affaire de Denys, qui était médecin de la Faculté de Montpellier.

Lower, en Angleterre, avait, par ses expériences, préparé l'opération de la transfusion du sang, mais Denys, le premier, l'avait pratiquée en France. Or, tandis que Lower et King étaient encouragés à Londres, Denys, qui n'avait pourtant en somme obtenu que des succès, était persécuté à Paris. C'est que par ses tentatives mêmes, et par ses essais heureux, il s'était attiré la jalousie : chacun avait les yeux ouverts pour l'accabler de son premier insuccès. La jalousie déchaîna contre Denys une guerre acharnée, et d'autant plus injuste que la mort de Mauroy, le dernier opéré par Denys, était due, non à la transfusion, mais bien aux mauvais traitements qu'avait subis le malade. Il fut prouvé par la suite que la femme de Mauroy, gagnée par les ennemis de Denys, avait empoisonné l'opéré quelque temps après l'opération : cette femme, mise en prison, fut punie pour ce crime. Mais l'arrêt de la cour du Châtelet ne fut pas révoqué, et Denys dut se retirer de la lutte, d'où il ne lui resta qu'un profond découragement.

Là se termine la première période de la transfusion dans notre pays.

Lower (1), en Angleterre, a soin de faire observer que les premières expériences sur les animaux ont été faites dans son pays.

Ainsi donc, à un médecin français revient l'honneur d'avoir exécuté, le premier, la transfusion dans l'espèce humaine; et au professeur anglais celui d'avoir préparé, par ses expériences, cette tentative audacieuse. — Lower était honoré en Angleterre. — Nous savons le reste.

L'histoire ajoutera, nous l'espérons, pour notre pays, que c'est encore à un médecin français que revient l'honneur d'avoir donné la solution complète, et vraiment pratique de ce problème important, et depuis si longtemps à l'étude.

Les chirurgiens français de cette époque, tout en accordant aux Anglais l'honneur d'avoir les premiers expérimenté sur les animaux, soutiennent qu'en France, et avant les expériences de Richard Lower qui furent faites en 1666, *était née la première idée*

(1) Lower. — Tractatus de Corde, item de motu et colore sanguinis. London, 1680.

de la transfusion. « Ainsi, dit Denys, dans une lettre à M. de Montmor, on sait, et il y a plusieurs personnes d'honneur qui le peuvent témoigner, qu'il y a plus de dix ans que dom Robert des Gabets, religieux bénédictin, fit un discours sur la transfusion, dans l'assemblée qui se tenait chez M. de Montmor, et il s'en trouve encore plusieurs copies ; il est vrai que la plupart se moquèrent pour lors de cette proposition, et qu'on crut qu'elle était impossible. Les Anglais, voyant qu'on ne faisait en France aucun état de cette invention, s'en sont voulu emparer comme d'une chose abandonnée, et l'ont pratiquée sur les bêtes; mais nous l'avons enfin réclamée, et nous avons trouvé moyen de rentrer en possession de ce qui nous appartenait, en la pratiquant les premiers sur l'homme. » (*Journal des Savants*, du lundi 28 juin 1667, p. 96.)

On trouve une réponse à ce qui précède dans un passage emprunté à l'*Histoire des transactions philosophiques*, où il est dit :

« Nous accordons volontiers, en Angleterre, que les Français ont été les premiers, autant que nous le sachions, qui ont fait faire ce grand pas à la transfusion, *de la pratiquer sur l'homme;* mais il faut aussi qu'ils apprennent une vérité, c'est que les philosophes, en Angleterre, auraient fait depuis longtemps cette expérience sur des hommes, s'ils n'étaient point aussi circonspects, quand il s'agit de mettre au hasard la vie de l'homme, pour la conservation et le rétablissement de laquelle, ils n'épargnent cependant ni soins ni peines; et s'ils n'avaient été retenus par la crainte d'une loi qui est plus précise et plus rigoureuse, dans des cas semblables, que les lois de plusieurs autres nations. » (*Abrégé des transactions philosophiques de la Société royale de Londres*, 6e partie, 1790, p. 369.)

Pendant que ceci se passait en France, on s'occupait aussi de la transfusion en Italie. On trouve dans le *Giornale dei litterati*, année 1668, la relation des expériences faites à Bologne par Magnani, sur des agneaux et des chiens. Cassini et Griffoni expérimentèrent aussi sur des animaux.

A Rome, les chirurgiens Riva et Manfredi (1) la pratiquèrent plusieurs fois sur l'homme. Dans les *Éphémérides des curieux de la nature*, on trouve une observation rapportée par Georges Elsner sur les opérations de Guillaume Riva. Mais ce médecin n'avait pas compris que la transfusion du sang ne peut rien contre les maladies organiques, et il avait la prétention de guérir la phthisie par ce moyen. On le voit, il avait pris la chose par son plus mauvais côté. Et il fit si bien qu'en Italie aussi, il fallut prendre des mesures contre les novateurs trop peu prudents.

§ II. — *Deuxième période.*

A partir de l'année 1668, la transfusion du sang,

(1) Manfredi. — De inaudita et nova medico-chirurgica operatione, sanguinem transfundente de individuo ad individuum. Romæ, 1668.

proscrite ou à peu près de la pratique médicale, resta pourtant toujours une question scientifique.

Claude Perrault (1) l'expérimenta sur les animaux et en entretint l'Académie des sciences. La conclusion principale est qu'un animal ne peut recevoir dans ses veines que le sang d'un animal de la même espèce; nous verrons bientôt que plus tard on devait arriver aux mêmes conclusions. Pourtant, en 1683, les *Archives scientifiques* comptèrent un nouveau succès de transfusion chez l'homme. Kaufmann et Godefroy pratiquèrent la transfusion chez un sujet anémique, et il revint à la santé. Ils employèrent du sang d'agneau.

De Gurie (2) dit que cette opération peut, dans certains cas qu'il ne précise pas, être utile; mais que dans la plupart des cas, elle doit avoir des effets fâcheux. Il fonde ses conjectures sur ce que « le sang de différents animaux, étant d'une nature très-différente et ayant beaucoup d'esprits, ne se peut mêler dans le corps d'un autre animal sans se fermenter, et ne se peut fermenter sans y causer beaucoup d'altérations. »

Une idée heureusement avait survécu à toutes les tentatives faites en France et en Italie. Richard Lower, plus sage en cela que ses contemporains, avait déjà insisté sur la nécessité qu'il y avait à bien tracer

(1) Perrault. — *Histoire de l'Académie des sciences*, tome I de 1666 à 1668, et *Journal des savants*, 1668, page 21.

(2) Lettre de G. de Gurie, sieur de Montpolly, à M. l'abbé Bourdelot (*Journal des savants*, 1668, p. 20).

les indications de la transfusion, et en première ligne, il avait indiqué les hémorrhagies de quelque nature qu'elles soient. C'était un temps d'arrêt; mais bientôt l'idée reprendrait sa marche progressive.

En 1714, un savant du temps, Nück, fit l'histoire de cette opération. Il est d'avis qu'on l'a trop oubliée depuis cinquante ans. Il dit formellement qu'on ne doit pas la proscrire de l'arsenal médical; qu'elle peut offrir de grandes ressources, dans les blessures suivies d'hémorrhagies considérables. Mais il n'est pas d'avis qu'on se serve de sang d'animaux, pour l'opération chez l'homme. L'ouvrage qui contient ces sages réflexions a pour titre : *Operationes et experimenta chirurgica.*

En 1749, Cauttwel, docteur-régent de la Faculté da médecine de Paris, est d'avis que la transfusion du sang ayant donné autrefois quelques succès, il est logique de ne pas la proscrire dans les cas désespérés. (*Mercure de France*, juin 1749.) Cette période, on le voit, ne compte qu'un petit nombre de faits : c'est une période à peu près nulle pour le progrès.

Dans la grande *Encyclopédie des sciences*, publiée à Neufchâtel, il y a un article purement historique, et dans lequel on ne raconte guère que la lutte de Denys et de ses adversaires.

Senac (1), en faisant l'histoire de la découverte de la circulation, parle de la transfusion du sang comme d'une nouvelle preuve de la découverte de Harvey.

(1) *Traité de la structure du cœur*, p. 92, 1777.

On voit donc que la transfusion avait entièrement disparu de la pratique médicale. On s'explique assez bien cet abandon, si l'on considère que les expériences ne réussirent pas toujours. même sur les animaux, ainsi qu'il arriva à l'Académie des sciences; les opérations pratiquées sur l'homme n'eurent pas toujours des résultats bien positifs, et la mort les suivit parfois; enfin de nombreux écrits, contraires à cette méthode, vinrent ajouter leur autorité à la réprobation dont la frappait l'arrêt du Châtelet.

Il faut aller jusqu'au commencement du XIXe siècle pour trouver de nouvelles tentatives de transfusion.

§ III. — *Troisième période.*

C'est la première époque scientifique.

Jusque-là, on peut le dire, ce n'avaient été que des essais de hasard. Et si une chose doit nous étonner, c'est qu'avec une si mauvaise direction, il n'y ait pas eu plus d'insuccès.

Mais à cette troisième période, la science avait marché, et les opérations pouvaient être faites désormais, avec l'esprit de sagesse et de méthode qu'avait amené le progrès des lumières.

La transfusion du sang était depuis longtemps tombée dans l'oubli, lorsqu'en 1818 un chirurgien anglais d'une grande valeur, le Dr James Blundell, appela de nouveau l'attention sur cette opération.

Appelé auprès d'une femme de haute naissance,

qui avait eu une hémorrhagie utérine, il arriva lorsque l'écoulement du sang avait complètement cessé. Malgré tous ses soins, il ne put la ranimer, et cette femme mourut deux heures après son arrivée. Blundell, esprit sérieux, se mit à réfléchir à cette scène mélancolique. Il pensa et il écrivit que cette femme aurait été probablement sauvée par la transfusion du sang.

Il entreprit alors une série d'expériences sur les animaux, et il arriva à cette conclusion, que la transfusion du sang n'est pas une opération dangereuse. Mais il est d'avis que, pour que le danger soit évité tout à fait, il faut défibriner le sang. (*Medico-chirurgical transactions*, London, 1818, tome IX, 1818.)

L'année suivante, en 1819, Blundell pratiqua à l'hôpital de Guy, à Londres, la transfusion sur un homme âgé de 40 ans, et qui était atteint d'un cancer du pylore. On lui injecta, en plusieurs fois, 14 onces de sang humain. Le malade parut mieux d'abord ; mais il mourut, comme il devait mourir, de son cancer, après quelques jours. Aussi Blundell en conclut qu'il faut réserver la transfusion pour les hémorrhagies seulement. L'opération précédente n'avait pas été nuisible, mais elle avait simplement suppléé pour quelque temps aux fonctions de l'estomac.

On s'étonne que Blundell soit tombé dans ce travers : il ne pouvait ignorer que c'était compromettre une bonne chose, que de la sacrifier ainsi à une maladie de la nature du cancer.

En 1825, un autre cas se présenta à l'observation

de ce médecin anglais. Cette fois, la transfusion était bien indiquée. Il s'agissait d'une hémorrhagie utérine. La malade était dans un état désespéré. Malgré sa grande confiance en la transfusion, nous dit Blundell, il n'espérait plus. Il se hasarda cependant à tenter ce grand moyen (1).

Une première fois, il injecta 4 onces de sang; la malade revint peu à peu de sa syncope. Il fit de nouveau deux injections de la même quantité et il obtint un succès.

Enhardi par cette première tentative, Blundell, convaincu qu'il avait un moyen héroïque dans ces cas extrêmes, eut de nouveau l'occasion de pratiquer deux fois la même opération en 1826 (2) et en 1827 (3). Il n'eut garde d'y manquer, et il sauva de nouveau une de ses malades.

Ces succès obtenus, et dont le fait et les circonstances purent être constatés, devaient assurer le triomphe de la transfusion. Déjà M. Milne-Edwards avait pris avec conviction le parti de l'opération proscrite, dans sa thèse de 1823. Les yeux furent ouverts, et dès lors tous les physiologistes tinrent à honneur d'étudier la question, et d'expérimenter à leur tour.

Aussi, après Blundell et M. Milne-Edwards, Prévost et Dumas, Bichat, Nysten, Larrey, Magendie,

(1) Blundell, *Recherches philosophical and pathological on transfusion of Blood*, Lond., 1824.

(2) *The Lancet*, vol. IX, page 207, november 1827.

(3) *Medico-chirurgical Rewiev*, vol. VIII, 1826.

Dupuytren, Dieffenbach, Bischoff, Brown-Séquard, et une foule d'autres savants du premier mérite, s'occupent de la transfusion, et chacun ajoute quelques faits aux faits déjà connus, de façon à assurer à la transfusion une place certaine en thérapeutique. Au second rang on peut citer les recherches de Tardy, Doubleday, Brigham, Swel, Reng, Roux, Rosa, Brown, Klett, Bauner, Furner, Olivier, Ashwel. — Je cite tous ces noms pour prouver toute l'importance qu'on a attachée à cette question. Nous en retrouverons d'ailleurs un certain nombre dans les observations que nous nous réservons de citer. De nos jours le progrès se continue; les physiologistes lui consacrent leurs plus belles pages, les thérapeutistes n'ont garde d'oublier le parti qu'on peut en tirer quand tout le reste fait défaut. Citer des hommes tels que MM. Claude Bernard, Longet, Grisolle, Malgaigne, Nélaton, Velpeau, c'est dire qu'il y avait là une vérité à ajouter à tant d'autres vérités, un progrès à réaliser enfin : on le verra, le progrès est réalisé.

Art. III. — Principales déductions des expériences faites chez les animaux depuis 1818.

Avant de reproduire avec quelques détails les opérations de transfusion parfaitement authentiques, qui ont été pratiquées chez l'homme, il est intéressant de jeter un coup d'œil, mais un coup d'œil rapide, sur les déductions principales, que l'on a pu tirer des expériences chez les animaux : cet ordre a été l'ordre logique des faits, ce sera l'ordre de notre narration.

D'après les expériences de Bichat, Dower, Blundell, la transfusion réussit quand elle est pratiquée sur un animal, avec le sang d'un animal d'une espèce voisine ; et déjà les expériences de Lower, de Denys, avaient montré que le sang de veau et d'agneau a pu être, sans danger, employé chez l'homme. Ces faits, que l'on ne sera guère tenté d'imiter, n'en prouvent pas moins, qu'à tout bien interpréter, la transfusion du sang n'est pas dangereuse par elle-même, et que les abus qu'on en a faits l'ont seuls compromise.

Une de ces expériences les plus intéressantes, est celle que Blundell a notée dans sa 10e observation (*Annales des sciences*, 1821). Un chien qu'il a rendu exsangue, est resté cinq minutes sans nullement respirer ; il a pratiqué la transfusion après ce temps, et il a ramené ce chien à la vie, alors qu'il ne comptait plus du tout sur le succès, après un temps relativement si long. Cette expérience, dont nous parlerons plus loin, prouve que la vie se maintient encore quelque temps à l'état latent, alors qu'elle ne se manifeste plus par aucune fonction ; et que le système nerveux est apte à être impressionné de nouveau, si on fait rentrer le sang dans le système circulatoire, avant que le système nerveux ait subi d'importantes modifications.

Le mémoire du chirurgien anglais se termine par le récit d'expériences, que l'on peut diviser en trois séries :

Première série. — Du sang artériel a été transfusé à des chiens qui avaient subi une violente hémorrhagie, et qui semblaient dans un état voisin de la mort. Les mouvements du cœur se sont bientôt rétablis, et l'animal est revenu à la vie. Blundell fait remarquer que, pour obtenir ce résultat, il a *fallu toujours une quantité de sang bien inférieure à celle que l'animal avait perdue.*

Deuxième série. — *Transfusion du sang artériel d'un animal dans les veines du même animal.* — Le résultat a été presque instantané : l'animal est revenu à la vie.

Troisième série. — *Transfusion du sang humain dans les veines du chien.* — Après avoir fait prendre à trois chiens une assez grande quantité de sang, Blundell leur transfusa du *sang humain.* Immédiatement après l'opération, l'animal parut se ranimer, mais il ne tarda pas à succomber.

Les expériences que je viens de signaler ne sont pas les seules qui aient été faites par le chirurgien anglais ; en effet, il en rapporte d'autres dans lesquelles il a cherché à établir ce qui arriverait, si on laissait séjourner le sang pendant un certain temps dans le vase destiné à le recevoir, avant de l'injecter dans les veines d'un animal, et de plus, en empruntant le sang à un animal d'une autre espèce.

Ainsi, du sang humain ayant séjourné *de trente à soixante secondes* dans un vase, a été introduit dans les veines de plusieurs chiens ; *ils ont tous succombé*, soit immédiatement après l'opération, soit quelque temps après, soit après plusieurs jours.

Ces expériences, tentées déjà par M. Goodrige de

la Barbade et par le docteur Leacock, leur avaient donné les mêmes résultats.

Blundell, craignant que l'introduction du sang laissât pénétrer l'*air* dans les vaisseaux, et redoutant la présence de ce gaz, chercha s'il ne pourrait pas être supporté à une dose peu élevée sans compromettre la vie. Pour cela, il tenta quelques expériences, d'*où il conclut que l'air, s'il n'est pas en quantité trop considérable dans les veines, peut être supporté sans troubler les fonctions de l'animal d'une manière sensible.*

Toutes les expériences rapportées jusqu'à ce moment ont été faites avec le sang artériel ; il était important de voir si le sang veineux donnerait les mêmes résultats. Les recherches de Blundell lui ont appris que le sang veineux de l'homme, introduit dans l'animal, ne ramenait pas mieux la vie que le sang artériel.

Blundell conclut de ces expériences que la transfusion du sang dans les veines d'une créature humaine, peut produire les résultats les plus avantageux.

Les expériences de Blundell, en ressuscitant en quelque sorte la transfusion du sang, ne devaient pas être perdues. De même que nous avons vu, pendant la première période de 1665 à 1668, les chirurgiens de tous les pays s'occuper sérieusement de cette question, de même l'exemple donné par le chirurgien anglais devait être suivi. Il le fut, en effet, et des travaux importants parurent bientôt.

En 1821, MM. Prévost et Dumas publièrent un mémoire ayant pour titre : *Examen du sang et de son action sur les phénomènes de la vie*. On voit, dans ce mémoire, que quand on saigne un animal jusqu'à la syncope, quand tout mouvement musculaire est aboli, que l'action du cœur et de la respiration demeurent suspendues pendant quelques minutes, il est certain que la vie est pour toujours éteinte chez lui.

Si l'on injecte alors, dans les veines de cet animal, de l'eau ou du sérum du sang, la mort n'en arrive pas moins. Mais si l'on injecte dans ses veines du sang d'un animal de la même espèce, chaque portion injectée ranime peu à peu cette espèce de cadavre, et ce n'est pas sans grand étonnement qu'on le voit bientôt respirer librement, se mouvoir avec facilité et se rétablir complètement. Si l'on injecte du sang d'une espèce différente, mais dont les globules sont de même forme, l'animal finit par mourir après quelques jours.

Si l'on injecte du sang à globules circulaires dans un oiseau, l'animal meurt au milieu d'accidents nerveux très-intenses, absolument comme si on eût fait passer dans ses veines un poison très-violent. Il est indispensable de remarquer que, dans ces expériences, ces savants ont agi tantôt avec du sang défibriné, tantôt avec du sang non défibriné. Malgré les résultats obtenus par ces savants, leur conclusion fut que la transfusion sur l'homme devait être ajournée jusqu'au moment où les principes actifs du sang seraient mieux connus (1).

(1) *Annales de chimie*, vol. XVIII. p. 294; *Bibliothèque universelle de Genève*, vol. XVII, p. 186.

MM. Prévost et Dumas ont fait observer que, quand on injecte chez un animal du sang d'espèce différente, dont les globules sont de même forme, mais de grosseur différente, l'animal meurt après quelque temps.

Les animaux soumis à ces épreuves présentent les phénomènes suivants : le pouls est plus rapide, la respiration conserve son état normal, mais la chaleur s'abaisse avec une rapidité remarquable lorsqu'elle n'est pas maintenue artificiellement. Ces observations s'appliquent à l'injection du sang frais, comme à celle du sang extrait depuis douze et même vingt-quatre heures, quand on l'a défibriné.

Quatre ans plus tard (1835-1838), Bischoff se livra à une série d'expériences dont les résultats, pour la science, furent ces faits importants : que les globules rouges sont les principes revivifiants du sang; que le sang ne peut être utilement employé que d'une espèce à la même espèce, mais que, toutefois, le sang d'une espèce différente n'empoisonne que lorsqu'on emploie du sang veineux, et non artériel. Bischoff présume, sans l'affirmer, que, dans ces cas, l'empoisonnement est dû à l'écume mêlée de caillots qui se trouve dans le sang veineux (1).

Les nombreuses expériences de Brown-Séquard, publiées en 1855 et 1857, jetèrent un nouveau jour sur cette intéressante question de la transfusion. Ces expériences de l'éminent physiologiste démontrèrent

(1) *Muller's Archiv*, Bd. II, 1835, p. 360, et Bd. V, 1838, p. 352.

que l'efficacité du sang employé dépend de la quantité et de la nature des gaz qu'il contient ; que le sang veineux a la même force revivifiante que le sang artériel, si on le rend rouge par l'introduction de l'oxygène, ou si on l'injecte assez lentement pour lui permettre de se décarboniser dans les poumons ; qu'au contraire, le sang artériel agit comme poison, si on le change en sang veineux, sous l'influence de l'acide carbonique; que c'est alors que l'intoxication et la mort peuvent se produire au milieu d'accidents nerveux très-violents, provoqués principalement par l'action délétère de l'acide carbonique (1).

En 1823, M. Milne-Edwards, après avoir lui-même fait de nombreuses expériences chez les animaux, soutint devant la Faculté de médecine de Paris, que, dans certains cas déterminés, la transfusion du sang, pouvait et devait être introduite, dans la pratique chirurgicale. (Milne-Edwards, *Leçons sur la physiologie et l'anatomie comparée ;* Paris, 1857, p. 320.)

Ce savant pense que, dans les hémorrhagies, la mort est surtout déterminée par la soustraction des globules sanguins.

Mais il traite surtout la question en zoologiste. Il établit que le sang étranger à l'organisme est d'autant moins apte à remplir sa fonction, que l'animal, dont il provient, se trouve à un degré de parenté

(1) *Comptes rendus de la Société de biologie*, 1849, 1850 ; *Comptes rendus de l'Académie des sciences*, 1851, 1855, 1857 ; et *Journal de la physiologie de l'homme et des animaux*, vol. I, 1858.

zoologique, plus éloigné de celui chez lequel il est transfusé.

Il cite, à l'appui de son opinion, des expériences de Bischoff, qui a vu périr des grenouilles, lorsqu'on introduisait dans leurs veines du sang de mammifères ou d'oiseaux, tandis que du sang de poisson ne leur nuisait que fort peu.

D'un autre côté, dans une expérience que M. Milne-Edwards fit avec M. Delafond, un âne fut saigné au point d'être rendu presque exsangue. On injecta dans ses veines une quantité assez grande de sang de cheval; non-seulement l'âne se ranima, mais il se rétablit d'une manière permanente.

En 1830, parut un mémoire de Dieffenbach. Le meilleur résumé que l'on puisse faire de ce mémoire, c'est d'en citer les conclusions :

« 1° Un animal épuisé de sang, peut être ramené à la vie par le sang d'un animal de son espèce, et continuer à jouir d'une santé parfaite.

« 2e Lorsque le sang provient d'espèces différentes, il peut quelquefois produire des signes de revivification ; mais il ne peut jamais conserver la vie.

« 3° Si, pour opérer la transfusion, on emploie le sang d'un animal d'espèce très-différente, la mort en est toujours le résultat, même quand la quantité injectée est très-petite.

« 4° Une saignée préalable rend les mammifères moins sensibles à l'action délétère du sang des oiseaux ou des animaux à sang froid.

« 5° L'injection du sang de mammifères ou de poissons fait toujours périr les oiseaux, et la mort s'accompagne toujours d'accidents semblables à ceux que produisent les poisons narcotiques.

« 6° Si, après l'injection d'un sang étranger, l'animal éprouve de fortes évacuations par le vomissement, les selles ou les urines, cette sorte de crise diminue ordinairement le danger.

« 7° Le sang, exposé à l'air pendant longtemps, ne perd ses propriétés revivifiantes que lorsqu'il commence à se décomposer ; mais une fois putréfié, il produit les mêmes effets que toute autre substance animale en putréfaction.

« 8° Ni l'âge, ni le sexe, ni les différents états du corps, ne déterminent aucun changement dans l'action du sang transfusé.

« 9° La transfusion ne transmet pas toujours les maladies.

« 10° Le sang veineux est celui qui convient le mieux pour cette opération.

« 11° La transfusion, même faite avec du sang d'animal de même espèce, est toujours dangereuse, et bien plus que ne l'ont pensé certains physiologistes. Quant à son emploi comme moyen thérapeutique, cette opération semble indiquée dans le cas de mort imminente par hémorrhagie, et seulement lorsque toutes les autres ressources de l'art ont été employées inutilement; mais on ne doit jamais employer que du sang veineux humain. »

Quelques auteurs d'ouvrages didactiques ont, depuis 1830, consacré d'importants chapitres à l'étude de la question qui nous occupe.

M. Bérard ne veut pas défibriner le sang; car le battage ne peut se faire sans altérer les globules du sang. Il conseille l'opération principalement après les hémorrhagies puerpérales. Il appelle l'attention des médecins sur cette opération trop négligée à son avis.

En 1838, Magendie s'occupa de la transfusion dans ses *Leçons sur le sang*, tome IV, page 181. Il ne met pas en doute que, dans certains cas, la médecine puisse en tirer un parti avantageux. Mais il faut bien se garder, dit-il, de se servir de sang défibriné.

Et il prouve ses affirmations par des expériences; il injecte 300 grammes de sérum de sang humain dans les veines d'un chien adulte. Ce chien succomba en vingt-quatre heures. Il renouvela la même expérience avec du sérum de sang, pris sur un chien de même race que celui dans les veines duquel on faisait l'injection : la mort n'en arriva pas moins après le même temps. Ces faits ont leur importance; ils nous expliquent comment les transfusions partielles de sérum, pratiquées chez l'homme pour lutter contre le choléra, ne devraient pas avoir plus de succès. D'autre part, le savant physiologiste a injecté dans les veines d'un chien le sang de 15 grenouilles, et il n'en a ressenti aucun trouble.

Quant aux opérations de tranfusion par le sang en nature, Magendie insiste sur ces conditions de succès; que le sang doit être injecté aussi frais et aussi lentement que possible et, autant qu'il se peut, à l'abri du contact de l'air. Le sang veineux, dit Magendie, est celui qui convient le mieux pour cette opération, car il se coagule moins vite que le sang artériel; mais Magendie trouve que la transfusion est une opération difficile, parce que le sang se coagule très-vite chez l'homme.

Son opinion sur la source à laquelle on doit emprunter le sang, est nettement formulée dans les lignes suivantes :

1° Un mammifère, mis en état de mort apparente par la perte brusque de son sang, peut être ressuscité par le sang d'un mammifère d'une autre espèce; mais il finit toujours par succomber peu de jours après.

2° Un mammifère, mis en état de mort apparente par la perte brusque de son sang, peut être non-seulement ranimé, mais il peut être conservé indéfiniment à la vie, par la transfusion du sang provenant d'un mammifère de la même espèce.

Art. IV. — Expériences avec le sang défibriné chez les animaux.

Il était très-important de savoir ce que produirait, chez les animaux, la transfusion du sang défibriné. J'ai fait dans ce sens un certain nombre d'expériences; mais je préfère citer les expériences que Magendie a faites publiquement dans son cours de

1837 : je suis arrivé aux mêmes conclusions absolument.

J'emprunte au célèbre physiologiste français le passage suivant, tiré de ses leçons sur les phénomènes de la vie : « Diffenbach, voulant réhabiliter la transfusion du sang, avait recommandé d'extraire la fibrine afin de prévenir l'obstruction des capillaires. Il y a quelques mois un pareil procédé m'eût semblé fort rationnel. Aujourd'hui mes expériences m'ont appris qu'il n'est plus proposable : si on enlève la fibrine, l'animal doit succomber inévitablement. »

Expérience du 17 février 1837. — « La veine jugulaire d'un chien, mise à nu et ouverte, on en a retiré 8 onces de sang qu'on a recueilli et qu'on a battu pour en retirer la fibrine, qui s'est déposée sur la baguette en filaments jaunâtres. On a filtré le sang à travers un linge fin, et on l'a ensuite réinjecté dans la veine.

« L'animal a paru inquiet ; il s'est couché, il a refusé les aliments et a fait des efforts pour vomir. Il s'est affaibli graduellement, sa respiration s'est embarrassée, et il est mort dans la soirée après la deuxième injection.

« A l'*autopsie*, faite douze heures après, on a déjà constaté une odeur de putréfaction des plus fétides, comme on la retrouve dans toutes les maladies qui résultent d'une altération du sang, et que les anciens appelaient putrides.

« Ce chien est mort, parce que la viscosité de son

sang se trouvant diminuée, ce sang n'a pu circuler dans ses canaux : sa partie séreuse s'est extravasée dans le poumon, à travers le parois des capillaires. Ce sont là les lésions constatées à l'autopsie : le sang, resté dans les vaisseaux et le cœur, n'est pas coagulé, mais il a conservé une fluidité remarquable. Le poumon hépatisé n'est plus perméable : la cavité pleurale renferme de la sérosité rougeâtre, et la cavité abdominale un liquide citrin en notable quantité. Ainsi le fait est clair : le sérum et la matière colorante ont transsudé par imbibition.

« Est-ce que les engouements pulmonaires qui surviennent pendant le cours des fièvres appelées typhoïdes ne dépendent pas d'une modification pareille dans la viscosité du sang? J'insiste sur ce fait, car il me semble riche en applications thérapeuthiques? »

Dans sa leçon publique du 24 février 1837, Magendie a répété la même expérience. Il l'a reproduite encore dans la leçon du 1er mars de la même année.

Le 21 juin 1837, poursuivant les mêmes recherches, Magendie s'exprime ainsi : « Ayant voulu enlever au sang la faculté dont il jouit de se prendre en masse, nous avons soustrait la fibrine. La même expérience, répétée nombre de fois sur divers animaux nous a toujours donné les mêmes résultats : toujours l'animal est mort, et d'autant plus vite qu'il restait moins de sang normal. Le sang défibriné ne peut plus se mouvoir dans les vaisseaux : le sérum les traverse par imbibition, il forme des congestions et des extravasations, principalement dans le poumon, et il amène promptement l'asphyxie et la mort.

« Ainsi la même substance qui se solidifie quand elle est hors des vaisseaux, mais qui est liquide dans leur intérieur, la fibrine, donne au sang la merveilleuse viscosité pour parcourir les capillaires les plus fins ; et il est intéressant de savoir que ce sang coagulable est seul propre à entretenir la vie : sa viscosité même est précisément ce qui le fait circuler. »

Ces expériences si concluantes de Magendie nous font bien comprendre que la transfusion avec le sang défibriné ne pouvait jamais réussir chez l'homme. Nous verrons bientôt qu'en effet elle a toujours échoué. Car nous aurons à revenir sur ce point capital.

Poiseuille dit que le sang ralentit sa course dans les capillaires à mesure qu'il s'appauvrit en fibrine. On voit que cet auteur est parfaitement d'accord avec le précédent.

Art. V. — Température à donner au sang pour la transfusion.

M. Nicolas-Duranty (thèse de Paris 1860) a relaté des expériences qu'il est juste et utile de mentionner, et qu'a rapportées M. Oré, de Bordeaux, dans le bon mémoire qu'il a publié en 1868 ; c'est à ce dernier que j'emprunte les lignes suivantes :

Je veux parler de la température que doit avoir le sang que l'on emploie pour faire la transfusion.

Après avoir indiqué les expériences de Hunter, de Scudamore, de Blundell, de Davy, il rapporte ses propres expériences, dont la conclusion peut être ainsi formulée :

Le froid, loin de produire la coagulation du sang, semble au contraire l'empêcher, et lorsqu'on voudra tenter la transfusion, on saura désormais que, pour le maintenir liquide, le mieux est de faire refroidir le vase et la seringue (P. 39).

Cette opinion avait été déjà formulée par M. le professeur Malgaigne, dans son *Traité d'anatomie chirurgicale* (Vol. Ier, p. 480, 2e édit.).

Voici, du reste, les expériences sur lesquelles M. Nicolas fait reposer cette opinion :

Sur un gros lapin, l'artère carotide a été ouverte, et on a laissé couler le sang jusqu'à ce que les battements du cœur et les mouvements respiratoires se soint arrêtés. La température était considérablement diminuée, les pupilles étaient dilatées ; l'animal avait perdu soixante centimètres cubes de sang.

Six minutes après la fin de l'hémorrhagie, il a injecté dans la veine jugulaire *dix centimètres cubes de sang artériel* pris à un autre lapin, et amenés *à la température de huit degrés centigrades.*

L'injection a duré cinq minutes. Deux minutes après l'opération, quelques mouvements respiratoires lents et faibles, et un léger frémissement à la région précordiale, se sont manifestés. Au bout de six minutes, l'animal est délié et marche avec peine. La température reste basse, le cœur bat faiblement. Douze minutes après, les battements du cœur sont toujours faibles, mais ils sont précipités. Après trente minutes, ces battements sont bien sensibles, moins précipités, mais plus rapprochés du type normal; enfin, une heure et demie après l'opération, l'animal marche et prend des aliments ; les mouvements respiratoires, la circulation, la température, sont dans l'état normal.

Dans une seconde expérience faite sur un lapin, l'animal perdit cinquante-cinq centimètres cubes de sang. M. Nicolas lui injecta *dix centimètres cubes à huit degrés centigrades*. Les phénomènes indiqués dans l'expérience précédente se manifestèrent de nouveau, et deux heures après l'opération, les fonctions de la vie s'accomplissaient régulièrement. L'animal était assez vif; il prenait des aliments et fuyait lorsqu'on l'approchait.

Dans une troisième expérience, après avoir ôté cinquante centimètres cubes de sang à un lapin, M. Nicolas lui injecta *dix centimètres cubes de sang artériel, à neuf degrés centigrades*. Vingt minutes après l'opération, les battements du cœur qui avaient cessé, ainsi que les mouvements respiratoires, étaient dans l'état normal.

Ces trois expériences offrent un grand intérêt; elles démontrent qu'*il est inutile que le sang ait la même température que celle du corps*, pour que la coagulation en soit retardée.

En second lieu, elles font voir que, chez trois animaux auxquels *on a enlevé cinquante centimètres cubes de sang*, il a suffi de *dix centimètres cubes seulement pour ramener la vie*, après une heure et demie ou deux heures, ou vingt minutes, quand on a expérimenté avec le sang artériel.

Art. VI. — Conclusions des expériences qui précèdent.

Des opérations de transfusion pratiquées depuis les temps les plus reculés jusqu'à nos jours, soit à titre d'expérimentation, soit comme moyen de ramener à la vie un sujet malade, il résulte un certain nombre de faits acquis à la science. Ces faits, nous allons les présenter sous forme de propositions, qui nous paraissent résumer les connaissances physiologiques acquises jusqu'à ce jour, sur cette importante question :

1° Que lorsqu'un animal a été réduit à un état voisin de la mort, par suite d'une perte considérable de sang, il peut être ramené immédiatement à la vie par la transfusion (Richard Lower, Denys, Blundell, Bischoff, etc.) de sang emprunté à un animal de la même espèce;

2° Que la quantité de sang nécessaire pour produire ce résultat, *est toujours bien inférieure à celle que l'animal a perdue;*

3° Que le sang artériel et le sang veineux possèdent l'un et l'autre la faculté de revivifier l'animal, mais leur action est différente : le premier, le sang rouge, donne aux tissus *la faculté* d'agir, *la puissance;* le second augmente *l'action* et met *en œuvre cette puissance* (Brown-Séquard);

4° La transfusion, pour réussir, doit être faite avec du sang appartenant à des animaux de la même classe, mais surtout de la même espèce ; car si Blundell a démontré, comme tous les expérimentateurs, que le sang du chien revivifie le chien, il a prouvé aussi que le sang humain ne possède pas cette propriété; car tous les animaux, excepté l'homme qui en ont reçu dans leurs veines, ont rapidement succombé ;

5° Si l'on injecte à un animal d'une classe, du sang pris à un animal d'une autre classe (mammifères et oiseaux), il succombe presque immédiatement, en présentant des phénomènes qui offrent beaucoup d'analogie avec ceux de l'empoisonnement (Bischoff);

6° Que le froid retarde la caogulation du sang ;

7° Les accidents produits par la transfusion du sang d'un animal, dans les veines d'un animal d'espèce différente, ne tiennent pas à une action toxique de la fibrine, comme le voulait Bischoff, mais à un obstacle mécanique, apporté dans la circulation par la coagulation de cette substance (Oré).

8° Le sang ne perd pas ses propriétés régénératrices par son contact avec l'air, ni par son passage à travers un tube inerte (Blundell, Diffenbach).

9° Le principe régénérateur du sang n'est ni le sérum, ni la fibrine, mais il réside dans les globules (Dumas et Prévost).

10° La pénétration de l'air dans les veines est un accident qui peut être mortel.

11° La transfusion immédiate, au moyen d'appareils spéciaux, met à l'abri du contact de l'air et des accidents qui peuvent résulter de l'introduction de ce gaz dans les veines, en même temps qu'elle permet de ne pas redouter la coagulation de la fibrine. Elle devra donc être préférée à la transfusion médiate (Oré) (1).

M. Nicolas-Duranty, que nous avons nommé un peu plus haut, est arrivé, de son côté, aux conclusions suivantes :

1° Que le sang des animaux à sang froid est très-nuisible aux mammifères ;

2° Que, dans tous les cas, les oiseaux sont tués par l'injection dans leurs veines du sang veineux de mammifères ;

3° Que l'injection du sang artériel de mammifère dans les veines des oiseaux, produit des accidents considérables, mais qui ne sont pas toujours mortels ;

4° Un animal qui a subi une forte hémorrhagie succombe, lorsqu'on lui transfuse du sang d'un animal d'une autre espèce ;

5° Un animal, qui n'a subi qu'une légère hémorrhagie, peut ne pas succomber, si on lui transfuse une petite quantité de sang d'un animal d'une autre espèce.

Malgré tout l'intérêt que méritent les expériences physiologiques, qui ont permis d'arriver à ces conclusions si importantes, nous n'avons pas voulu en rapporter un trop grand nombre, pour ne pas fatiguer le lecteur. Ces expériences, nous en avons nous-

(1) Nous verrons plus loin que, pour ses expériences de transfusion immédiate, M. Oré a employé l'appareil Moncoq. (Mémoire de 1868, page 161.)

même répété une bonne partie, et nous sommes arrivé aux mêmes conclusions générales. Nous serons d'ailleurs obligé plus loin d'en rappeler quelques-unes. Ce que nous venons de dire suffit pour le but pratique que nous nous sommes plus spécialement proposé ; mais, d'autre part, tout ce qui précède était nécessaire pour éclairer notre marche vers la transfusion chez l'homme.

CHAPITRE VII.

OPÉRATIONS DE TRANSFUSION PRATIQUÉES CHEZ L'HOMME DEPUIS 1818 JUSQU'A 1860.

Art. I. — Leur nombre approximatif.

J'arrive à la partie pratique de mon travail, à l'exposition des principales opérations de transfusion qui ont été pratiquées chez l'homme.

Pour faire voir que la transfusion du sang est utile, qu'elle n'est pas aussi dangereuse qu'on le pourrait penser, le mieux n'est-il pas de prouver qu'elle a déjà réussi dans biens des cas et que, lorsqu'elle a échoué, l'insuccès a tenu à la manière dont on a procédé à cette opération : à l'imperfection des moyens employés.

Ne voulant tenir compte que des faits bien constatés, je ne parlerai que des cas de transfusion pratiqués dans la troisième période qu'on a nommée scientifique, et qu'on a fait commencer en 1818, à Blundell.

Je ne dirai rien des transfusions opérées chez l'homme par Denys, Emmeretz et Lower : les succès obtenus par eux, ne l'ont été que par hasard. Ils prouvent une seule chose, c'est qu'après tout, la transfusion est moins impraticable qu'on ne l'a pensé pendant longtemps.

Tous ces faits devaient encourager à étudier d'abord

les éléments de la question, pour y revenir ensuite avec la lumière de la physiologie pour guide, et l'expérimentation sur les animaux pour antécédent obligé. — Avant cela, cette opération sur l'homme n'était qu'une témérité dangereuse, et devait nécessairement aboutir à des mécomptes.

Dans son troisième volume de *Physiologie* (édité en 1851), F. Bérard donne le résumé de quinze opérations pratiquées pour des hémorrhagies utérines : cet auteur, après un mûr examen de ces cas, ne doute pas qu'elle fût bien indiquée, et que les malades n'aient dû la vie à l'opération pratiquée, alors que tout avait échoué, et que la mort était inévitable.

Depuis 1851, époque du travail de F. Bérard, un bon nombre de cas de transfusion ont été publiés et reproduits dans divers travaux, soit dans les thèses soutenues à la Faculté sur ce sujet, soit dans les journaux de médecine.

D'après les recherches récentes de M. Oré, de Bordeaux, dont la statistique, portant sur 79 cas, a été communiquée à la Société de chirurgie par M. le prof. Broca, il résulte que la transfusion a été pratiquée 46 fois chez des femmes en couches, rendues exsangues par d'énormes pertes de sang, et que 38 malades, c'est-à-dire 82 pour 100, ont été arrachées ainsi à une mort certaine. Il résulte de la même statistique que la transfusion a été pratiquée 10 fois pour des hémorrhagies traumatiques, qu'elle a sauvé cinq malades, et que les autres ont succombé à des accidents, complications de la plaie, et auxquels la transfusion était tout à fait étrangère.

Art. II. — Cas de transfusion dans lesquels le succès a été obtenu.

Les succès de transfusion ont été surtout obtenus :

1° Dans les hémorrhagies utérines ;

2° Dans les hémorrhagies suite de blessures diverses ;

3° Dans l'anémie simple.

Dans les pages qui vont suivre, je noterai celles de ces opérations de transfusion dont le succès a fait le plus de sensation, et a été le mieux constaté.

Mon but étant de montrer tout le parti que la médecine peut tirer de l'opération, je donnerai avec soin un certain nombre de rapports bien complets, pouvant en quelque sorte servir de type, dans les diverses circonstances que le praticien peut rencontrer. On comprendra toute l'importance de ces détails.

Pour plus de clarté, je suivrai l'ordre chronologique : j'indiquerai avec soin la date et le nom du médecin qui aura pratiqué l'opération.

M. Oré, de Bordeaux, est, à mon avis, l'auteur qui de beaucoup a le mieux résumé les cas de transfusion ayant précédé 1860. Ce savant physiologiste nous ayant fait l'honneur de faire ses expériences à Paris avec notre appareil, nous permettra de lui emprunter, à notre tour, quelques-uns des rapports sur les cas de succès, rapports qu'il a dû lui même demander aux

Annales qui les contiennent : l'histoire ne se fait pas *à priori*. Mais une fois ces faits indiqués, notre rôle est de dire comment nous les avons compris.

§ I. — 1° *Succès obtenus dans les métrorrhagies utérines.*

Observation I.

Le premier cas est emprunté aux *Archives gén. de méd.*, 1re série, t. IX, p. 566.

Dans mon travail de 1864, je n'en avais donné que le résumé. Comme ce cas peut servir de type, je crois mieux, avec M. Oré, de le rapporter avec détails.

1825. Waller et Blundell.

La femme qui fait le sujet de cette observation était d'une constitution délicate et d'un tempérament lymphatique. Au moment où M. Waller se rendit chez elle, les eaux de l'amnios s'étaient écoulées. L'accouchement fut rapide, et se fit même en l'absence de M. Waller. Quant il revint auprès de la malade, il la trouva couchée sur le dos ; la figure était extrêmement pâle ; tout le corps était décoloré, offrant les signes apparents de la mort ; on n'apercevait pas la moindre trace de rougeur sur les lèvres ; les extrémités étaient froides, la déglutition impossible, et les mouvements respiratoires insensibles ; les pulsations du pouls présentaient de longues intermittences.

Cet état avait été occasionné par une hémorrhagie très-abondante, qui avait suivi l'expulsion du placenta. L'application du froid sur le ventre et de la chaleur aux extrémités fut faite; on administra à l'intérieur de l'eau-de-vie et de l'ammoniaque. Sous l'influence de ces stimulants, le pouls parut se relever un peu, le sang s'arrêta, la malade fut enveloppée dans des couvertures de laine. Malgré l'emploi de ce traitement, le froid devint général. M. Waller consulta alors le Dr Blundell, pour savoir s'il ne serait pas à propos de pratique la transfusion. Pendant les deux heures qui suivirent cette détermination, le pouls, qui s'était un peu relevé, retomba de nouveau, et il devint évident que la perte de sang avait continué. La malade était dans un état de syncope très-alarmant lorsque l'opération fut pratiquée.

Le sang fut tiré du bras du mari de la malade et reçu dans un grand verre. Le Dr Blundell en remplit la seringue pendant qu'il coulait, et ayant introduit le bout de l'instrument dans l'ouverture de la veine de la malade, il y poussa le liquide avec beaucoup de précaution. Cette première injection de deux onces ne parut produire aucun effet; mais vers la fin de la seconde, les symptômes qui annoncent la syncope se manifestèrent; le pouls tomba un peu, la malade soupirait profondément et faisait des efforts pour vomir, sans cependant rien rejeter. Ces accidents, tout à fait semblables à ceux qui suivent assez souvent une saignée un peu forte, cessèrent spontanément au bout d'une ou deux minutes. Le pouls qui avant l'opération était à 120, était tombé à 100; mais il conservait encore sa faiblesse.

Six heures après, Waller et Blundell virent

avec une grande satisfaction que la malade s'était considérablement relevée. Son pouls offrait alors 100 pulsations; il était beaucoup plus ferme. Elle se plaignit d'avoir faim; on lui permit alors quelques aliments nourrissants, mais non excitants; elle n'éprouva aucun symptôme fâcheux: elle dormit bien et d'un sommeil réparateur; elle ne se plaignit jamais de cet état particulier de la tête, si commun après une violente hémorrhagie. On n'eut d'ailleurs besoin de lui administrer aucun médicament, excepté une cuillerée à café d'huile de ricin, qui procura d'abondantes évacuations. Les toniques continuèrent le bon effet de la transfusion, et la malade se rétablit très-bien.

Toutefois la plaie du bras ne se réunit que tard, après suppuration; et on craignit une instant une phlébite sérieuse.

Nous voyons que Waller fit deux injections successives, et c'est sans doute à ces manœuvres coup sur coup, que fut dû le commencement de phlébite. Mais l'effet immédiat, on le voit, fut des plus heureux *et se maintint*.

Observation II.

1825. Doubleday. *Transfusion pendant l'accouchement, compliqué d'adhérence du placenta.*

Le cas suivant est encore dû à un médecin anglais. Il s'agit aussi d'une hémorrhagie puerpérale, mais qui a suivi l'extraction du placenta avec la main. Il est, comme le précédent, extrait des *Archives de médecine* et emprunté au *London medical and physical journal*, mai 1825.

C'est un second cas type, qu'il faut soigneusement rapporter en entier. Il s'est présenté souvent dans les cas nombreux d'hémorrhagies rapportés par Simpson, en Angleterre; et il est bon que les praticiens ne l'oublient pas.

Mme Cochlin, âgée de 29 ans, d'une forte constitution, accoucha d'une fille le 28 novembre 1825. L'accouchement ne fut accompagné d'aucun accident; seulement, le placenta adhérait fortement aux parois de l'utérus, et M. Francks, aux soins de qui la malade était confiée, employa tous les moyens ordinaires pour procurer la délivrance. Au bout de deux heures, l'hémorrhagie augmenta d'une manière très-alarmante, et on introduisit la main dans la matrice pour détacher le placenta, qui était encore très-adhérent au fond de cet organe. M. Franck me fit appeler, et, à mon arrivée, je trouvai la matrice contractée sur le placenta, qui commençait à être expulsé; mais avant et après sa sortie, la malade perdit une si grande quantité de sang, qu'elle tomba en syncope; et lorsque j'entrai dans la chambre, son aspect me fit croire que la mort était prochaine; on ne sentait plus le pouls au poignet; la face était exsangue, les lèvres décolorées, les narines pincées, la vue obscure, l'agitation extrême, la respiration accélérée et entrecoupée de soupirs fréquents; tout le corps était couvert d'une sueur froide et gluante.

Je fis aussitôt prendre à la malade six onces d'eau-de-vie. Ce moyen releva un peu les forces et rendit le pouls perceptible; on en continua l'usage à de courts intervalles, en y joignant du carbonate d'ammoniaque et du laudanum. On persista dans l'emploi de ce moyen pendant une demi-heure, sans presque aucun avantage: le pouls était tantôt sensible et très-accéléré, tantôt tout à fait imperceptible. Voyant que nous ne gagnions rien sous l'influence de ces moyens, je ne vis plus de chance de salut pour la malade que dans la transfusion.

M. Blundell vint avec moi chez cette femme; il fut parfaitement de mon avis. Cependant elle n'était pas alors plus mal; mais un examen attentif du pouls, l'aspect de la physionomie et la grande quantité de sang qu'elle avait perdu, firent penser à ce médecin que la mort était imminente et qu'il fallait tenter l'opération. On proposa alors au mari, qui non-seulement l'accepta, mais offrit de fournir le sang dont on aurait besoin.

M. Blundell se mit alors en devoir de pratiquer cette opération, en découvrant la veine médiane céphalique; mais la malade s'y refusa si obstinément, qu'il fut obligé d'y renoncer, sans cependant avoir aucune espérance de conserver la vie de cette femme par aucun moyen. Cependant, je priai M. Blundell de me laisser la seringue, décidé à renouveler les tentatives d'opération dès que la malade *serait à l'article de la mort*. Je confiai la malade aux soins de M. Franks, en lui recommandant de continuer l'usage des stimulants. A deux heures de l'après-midi, c'est-à-dire plus de six heures après la cessation de l'hémorrhagie, ce médecin me fit dire que la malade perdait rapidement ses forces, et que *probablement je ne la trouverais plus vivante*. Je me hâtai de me rendre chez elle, et je la trouvai au plus mal; on lui avait déjà donné vingt-cinq drachmes d'eau-de-vie, cent soixante gouttes de laudanum, une grande quantité de carbonate d'ammoniaque et trois jaunes d'œuf mêlés à de l'eau-de-vie, du bouillon et du gruau.

Comme n'avions pas de temps à perdre, et que les amis de cette femme désiraient que j'essayasse la transfusion, je passai de suite une aiguille mousse sous la veine que M. Blundel avait mise à nu, et j'y fis une ouverture assez grande pour y introduire la canule de la seringue; pendant ce temps, M. Franks la comprima légèrement sur l'aiguille, pour ne pas perdre de sang. Aussitôt on ouvrit largement la veine du mari de la malade, et on reçut le sang dans un verre conique; je remplis la seringue à l'instant même, et après avoir pris toutes les précautions ordinaires pour qu'il n'y eût pas d'air, on adapta la canule à l'ouverture de la veine, et on y passa doucement le sang avec précaution. *Aussitôt qu'il fut injecté, le pouls s'éleva sensiblement, devint plus large*, et l'aspect des lèvres et de la face s'améliora beaucoup. A la suite d'une seconde injection qui fut suivie d'une troisième, ce qui faisait en tout six onces de sang, l'état de la malade était bien meilleur, et elle se sentait si bien, qu'elle s'écria qu'elle était forte comme un bœuf. Pendant une quatrième injection de deux onces de sang, elle dit qu'elle sentait le sang couler dans ses veines; le pouls était beaucoup relevé; il était même assez fort, et la malade se trouvait parfaitement rétablie; on fit encore deux autres injections de deux onces, ce qui porta à quatorze onces la quantité de ce liquide injecté; le pouls continua à acquérir de la force; mais après la septième injection, la malade se plaignit d'une douleur légère au-dessus de l'œil gauche. Je m'arrêtai alors, et je fermai l'ouverture de la veine à la manière ordinaire. Le pouls, qui avant l'opération donnait 140 pulsations à peine sensibles par minute, n'en offrait que 104, un quart d'heure après 98, au bout d'un quart d'heure 90; il était en général fort plein, un peu mou et régulier. Au bout de la première heure après l'opération, la malade s'assit sur son séant, et à partir de ce moment elle put prendre du bouillon et du vin et le mieux continua chaque jour.

Le lendemain de l'opération, vers le soir, on s'aperçut qu'il s'était manifesté une *légère inflammation dans le trajet de la veine.* Dix-huit sangsues furent appliquées en deux fois, et les symptômes inflammatoires disparurent. La sécrétion du lait était très-abondante, les seins douloureux, ce qui nécessita un allaitement fréquent. Sept jours après, la malade était guérie.

Après la guérison rapide de la malade, il est une chose qui frappe encore dans cette observation, c'est que cette femme est menacée d'en perdre le bénéfice par la plaie faite à la veine. C'est là une complication presque inévitable, avec le procédé primitif.

En parlant des vaisseaux, nous avons dit combien les veines étaient faciles à irriter. Disons tout de suite qu'avec mon appareil à transfusion, rien de pareil n'est encore survenu dans aucun cas. N'est-ce pas là déjà un premier avantage considérable?

Ce cas est emprunté aux *Archives de Médecine*, tome XII, page 290, 1re série.

Observation III.

1826. Waller et Doubleday. *Hémorrhagie avant la version.*

La femme, qui fait le sujet de cette troisième observation, gardait le lit depuis trois semaines, et elle était tellement épuisée par des vomissements et des nausées continues, qu'elle n'avait plus la force de se retourner seule dans son lit; elle fut prise des douleurs de l'enfantement vers trois heures du matin. M. Waller s'y rendit vers dix heures. Depuis cinq heures, elle éprouvait une violente hémorrhagie qui ne faisait qu'augmenter; le pouls était à peine sensible au poignet, et la faiblesse générale était extrême; l'enfant présentait l'épaule.

M. Waller se hâta de faire la version et de terminer l'accouchement. La faiblesse augmenta si rapidement, que M. Waller dit : Je ne croyais guère à la tentative que j'allais faire. Aidé de M. Doubleday, M. Waller ouvrit la veine du bras et injecta treize grammes de sang pris à un homme robuste. La malade, comme on l'a su d'elle-même, *était si faible, qu'elle ne voyait plus et n'entendait plus*, qu'elle ne pouvait parler et qu'elle ne sentit pas l'instrument qui ouvrit la veine; enfin, qu'elle n'avait pas la moindre idée de ce qu'on lui faisait. Cette première tentative ne parut produire aucun effet; peut-être cependant le pouls était-il plus sensible; mais, à dater de ce moment, l'agitation extrême qui existait auparavant, cessa complètement. Cinq minutes après, on injecta 13 grammes de sang; le pouls devint sensible, mais il était très-faible. Au bout de cinq minutes, on introduisit dans la veine une once un quart de sang; il en résulta une grande amélioration du pouls, qui offrit 140 pulsations par minute.

La malade, dès ce moment, put répondre à toutes les questions. Une demi-heure après, on injecta encore 15 grammes de sang pris au neveu de M. Waller, jeune homme âgé de 14 ans et d'une bonne santé; les résultats de cette dernière injection furent encore plus manifestes. L'état général de la malade était considérablement amélioré; le pouls, assez fort, donnait 130 pulsations à la minute. L'aspect général était satisfaisant, la chaleur bonne.

Le même soir, à huit heures, M. Waller trouva la malade mieux. Le septième jour après l'opération, elle put rester levée pendant trente minutes; le douzième, elle entrait en pleine convalescence.

1826. BLUNDELL. — Une femme était réduite à toute extrémité par une hémorrhagie puerpérale. Depuis six heures l'hémorrhagie était arrêtée, mais malgré tous les stimulants la malade, au lieu de se ranimer, était de plus en plus faible. Blundell injecta successivement 14 onces de sang. Le pouls, l'œil, la chaleur et la teinte de la peau se ranimèrent successivement, et la malade fut définitivement sauvée. (*The lancet*, t. IX, p. 345.)

1827. Blundell.— Une dame de 30 ans fut prise, à la suite d'un accouchement, d'une hémorrhagie telle qu'elle était pâle à l'extrême, et refroidie par tout le corps. Le pouls était à 130. La malade était dans le plus grand danger. Blundell lui injecta 6 onces de sang fourni par son élève Wright. Les forces se ranimèrent aussitôt. Une rechute ayant eu lieu deux heures plus tard, il injecta six onces de sang fourni par un autre élève, Urvin. Le pouls tomba à 110, les forces revinrent et bientôt la guérison fut complète. Il y eut une légère inflammation de la veine. (*The lancet*, t. IX, p. 205.)

1828. Barthon-Brown. — Une dame, qui avait déjà éprouvé plusieurs fois des pertes abondantes, fut prise d'une hémorrhagie violente qui, en peu de temps, la réduisit à un état désespéré.

En effet, les extrémités étaient froides, la respiration stertoreuse, les paupières fermées, et si on les soulevait, on trouvait la pupille dilatée, insensible à la lumière; le pouls était imperceptible, même à la carotide. Les excitants les plus énergiques furent mis en usage sans aucun succès, et déjà il y avait des mouvements convulsifs, qui semblèrent annoncer la mort la plus prochaine. Brown, en désespoir de cause, résolut de tenter la transfusion. Il fit quatre injections successives d'une petite quantité de sang : le pouls commença à se faire sentir à l'artère radiale : la respiration revint. Après dix minutes, il y eut amélioration évidente, le pouls redevint régulier à 120 par minute. Enfin, la malade revint successivement et bientôt elle parut rendue à la vie. Il y eut après quelque temps, une violente réaction inflammatoire, qui se calma, et la malade fut sauvée. On avait injecté en tout 8 onces de sang (*Edinburg Medical journal*, 1828).

1828. KLETT. — Une femme avait été prise d'une métrorrhagie des plus abondantes et subitement : elle était d'ailleurs très-lymphatique. Cette hémorrhagie durait depuis dix-huit heures quand on appela le Dr Klett. A son arrivée, la malade était épuisée, sans pouls radial appréciable. Il essaya de tous les moyens pendant plus d'une heure et l'hémorrhagie continuant, il attendait la mort très-prochaine.

Dans cet état désespéré, le Dr Klett se décida à pratiquer la transfusion qui fut faite par son ami, le Dr Schraegle, qu'il avait fait appeler. L'effet fut immédiat : la malade ouvrit les yeux de suite, et les accidents disparurent peu à peu. (*Gazette médicale*, 1834, page 744.)

1828. KLETT.— Peu de temps après, Klett, encouragé par son premier succès, pratiqua de nouveau la même opération dans les mêmes ciconstances à peu près. Le résultat surprit les assistants qui avaient douté de la possibilité de ce moyen : la vie se ranima instantanément, et le mieux fut continué par les toniques. (*Archives de Médecine*, t. VI, p. 117.)

Les deux observations qui précèdent, sont remarquables par la rapidité surprenante avec laquelle la vie a été sauvée, dans ces cas désespérés.

1829. Savy. — Succès obtenu sur Mme Goudin, âgée de 36 ans, qui était arrivée à la période extrême après une hémorrhagie que rien n'avait pu arrêter. Une jeune fille robuste, placée près de la malade, fournit 5 onces de sang qui furent transfusées. La vie et les forces revinrent peu à peu, et la malade fut arrachée à une mort assurée. (*Journal universel des sciences médicales*, tome LVII, page 153.)

Pour ne pas fatiguer le lecteur par des citations qui se ressembleraient ou à peu près, nous ne donnerons par la suite que les détails qui diffèrent des observations précédentes.

1832. Diffenbach (1851, thèse de Paris. — Périers, n° 195.)

1833. Schnecman. (Même thèse.) Complication de phlébite.

1833. Banner. — Une femme, âgée de 28 ans, fut prise le 26 avril 1833 d'une perte sauguine, qui se continua pendant trois jours. On pratiqua vainement toutes les tentatives, et la malade se mourait épuisée quand, en désespoir de cause, on fit la transfusion. La malade fut sauvée. Le quatorzième jour elle allait assez bien, et le vingtième elle put être conduite à la campagne. (*The London Medical journal*, 1833.)

Observation IV.

Voici un *cas remarquable* de succès de transfusion après l'accouchement. Nous croyons pouvoir le donner avec détails : il est bien capable d'encourager le praticien à ne jamais perdre courage. Il est rapporté dans les *Archives générales de médecine*, 2e série, tome IV, page 139, 1834. Nous le trouvons cité également par M. Oré de Bordeaux.

1834. — Ingleby.

Mme Hill, d'une constitution délicate et d'une très-petite stature, mais bien conformée, était mère de trois enfants. Je l'ai, dit M. Ingleby, assistée dans tous ses accouchements. Le premier se passa heureusement. Dans le deuxième, une demi-heure après l'expulsion du placenta, il survint une hémorrhagie que je ne pus arrêter par la compression, et qui réclama l'introduction de la main dans la matrice. Le troisième accouchement commença le jeudi, à dix heures du soir, accompagné de vomissements et de douleurs qui ne laissaient à la malade aucun repos. A deux heures du matin, le jour suivant, je fus mandé auprès d'elle, à cause d'une hémorrhagie qui venait de paraître. Je trouvai le col utérin dilaté d'une couronne ; les membranes étaient flasques, mais la poche des eaux s'étendait dans le vagin ; le sang coulait abondamment. A ce temps du travail, comme la tête était descendue dans le bassin, je rompis immédiatement les membranes, et l'hémorrhagie cessa complètement pendant une demi-heure ; elle se renouvela bientôt, mais l'enfant ne tarda pas à être expulsé, et après deux douleurs, la délivrance se fit spontanément. Je plaçai ma main au-dessus du pubis, et je découvris l'utérus réduit à ses plus petites dimensions; il se trouvait dans un état de contraction aussi convenable que possible; le pouls était parfaitement naturel, et le bandage fut solidement appliqué.

Me rappelant ce qui était arrivé après la dernière délivrance, je restai dans l'appartement, et je ne permis à la malade aucun mouvement. Après dix ou quinze minutes, on m'avertit qu'elle s'évanouissait; le pouls pouvait à peine être distingué, et l'utérus, mou et distendu par le sang, occupait une grande partie de l'abdomen. J'eus recours aux frictions et aux pressions; je vidai la matrice du sang qu'elle contenait et j'employai des affusions froides sur le bas-ventre, d'après la méthode recommandée par Goach et Chapman. L'utérus fut souvent vidé du sang qu'il renfermait, mais il se dilatait, et cet état était accompagné d'une grande faiblesse; le pouls était à peine senti, la sueur était froide. J'introduisis la main gauche dans la cavité utérine et je la portai jusqu'à son fond, et avec la main droite j'exerçai des pressions sur cette partie. Un domestique, durant ce temps, faisait des affusions froides. Je dois noter ici que ces moyens ne furent pas sans succès; la malade criait continuellement de l'eau, de l'eau. Cette eau en tombant frappait le bas-ventre et paraissait la soulager. Je lui donnai une petite quantité d'eau-de-vie, mais l'action du cœur ne fut point ramenée. Mon ami, le docteur Knids, vint m'aider et apporta du seigle ergoté.

Avant son arrivée, la malade avait perdu la faculté d'avaler et était tombée dans un état complet d'insensibilité. Ayant arrêté l'hémorrhagie, et étant parvenu à ramener l'utérus à son volume ordinaire, malgré la mollesse de ses parois, je retirai la main après l'y avoir maintenue au delà d'une heure un quart, sans l'avoir sortie une seule fois. J'eus l'occasion, pendant ce temps, d'apprécier les effets alternatifs de la contraction et de la dilatation.

Chaque fois que je pensais que ma main pouvait être retirée, la dilatation et la flaccidité des parois revenaient. Cet état arriva plusieurs fois ; l'affaiblissement augmenta toujours, le pouls devint de plus en plus imperceptible ; des briques chaudes furent appliquées sur les pieds, une vessie pleine d'eau chaude fut maintenue sur la région cardiaque, et le bandage fut étroitement assujéti à huit heures. Quatre heures après la délivrance, une cuillerée à thé de laudanum fut portée avec difficulté jusque dans la gorge. La malade était depuis une demi-heure dans un état complet de jactitation et dans une sueur abondante ; ses traits étaient tirés, la respiration était difficile et bruyante par le passage de l'air à travers les muscosités contenues dans les bronches ; le laudanum parvint à calmer l'agitation, mais il n'eut pas d'autre résultat favorable ; le pouls était plus rapide et plus imperceptible qu'auparavant.

Ce cas me parut offrir l'indication de la transfusion. Six heures s'étaient écoulées depuis la délivrance, sans qu'il y eût aucun signe de réaction. La patiente était froide, le pouls était insensible, et sa position paraissait périlleuse. Le docteur Wood fut consulté : il approuva l'opération, à laquelle je procédai sur-le-champ. La seringue, qui pouvait contenir quatre onces de liquide, fut remplie de sang veineux tiré du bras du mari, et après en avoir chassé deux drachmes avec l'eau contenue dans le tube, j'injectai le reste dans la veine médiane du bras droit, qu'on avait préalablement ouverte. Cette injection fut faite lentement et d'une manière régulière ; la malade ne ressentit rien de cette opération, mais le docteur Wood remarqua qu'en moins de cinq minutes, le pouls du côté opposé était plus distinct qu'avant l'opération. Au bout de trente minutes, la malade reprit le sentiment ; après une heure, il y avait une amélioration générale ; le pouls du bras droit restait toujours imperceptible ; du bouillon de bœuf fut pris en petite quantité. Neuf heures après midi, dans la journée du vendredi, le pouls n'avait pas encore été senti au bras droit, mais au bras gauche il battait 140 fois ; le bras était tendu et enflé, et la soif était vive ; dans la journée du samedi, le pouls se distinguait faiblement dans le bras droit ; dans le bras gauche, il avait acquis de la force et battait 130 fois. Neuf heures après midi, on n'observait aucune différence entre l'un et l'autre bras ; il battait des deux côtés 130 fois. L'abdomen était volumineux, rempli de gaz et douloureux ; des fomentations furent faites, et on administra un lavement purgatif de camomille et de savon. Huit heures avant midi, le dimanche, le pouls s'élevait à 120 pulsations ; les seins étaient flasques ; depuis cette époque, l'amélioration a été progressive et ne s'est pas démentie.

Il est évident que, quand la transfusion a été faite, la malade était au plus mal, et qu'elle n'a dû la vie qu'à l'opération.

Observation V.

1835. — Berg. *Transfusion pour métrorrhagie quinze jours après l'accouchement.*

S..., âgée de trente-neuf ans, grande et maigre, de tempérament sanguin, a eu, lors de son premier accouchement (10 octobre 1833), une forte hémorrhagie par suite de l'adhérence du placenta. Le 25 avril 1835, elle accoucha de son neuvième enfant; quoique cette fois-ci le placenta sortît spontanément, l'accouchement s'accompagna d'une forte hémorrhagie qui céda bientôt aux moyens convenablement employés. Le 29, la malade, contre la volonté des médecins, se leva tous les jours un peu ; mais comme elle eut chaque fois une légère hémorrhagie, elle resta du 2 au 11 mai complètement au lit. Le 11 mai, elle eut vers midi une forte hémorrhagie ; au-dessus du pubis, on pouvait encore sentir la matrice ; le ventre était mou, non tuméfié, tout à fait insensible ; la femme était gaie, son pouls subfréquent, mou, mais pas faible. On lui prescrivit : Décoction de racines de tormentille, infusion d'herbes de sabine, acide phosphorique délayé, sirop de cannelle, à prendre par cuillerées toutes les deux heures, puis cinq paquets de seigle ergoté toutes les heures. Quoique l'hémorrhagie eût diminué, mais non cessé, on eut recours, en outre, à deux heures, à des injections d'une décoction d'herbe de sabine avec de l'alun ; à cinq heures, l'hémorrhagie avait continué, la faiblesse était grande ; la malade ne parlait que lentement et avec effort ; elle était tout à fait pâle, figure grippée, respiration laborieuse ; quelques vomissements ; pupilles dilatées, pouls fréquent et petit, pas encore de défaillance. Outre les médicaments qui furent continués, on donna de temps en temps de l'éther acétique aves la teinture de cannelle. On continua ainsi jusqu'à huit heures du soir ; alors l'hémorrhagie cessa presque complètement *pendant une demi-heure*, mais l'état de la malade devint de plus en plus inquiétant ; il survint des défaillances, des hoquets continuels, les extrémités étaient froides, la respiration très-difficile, saccadée, le pouls à peine sensible. La mort paraissait imminente à chaque moment. *La transfusion fut entreprise :* on injecta lentement et avec beaucoup de précaution, pour empêcher l'entrée de l'air, *deux onces et demie de sang pris sur un homme sain*. L'effet ne fut pas aussi surprenant que sur les deux malades du docteur Klett : la malade resta encore quelques moments sans mouvements, mais bientôt on remarqua que la respiration devenait plus libre et moins saccadée ; le pouls devint plus sensible et les hoquets cessèrent.

Au bout de huit minutes, la malade ouvrit les yeux et parla ; elle n'avait rien ressenti de l'opération. L'hémorrhagie n'est plus revenue, et au bout de quatre semaines, pendant lesquelles on donna à la malade des médicaments fortifiants convenables, elle fut complètement rétablie.

1841. — RICHARD OLIVIER.

Il donna ses soins à une femme de 43 ans, pour une hémorrhagie utérine accompagnée de syncopes prolongées : 22 onces de sang furent transfusées à plusieurs reprises. Chaque fois qu'une nouvelle injection fut faite, le mieux se dessina ; le rétablissement fut complet après un mois de bons soins. Olivier ajoute qu'il avait vu une femme mourir dans un cas analogue, et après une perte de sang beaucoup moindre que dans ce cas, et c'est en désespoir de cause qu'il avait pensé à la transfusion. (Le Roux, thèse de Paris, 1856.)

1851. — MALFEN (*Bulletin de thérapeutique*, 1851, p. 428).

1851. — MARMONNIER (*Gazette médicale*, 1851, p. 427).

OBSERVATION VI.

1851. — DEVAY et DESGRANGES (extrait de la *Gazette médicale*, 1852, p. 4.)

Le 25 octobre 1851, on apporta dans le service de M. Devay la nommée Marie Guene, âgée de 27 ans, exerçant à Lyon la profession d'ouvrière en fausse bijouterie.

Cette fille, d'une complexion assez forte, est étendue sur son lit, sans mouvement, les paupières immobiles, les yeux éteints, les traits abattus et la face d'une pâleur extrême. « Voici une hémorrhagie grave ; » telle fut la première parole de M. Devay en voyant la malade. On apprit bientôt que cette femme, à la suite d'un accouchement prématuré, avait eu les jours précédents une hémorrhagie si abondante, qu'au dire des personnes qui l'accompagnaient, elle avait perdu tout son sang.

Cette malade présentait à ce moment, des symptômes qui pouvaient laisser de doutes sur l'existence de l'hémorrhagie. M. Devay prescrit alors une potion avec l'ergotine Bonjean, un gramme, et sirop de ratanhia, trente grammes.

Le lendemain, aucune amélioration ne s'était manifestée. M. Devay pensa que la transfusion était nécessaire ; elle fut pratiquée par M. Desgranges, chirurgien en chef, en présence de MM. Darne, Caudy, Bourlet, médecins de l'hospice, et de MM. Morel et Berne, internes.

M. Desgranges se servit de la seringue à hydrocèle.

La veine médiane basilique ayant été isolée, fut ouverte, et le sang, fourni par M. Lardet, interne du service, fut injecté à la dose de cent quatre-vingt grammes ; la seringue, chauffée préalablement, avait été entourée de compresses trempées dans l'eau bouillante.

Le pouls, qui, avant l'injection, marquait 130 pulsation, s'éleva à 138 vers la fin de l'expérience. Bientôt l'artère offrit des battements résistants ; les ventricules offrent des contractions régulières, leur puissance avait doublé ; le bruit de diable qui existait aux carotides disparut ; les yeux de la malade s'ouvrirent, et elle parut faire attention à ceux qui l'entouraient ; en un mot, l'ensemble des phénomènes nouveaux indiqua qu'une modification profonde avait été imprimée subitement à l'économie tout entière.

L'excitation générale, qui s'était manifestée après la transfusion, alla en croissant. Dans le reste de la journée, et dans la nuit du 26 au 27, il y eut même un peu de délire.

Après une série d'alternatives de mieux et de plus mal, la malade a repris ses forces, et le 29 novembre, elle quitta l'hôpital complètement guérie.

Les préparations toniques, ferrugineuses et astringentes furent administrées depuis le moment de la transfusion.

1852. — BRIGHAM (*Archives générales de médecine*, 1852, p. 336).

1852. — SODEN (*Presse médicale de Dublin*, 1852).

1857. — WATEROFT (Mémoires de M. Oré, de Bordeaux).

1857. — WATEROFT, 2e cas (*Union médicale*, 1857, p. 467).

1857. — HIGGINSON (*Archives générales de médecine*, 1857).

1857. — MARTIN (*Moniteur des hôpitaux*, 1868).

1858. — SAVY (Thèse de Paris, 1858).

1858. — HIGGINSON (*Archives générales de médecine*, 1858).

On remarquera bien des noms anglais parmi les médecins qui précèdent. Il faut dire, pour être juste, que c'est surtout chez nos voisins que cette opération avait été tentée, avant 1860. Espérons, pour l'avenir, qu'il n'en sera plus ainsi. Et déjà, nous le verrons, elle commence à être pratiquée en France.

J'ai constaté, dans les lignes qui précèdent, quelques faits de transfusion; cette énumération, un peu monotone, était nécessaire pour ne pas laisser une lacune dans notre travail. Plus loin, je dirai ce qu'il faut penser du mode opératoire qui a été suivi.

§ 2. — *Succès de transfusion dans les hémorrhagies traumatiques.*

OBSERVATION I.

1839. — SAMUEL LANE. *Transfusion pratiquée avec succès, pour une hémorrhagie constitutionnelle, qui suivit l'opération du strabisme.*

Firmin (Georges), âgée de 11 ans, fut amenée à M. Lane, par son père, pour qu'il l'opérât d'un strabisme convergent. L'opération fut faite par l'incision de la conjonctive, d'après le procédé indiqué par Stromeyer. Le muscle droit interne fut coupé, et rien de particulier ne fut observé, si ce n'est qu'il survint une syncope, et que l'écoulement de sang par la petite plaie de la conjonctive, fut plus abondant qu'à l'ordinaire. Cependant cette hémorrhagie n'eut pas de suite, et l'enfant put se promener bientét après. Le soir du même jour, l'hémorrhagie reparut, et l'écoulement dura plusieurs heures. Cependant, le chirurgien parvint encore à s'en rendre maître, après avoir exercé la compression pendant une demi-heure environ. Les parents *racontèrent alors à M. Lane que l'enfant avait éprouvé à plusieurs fois de grosses hémorrhagies après des plaies peu considérables*, *et que la vie avait même été compromise.* Il y avait quatre ans, à peu près, que l'avulsion d'une dent avait donné lieu à une hémorrhagie pendant quatre jours, et avait même nécessité son admission à l'hôpital du Guy. Trois mois après, il avait été placé dans le même établissement pour une autre hémorrhagie qui, pendant quinze jours, résista à tous les moyens hémostatiques. Quelques mois après, une nouvelle hémorrhagie s'était manifestée après une petite coupure au doigt; mais celle-ci avait cédé à la compression.

Au mois de septembre 1839, une application de sangsues au genou, avait produit une nouvelle hémorrhagie qui résista à tous les moyens, et ne céda qu'à la suture pratiquée avec soin sur chaque piqûre.

Pour revenir à l'accident actuel, le sang s'arrêtait chaque fois que le petit blessé se levait, ou bien lorsqu'il survenait une syncope ; mais dès que la circulation se ranimait un peu, et que l'on commençait à percevoir les pulsations de l'artère radiale, l'écoulement reparaissait. Le sang, examiné avec soin, parut liquide, comme s'il avait été délayé avec de l'eau ;

il n'était que peu plastique, et difficilement coagulable. Vers le troisième jour, on parvint à modérer l'hémorrhagie, en tamponnant l'orbite avec un peu de poudre adragante, sur laquelle on pratiqua la compression; l'enfant maintenait de plus l'appareil avec la main. Néanmoins, le moindre mouvement imprimé dans ce point, fit reparaître l'écoulement du sang.

Quatrième jour. Le jeune Firmin vomit tout ce qu'on lui fait prendre; la prostration est extrême, et cependant l'hémorrhagie continue avec abondance; on craint que le malade n'expire.

Cinquième jour. Les syncopes sont plus fréquentes et se prolongent; l'enfant éprouve des mouvements convulsifs. Des contractions de l'estomac ont lieu; le malade est menacé de suffocation, la peau est froide et décolorée, le pouls est imperceptible aux artères de l'avant-bras, la prostration est complète. M. Lane propose la transfusion.

Sixième jour. La transfusion est pratiquée à sept heures du soir, en présence de M. Philips et de plusieurs autres médecins.

M. Lane fait alors la dissection d'une des veines, au pli du bras; il passe au-dessous d'elle un stylet d'Anel; la canule de la seringue est placée dans une ouverture faite au vaisseau disséqué, et l'on s'assure que la manœuvre sera facile, M. Ancell saigna une jeune femme robuste qui s'offrit. L'entonnoir reçut deux onces de sang, et alors on en laissa couler une partie dans la seringue, et on s'apprêta à l'injecter dans la veine, après avoir expulsé l'air avec soin ; mais le sang commença à se coaguler ; on enleva alors l'appareil et on le trempa dans l'eau chaude, et, après avoir pris cette précaution, on chassa doucement le sang, en ayant soin de surveiller à chaque coup de piston l'état de la respiration et des fonctions cérébrales, ainsi que les mouvements des côtes et la coloration des diverses régions. On a ainsi injecté, en quatre fois, 5 onces et demie de sang, en prenant toutefois la précaution de laisser un moment d'intervalle entre chaque injection ; on s'arrêta alors. *Le premier résultat a été la manifestation du pouls à l'artère radiale.* Deux heures après, l'amélioration était grande ; l'enfant avait repris connaissance ; il put se mettre sur son séant et boire un verre d'eau et de vin. L'hémorrhagie ne reparut pas ; en peu de temps, l'appétit se manifesta, les forces augmentèrent, et la guérison était parfaite après trois semaines. Depuis lors, le bien-être a persisté, et le strabisme a également guéri. (*The Lancet of London*, oct. 1840. — *Arch. de Méd.*, 3e série, p. 234, t. X, 1841.)

Après avoir lu avec attention ce cas remarquable d'hémophilie, n'est-il pas certain, comme l'a dit M. Oré, que le malade n'a dû sa vie qu'à la transfusion ? Et n'est-ce pas un moyen puissant à opposer à la diathèse hémorrhagique ? N'est-ce pas ici la fibrine qui a joué un rôle considérable, et pense-t-on qu'un sang altéré par la défibrination, eût amené cette guérison rapide.

1844. — FURNER. *Succès de transfusion contre une*

hémorrhagie survenant à la suite d'une amputation de la cuisse.

Une femme de 37 ans eut la cuisse amputée pour un cancer du genou. Une hémorrhagie considérable survint, le pouls était devenu imperceptible, le collapsus était général, l'état syncopal presque complet. 5 onces de sang furent transfusées ; le succès de l'opération fut immédiat ; la peau redevint chaude, et la malade guérit. (Th. de Paris, 1844, n° 214, p. 19. Carré.)

1850. — SACRISTAN. *Transfusion du sang pour une hémorrhagie de la saphène à la suite d'un effort.*

Une jeune femme de 26 ans, enceinte de six mois et demi, affectée de varices, fit un effort qui détermina une déchirure de la saphène ; il survint une hémorrhagie qui produisit bientôt une syncope telle, que la malade était sans pouls, et que l'on éprouvait à peine quelques battements sourds dans la région précordiale. Après avoir essayé de la ranimer en approchant de l'ammoniaque de ses narines, et en appliquant des répercussifs sur le ventre, M. Sacristan proposa et pratiqua la transfusion ; il ouvrit une veine du bras et injecta 6 onces de sang. Deux minutes après, la malade commença à s'agiter ; elle ouvrit les yeux, et fut prise d'envie de vomir. Le pouls commença à battre. Six heures après, on put compter les pulsations (109 par minute) ; la malade répondait aux questions, et la chaleur reparaissait. Dans la nuit, il y eut un avortement ; le fœtus était mort et putréfié. Un moment après, on put craindre qu'elle ne succombât à la suite de cette grave complication. Néanmoins, elle reprit ses forces ; le septième jour, elle prenait des aliments ; et bien que la convalescence fût interrompue par une fièvre violente provoquée par une imprudence, un mois après l'opération, le rétablissement était complet.

OBSERVATION II.

1858. — Dr MICHAUX.

Voici deux cas bien remarquables, qui montrent tout le parti que la chirurgie pourra tirer de la transfusion du sang régularisée.

Un jeune homme de 17 ans, portait depuis trois ans, un polype fibreux naso-pharyngien. Des hémorrhagies souvent répétées et parfois abondantes, la gêne dans la respiration et la déglutition, et quelques maladies intercurrentes, avaient considérablement affaibli notre malade. Il était très-anémique. J'ai d'abord essayé la ligature du polype, qui ne m'a pas réussi. Après plusieurs explorations, j'estimais que cette production accidentelle devait être attaquée par l'excision combinée à un arrachement modéré, après avoir préalablement créé une voie à travers le voile mobile et la voûte du palais (procédé de M. Nélaton). Toutes les précautions avaient été prises pour prévenir une perte de sang considérable ; l'opération devait donc être faite avec célérité (*cito*) ; aussi, elle fut achevée en trois minutes.

L'excision et l'arrachement du polype furent suivis d'une hémorrhagie foudroyante ; un flot de sang sortait de la bouche. Un cautère chauffé à blanc fut éteint sur l'insertion du polype. Lorsque je voulus faire usage d'un second cautère, je m'aperçus que les yeux tournaient dans l'orbite, et que mon opéré s'affaissait. Tous les assistants crurent qu'il mourait. J'introduisis aussitôt deux doigts dans l'arrière-bouche, pour comprimer le point d'où le sang sortait. Je renversai la tête en avant, et je couchai le malade sur le ventre, la tête étant dans la déclivité. Cette position devait empêcher le sang de tomber dans les voies aériennes. Des boulettes de charpie, imbibées de perchlorure de fer, furent successivement portées et maintenues avec les doigts, sur la source de l'hémorrhagie. En même temps, je fis ouvrir les fenêtres de mon amphithéâtre; je jetai de l'eau fraîche sur la face, tandis que mes aides faisaient respirer de l'ammoniaque et pratiquaient des frictions avec de la teinture de cannelle, de quinquina, et même avec l'ammoniaque.

Après avoir employé ces moyens pendant quelques minutes (12 à 15), l'hémorrhagie s'arrêta complètement, et le jeune homme s'éveilla un peu. Je profita de ce moment pour lui faire avaler trois cuillerées de vin, dans lesquelles on avait mis de la teinture de cannelle. Cependant, le pouls était à peine perceptible et très-irrégulier, la peau restait froide, les yeux fermés. L'orage était loin d'être passé. Je le fis transporter sur le lit bassiné, qui lui avait été préparé dans un cabinet particulier, pour lui continuer les soins. Des cruchons remplis d'eau chaude furent placés autour du malade, des sinapismes promenés sur la surface du corps, la pommade de Gondret appliquée sur la région précordiale, des frictions sur les points non couverts de sinapismes, furent les moyens excitants auxquels nous eûmes recours. Je fis prendre 30 gouttes de laudanum dans la teinture de cannelle, moyen que j'ai vu employé avec beaucoup de succès, par mon collègue et ami M. Hubert, dans les métrorrhagies graves.

Malgré tous ces moyens, le jeune homme restait froid, le pouls très-petit, les yeux fermés, et le râle des agonisants commençait. La transfusion fut proposée. J'acceptai immédiatement cette idée. Un infirmier bien portant, sanguin, donna bien volontiers de son sang. Je mis à découvert la veine médiane basilique droite sur mon opéré, chez qui les veines du pli du bras étaient peu développées. On saigna l'infirmier ; le sang fut recueilli dans un vase plongé dans l'eau chaude, et fut pris au moyen d'une bonne seringue en verre, pour être injecté doucement dans la veine de l'opéré, que j'avais ouverte longitudinalement. Toutes les précautions furent prises pour que l'air ne fût pas introduit dans la veine, soit par l'injection, soit pendant les intervalles de l'injection; 4 onces de sang environ furent injectées. Le malade parut un peu mieux après la transfusion, mais le mieux était peu marqué. Enfin, nous fîmes passer trois lavements de 4 à 5 onces de vin ordinaire et d'une once d'alcool. Les excitants à la surface de la peau furent continués. J'introduisis une sonde dans le pharynx, pour faire avaler un peu de vin et de la teinture de cannelle. On éveillait souvent le malade pour l'encourager, le ranimer et le mettre en quelque sorte en garde contre la mort. Insensiblement, la vie revint, et, vers trois heures de relevée, nous avions l'espoir de sauver notre opéré.

L'opération avait été faite vers dix heures du matin. Le mieux continua, une douce réaction s'établit; on donna du bouillon par la bouche et en lavements, etc.

Voilà maintenant quatre jours révolus que l'opération a été faite; aucun autre accident que la syncope n'est survenu.

Le jeune homme resta à l'hôpital jusqu'au 20 mars. A cette date, il avait repris des forces, mais il était encore trop faible, pour supporter l'acte opératoire nécessaire, pour détruire le reste du polype naso-pharyngien. Je renvoyai mon malade à la campagne, où il devait trouver un bon air à respirer et un bon régime, car il n'appartenait pas à la classe pauvre de notre contrée. Je l'engageai à revenir nous trouver, dès qu'il aurait complètement réparé les pertes de sang qu'il avait subies.

Le malade rentra à l'hôpital le 20 octobre, et, après plusieurs tentatives infructueuses, je parvins le 5 décembre dernier, à enlever complètement le polype en combinant l'excision, l'arrachement, la rugination et la cautérisation actuelle. Aucun accident n'est survenu à la suite de cette dernière opération — qui, je l'espère, aura pour résultat une guérison définitive. — Depuis un an, ce malade s'est beaucoup développé. Après avoir bien exploré la région occupée par le polype, et n'ayant trouvé aucune apparence de reproduction morbide, j'ai renvoyé ce jeune homme chez ses parents. (*Bulletin de thérapeutique*, t. LVII, p. 162.)

1850. — HIGGINSON.

Le Dr Higginson rapporte, au milieu d'une discussion sur le traitement des plaies artérielles, le fait suivant :

J. C..., 51 ans, charpentier de navires, entre à l'hôpital du Midi de Liverpool (mai 1850). Inflammation de la face antérieure de l'avant-bras gauche.

Le 15, incision des tissus infiltrés ; la suppuration s'établit, mortification des parties. Au préalable, il y avait eu deux hémorrhagies ; plus tard, une troisième. Ligature de l'humérale au pli du bras ; l'hémorrhagie cesse, mais l'état du membre devient grave et nécessite l'amputation. Toutefois, la faiblesse générale s'oppose à cette opération. Transfusion décidée. Higginson injecte, dans les veines des avant-bras sains, 360 grammes de sang. Amélioration immédiate. Le lendemain, 18 juin, amputation. Le 24, jambe et aîne gauche se tuméfient, couleur pourpre. La circulation du sang parut interceptée, mais cet état se dissipe sous l'influence de frictions graisseuses et de régime lacté et alcoolique. Le malade guéri quitte l'hôpital, trois mois après son admission. *Liverpool Medical institution*, 6 février 1853. — *Gazette*, Lyon, 16 mars 1853.)

N'est-ce pas évidemment à la transfusion que le malade précédent a dû la prolongation de ses jours?

§ III. *Succès de transfusion dans les cas d'anémie.*

1843. — Dr CLARK.

Le sujet de cette observation est un négociant, qui avait l'habitude de voyager pour les affaires de son commerce; il avait été vigoureux et actif, et avait mené la vie que mènent les gens de sa profession, toutefois avec un peu plus de sobriété. Lorsque le Dr Clark le vit pour la première fois, le 11 janvier 1843, il était devenu faible et maladif depuis deux ans; il avait commencé par éprouver des symptômes de dyspepsie, qui furent bientôt suivis d'affaiblissement et d'émaciation, et il en était arrivé au dernier degré de marasme. Son pouls était tremblotant et à peine sensible; le moindre mouvement causait des palpitations, qui allaient jusqu'à la syncope. Cependant, les organes thoraciques n'accusaient aucune douleur physiquement appréciable. Il se déposait au fond du vase un sédiment blanchâtre abondant, qui rougissait légèrement et disparaissait par l'addition d'un alcali étendu d'eau. Il fut convenu, dans une consultation de médecins, d'avoir recours à un régime fortifiant.

Malheureusement l'estomac ne supportait les aliments qu'en petite quantité, et finit même par ne pas les supporter du tout; on craignait à chaque instant une syncope mortelle. Dans cette extrémité, on résolut d'essayer les effets de la transfusion du sang.

16 onces de sang furent fournies par un jeune

homme sain et vigoureux, domestique du malade, et furent injectées dans les veines de ce dernier par M. Clark, avec toute l'habileté désirable. *La vie reparut à l'instant sur les traits du malade.* Le lendemain, il était beaucoup plus fort; il se plaignait même d'une sensation de pesanteur à la tête. Quelques gouttes de sang s'échappaient de temps en temps de ses narines. Ces légers accidents ne tardèrent pas à se dissiper; l'appétit revint bientôt, les forces reparurent graduellement, les urines reprirent un meilleur aspect sous l'influence de boissons alcalines, de l'eau ferrée et de quelques bouteilles d'une solution de citrate de fer. Après deux ou trois mois de traitement, le malade put reprendre sa profession habituelle, qu'il exerce encore aujourd'hui. (*Annales de la Chirurgie francaise*, février 1844. — *Bulletin de thérapeutique*, t. XXVI, p. 239. 1844.)

Art. III. — Cas dans lesquels la transfusion n'a pas réussi.

Il est à supposer qu'on n'a pas publié, avec le même empressement, les cas où la transfusion n'a pas réussi. Mais ces insuccès, dont nous montrerons que la cause est avant tout dans le mode opératoire qui a été suivi, lors même qu'on les supposerait beaucoup plus nombreux, ne détruiraient pas les faits bien acquis des succès obtenus. Ces insuccès ne nous surprennent nullement, par cette considération encore que, dans bien des cas, on a opéré quand déjà l'épuisement extrême avait amené la mort, et dans d'autres cas un état trop voisin de la mort même.

A notre point de vue, la statistique des insuccès n'a donc pas une grande valeur, quand même on en doublerait le chiffre par les faits non publiés.

Voici toutefois ceux de ces insuccès dont j'ai pu trouver la date et les principales circonstances :

1819. — BLUNDELL. Transfusion du sang chez un sujet anémique par un cancer du pylore. On peut s'étonner que Blundell se soit oublié à ce point.

1825. — BLUNDELL. Cette fois, ce médecin pouvait tenter la transfusion. C'était chez un jeune sujet épuisé par une hémorrhagie artérielle ; mais il y avait déjà un temps notable que ce jeune homme ne donnait plus signe de vie. Il ne parvint pas à le ranimer. (Carré, thèse, 1844.)

OBSERVATION I.

1826. — JEWEL. *Transfusion suivie de mort par suite de l'entrée de l'air dans les veines.*

Une dame était réduite à l'extrémité, à la suite d'une métrorrhagie survenue après l'accouchement ; le pouls était insensible, les extrémités froides, et tout le corps baigné d'une sueur visqueuse. On avait employé inutilement de fortes doses d'opium, le sel ammoniac, etc., quand on se décida à pratiquer la transfusion ; ce qui fut fait par l'intermédiaire de la veine jugulaire, les veines des membres n'étant nullement apparentes ; la seringue contenait trois drachmes environ. Son mari laissa prendre sur lui le sang dont on avait besoin, et qu'on reçut dans le bassin, qui plongeait lui-même dans un vase rempli d'eau chaude. En vingt minutes, on injecta seize fois le contenu de la seringue; et, comme il sortait un peu de sang chaque fois qu'on introduisait la seringue, on peut évaluer à 4 onces seulement, la quantité qui fut introduite dans la jugulaire.

Pendant l'opération, la malade eut des nausées, et vers la fin elle tournait brusquement le col, et s'agitait chaque fois qu'on renouvelait l'injection; mais peu d'instants après, elle poussa quelques soupirs et mourut.

Pensant que cet accident *était la suite de l'introduction de l'air dans la veine*, le Dr Jewel et le Dr Boyle firent l'autopsie; et après avoir lié les veines caves supérieure et inférieure, ainsi que l'artère pulmonaire, ils enlevèrent ces vaisseaux avec le cœur, et placèrent le tout dans un vase plein d'eau, et au dessus d'une cloche remplie du même liquide. Une ponction fut ensuite faite dans le cœur, et aussitôt il se rendit dans la cloche deux grosses bulles d'air, qui, réunies, pouvaient avoir déplacé environ un drachme de liquide. Le cœur contenait d'ailleurs très-peu de sang coagulé; l'utérus était vide. (*Archives*, p. 590, 1827, t. XIV, 1re série.)

Voilà un accident qui ne devra pas se renouveler, car personne ne sera tenté de pratiquer la transfusion par les jugulaires. On a dit précédemment que ces veines étaient retenues béantes, par les aponévroses qui les entourent; d'où l'entrée possible de l'air, quand la poitrine se dilate pour l'inspiration. Peut-être aussi a-t-on injecté du sang coagulé.

Observation II.

1850. — Nélaton. *Hémorrhagie utérine post-puerpérale; transfusion du sang; succès primitif, mort le vingt-unième jour par suite de métro-péritonite.*

Dans la séance du 18 décembre 1850 de la Société de chirurgie, le professeur Nélaton a communiqué l'observation suivante :

Une jeune femme de 20 ans, arrivée au terme de l'accouchement, se présente à l'hôpital Saint-Louis pour y faire ses couches; elle avait été fatiguée par des hémorrhagies tenant à l'insertion du placenta sur le col. Les internes, sous la direction desquels elle avait été placée pendant une partie de la journée, avaient fait tout ce qu'il y avait à faire. Le seigle ergoté avait été donné, et M. Lescun avait tenté de faire la version. L'hémorrhagie avait surtout été très-abondante, de trois heures de l'après-midi à neuf heures du soir. A cette heure, la malade fut considérée comme morte par la sœur et les infirmières. Le directeur fut alors prévenu, et M. Nélaton fut demandé; il arriva à onze heures du soir, et trouva la malade dans l'état suivant : elle est inanimée, la peau est froide; le pouls, à peine perceptible, offrait des vibrations intermittentes. La version est immédiatement pratiquée par M. Nélaton; il va à la recherche des pieds, termine l'accouchement, décolle le placenta, et excite les contractions utérines à l'aide de la main placée dans la cavité de la matrice. L'hémorrhagie cesse, mais la chaleur ne revient pas; le pouls persiste dans le même état, ainsi que la pâleur, malgré le vin de Bordeaux, le vin de Bagnols, les bouillons et tous les moyens externes qui avaient été mis en usage, pour ranimer les forces de la malades. Après une heure et demie de l'emploi inutile de ces moyens, M. Nélaton pratiqua la transfusion de la manière suivante :

La médiane céphalique fut mise à nu, un fil passé sous elle à l'aide d'un stylet. Cette veine fut incisée obliquement, de manière à avoir un petit lambeau qu'on pouvait relever avec facilité. L'extrémité d'une seringue à hydrocèle reçue dans l'intérieur de la veine; le corps de cet instrument, ainsi que la palette qui devait recevoir le sang, furent maintenus à 35° centigrades. M. Dufour, interne des hôpitaux, fournit le sang qui devait être transfusé. Dans une première injection faite lentement, on fit pénétrer les deux tiers environ du sang contenu dans la seringue; dans une deuxième injection faite de la même manière, on en fit pénétrer environ la moitié. Le cœur, après cette transfusion, ne présentait aucun bruit de souffle; le pouls était un peu relevé; l'angoisse précordiale avait cessé, ainsi que l'étouffement; la soif était alors grande. Le vin, le bouillon, furent continués avec des boissons abondantes.

Le lendemain au matin, la malade se plaint de fatigue; la chaleur est revenue, le pouls est développé, la respiration est bonne.

Le deuxième jour de l'opération, il survint de la réaction et de la tension des mamelles. Le cinquième jour, le pouls est à 104; la malade est assez bien, mais dans la journée il survint un frisson qui fait craindre pour ses jours; la veine n'est pas enflammée.

L'amélioration persista pendant plusieurs jours, et tout promettait une terminaison heureuse; car l'écoulement des lochies, malgré l'anémie de la malade, s'était manifesté, et la fièvre de lait s'était établie d'une manière normale, *lorsque quelques douleurs abdominales parurent le septième jour*. La malade finit par succomber le vingt-unième à une métro-péritonite puerpérale.

Ce fait a été rangé, à tort peut-être, parmi les insuccès par tous les auteurs. La mort, en tout cas, a suivi de si près l'opération, qu'il est difficile de dire que ce cas a été un succès.

1850. — BOUGARD. L'opération avait été tentée avec du sang défibriné.

OBSERVATION III.

1843.— MONNERET. *Transfusion de sang défibriné; mort rapide.*

Il s'agit d'une jeune femme de 28 ans, en proie depuis son enfance à de fréquentes et abondantes hémorrhagies, qui étaient réduites depuis peu à un simple suintement vaginal sanguin, alternant avec des pétéchies, et qui se trouvait réduite au plus extrême état d'anémie, au moment où elle est entrée à l'hôpital.

L'état de la malade s'aggravant de jour en jour, malgré l'emploi d'un traitement tonique, M. Monneret, après s'être assuré de l'intégrité des viscères, se décida à pratiquer la transfusion.

L'opération fut pratiquée le 7 octobre, par M. Chassaignac. On injecta 120 grammes de sang défibriné. La malade supporta bien cette opération ; elle n'éprouva aucune sensation particulière pendant toute la durée de l'injection; le pouls s'était même relevé. Néanmoins, quelques heures après, il survint une grande agitation avec soif ardente, bientôt suivie de refroidissement des extrémités, affaiblissement graduel, et la malade succomba.

A l'autopsie, on constata diverses lésions, telles que la flaccidité, la mollesse et la pâleur de presque toutes les muqueuses, de nombreuses pétéchies à la surface de la plupart des organes, qui appartenaient toutes exclusivement, suivant M. Monneret, à l'anémie; il ne découvrit aucune altération, qui pût être attribuée à la transfusion. Aucune hémorrhagie intérieure n'avait eu lieu, aucune concrétion fibreuse ne s'était formée pendant la vie, ni dans le cœur, ni dans les gros vaisseaux. Le sang, examiné au microscope pendant la vie et pendant la mort, n'a offert aucune altération spéciale, ni dans ses globules ni dans la fibrine. (Acad. des sciences, séance du 14 octobre 1851. — *Gazette médicale*, p. 644. 1851.)

M. Monneret, ayant pris la parole sur ce fait à l'Académie de médecine, a dit ceci :

« Ce qui rendra toujours la transfusion du sang

une opération anti-physiologique, ce n'est pas seulement parce qu'on introduit un sang dont les globules, la fibrine, et probablement d'autres principes immédiats sont altérés, mais parce qu'on ajoute à un organisme un liquide élaboré, modifié, préparé par un organisme qui ne ressemble pas à l'autre. »

Les succès de transfusion bien constatés, prouvent manifestement qu'un organisme peut recevoir un liquide élaboré dans un organisme de même espèce animale.

La transfusion a été inutile chez la malade de M. Monneret, parce qu'elle a été faite avec un sang altéré, incapable de revivifier l'économie. Un liquide contenant la fibrine en moins, et les globules altérés par le battage, de bonne foi est-ce là du sang?

Et n'est-ce pas la transfusion de ce *prétendu sang*, qui est anti-physiologique?—Que pourrait produire une pareille injection, dans un cas d'anémie poussée à l'extrême? — N'est-ce pas le cas d'employer le sang vivant, en nature, avec tous les éléments?

M. Monneret était un esprit trop judicieux pour ne pas le penser. Mais il redoutait la coagulation du sang, avec un procédé de transfusion absolument dans l'enfance. J'ai eu l'honneur de suivre la clinique de M. Monneret, et j'ai toujours été étonné de ce langage à cet endroit.

1854. — MAISONNEUVE. *Tumeur cancéreuse de la région maxillaire. Opération. Transfusion. Mort aussitôt après.*

Au mois de mai 1854, M. Maisonneuve lia, pour

enlever une tumeur de la région maxillaire, la carotide droite chez un homme. Il survint une hémorrhagie grave qui mit les jours du malade en danger. On eut recours à la transfusion avec un appareil apporté par son fabricant. M. Maisonneuve prit du sang chez un sujet jeune et vigoureux, et commença l'opération. Le malade sucomba très peu d'instants après. La quantité de sang injecté n'est pas indiquée, mais elle fut considérable, car à l'autopsie on trouva des symptômes généraux de congestion.

C'est par ce dernier fait que nous terminons ces résumés, qui nécessairement exigeaient certains développements.

Et, à propos du dernier cas de M. Maisonneuve, il impossible de ne pas dire que l'appareil dont ce chirurgien s'est servi, il l'a toujours réclamé, les élèves de M. Maisonneuve s'en souviennent, comme à lui appartenant, tandis que le fabricant le réclame comme sien. Notre devoir d'historien est de raconter les faits.

En même temps, nous devons dire que le fabricant a commis, à propos de ce même càs, une erreur matérielle qu'il m'est impossible de taire, parce qu'elle est trop grave, et facile à constater par tous les intéressés.

Dans le numéro du 8 octobre 1853 (*Gazette des hôpitaux*), le fabricant a affirmé en le décrivant, que l'appareil, qu'il a dit sien, avait très-bien fonctionné entre les mains de M. Maisonneuve. Où donc, je vous prie?

Or, nous venons de voir que le malade de 1854 était mort aussitot après la transfusion ; — on comprend toute l'importance qu'il y a à relever cette erreur bien involontaire, j'aime à le croire — car les praticiens pourraient acheter un instrument, qui nuirait à leur réputation. Le commerce après la vérité, s'il vous plaît. — Il s'agit de la vie de nos malades.

Art. IV. Résumé des opérations de transfusion pratiquées chez l'homme de 1818 à 1860.

Nous n'avons pas la prétention d'avoir rapporté tous les cas, dans lesquels la transfusion a été employée soit avec succès, soit avec insuccès.

M. Oré a fait ce travail dans un très-bon mémoire, publié en 1868.

Pour le but tout pratique que nous nous proposons, cela nous semblerait superflu : il suffit évidemment de citer des cas types qui puissent guider le praticien.

Pour le reste nous nous contenterons d'indiquer des chiffres.

Sur 45 cas de métrorrhagies traités par la transfusion, dans 9 cas, l'hémorrhagie s'est produite avant l'accouchement ; dans 36 cas, l'hémorrhagie est survenue pendant le travail, ou après l'accouchement. Or, on peut compter au moins 35 succès. Et, comme l'opération a été employée dans des cas désespérés, n'est-on pas en droit de dire que c'est là un magnifique résultat ?

Comment s'expliquer après cela que la transfusion du sang ait été si mal jugée, quand il n'est pas une seule opération chirurgicale un peu importante, qui puisse lui opposer de pareil chiffres? N'est-il pas permis d'espérer qu'avec des moyens beaucoup plus parfaits, on arrivera à un résultat beaucoup plus merveilleux encore?

Dans les hémorrhagies traumatiques, on a noté 5 succès sur 10 cas de transfusion. Si on veut bien remarquer qu'on a agi dans des cas tout à fait graves, n'y a-t-il pas là un encouragement pour l'avenir?

Dans les anémies par causes diverses, on a obtenu aussi des succès non contestés, dans plus d'un tiers des cas où l'opération a été tentée.

Si l'on tient compte de cette considération, que plusieurs fois on a agi dans des cas, ou il n'y avait à peu près aucune chance de succès, n'y a-t-il pas lieu de penser que, l'expérience aidant, on tirera grand parti, même dans les anémies, de cette opération mieux dirigée.

Quand nous parlerons des indications, nous dirons ce qu'il faut penser de l'opération dans d'autres cas très-divers, dans lesquels elle a été employée, tels que folie, cancer, etc. Ce qui précède nous suffit pour le moment, et démontre que l'on a eu contre la transfusion du sang, des préventions qui ne reposent pas sur l'observation sérieuse des faits. Il est utile d'ajouter qu'un petit nombre seulement de ces opérations avait réussi en France, d'où le discrédit dans lequel la transfusion était tombée à la Faculté de Paris en 1860.

CHAPITRE VIII.

RÉFLEXIONS CRITIQUES SUR LES OPÉRATIONS DE TRANSFUSION PRATIQUÉES CHEZ L'HOMME, DE 1818 A 1860.

Art. I. — On a eu beaucoup de succès, eu égard aux moyens employés,

Après l'étude physiologique que nous avons faite du sang, il est permis de s'étonner que, sans méthode aucune, sans appareil sérieusement approprié à l'opération délicate de la transfusion, on ait eu cependant de nombreux succès.

Car le sang, nous l'avons vu, est un liquide vivant, très-complexe, essentiellement altérable par le temps, par le mélange avec l'air, par les corps étrangers avec lesquels on le met en contact.

Chez l'homme, dans ces derniers temps du moins, il ne pouvait être question d'opérer avec du sang emprunté aux animaux, depuis qu'on sait que chaque espèce animale a son sang à elle, depuis que la physiologie nous a appris que le volume et la forme des globules varient avec les classes, et même avec les espèces animales. D'ailleurs il est bien évident, d'après les expériences chez les animaux, que l'on réussit d'autant mieux que les deux sujets sont plus voisins dans l'échelle zoologique; que, quand il y a identité d'espèce, on a toutes les chances possibles de succès.

Cela étant, c'est avec le sang de l'homme que la transfusion doit être pratiquée chez l'homme, alors même qu'elle ne serait pas impossible avec le sang du veau ou du mouton, comme sembleraient le prouver les expériences de Denys de 1667.

J'ajoute que cette condition du sang de l'homme, pour être transfusé à l'homme, ne saurait être une difficulté, quand il s'agit d'arracher une victime à la mort; à coup sûr du moins, cette difficulté ne saurait en être une en France. Quand Charles Dufour donna 700 grammes de son sang pour la malade de M. Nélaton, en 1850, vingt élèves se seraient présentés, et Dufour n'aurait dû cet honneur qu'à sa place d'interne des hôpitaux, si l'opération s'était faite à l'heure de la visite ordinaire.

Et, lors de la dernière opération de transfusion pratiquée récemment à l'Hôtel-Dieu de Paris, n'a-t-on pas vu que M. Strauss, de Strasbourg, n'a dû qu'à son titre l'honneur de se saigner, pour sauver la jeune malade.

Nous montrerons d'ailleurs, dans la suite, que le fait de donner un peu de sang n'implique aucun danger sérieux, et qu'il n'en faut qu'une petite quantité.

Or, chez l'homme, il est impossible d'opérer avec du sang artériel emprunté à un autre homme, et de mettre en rapport l'artère du premier avec la veine du second, ainsi qu'on l'a fait chez les animaux. La transfusion directe n'aurait donc pu se faire que de veine à veine. Mais dans ce cas, il n'y a plus de force motrice suffisante, et le sang se coagule promptement dans le tube intermédiaire, qui d'ailleurs est nécessairement d'un très-petit diamètre. Il s'opposerait par conséquent au passage du sang, qui s'y solidifierait aussitôt par cette autre raison.

Art. II. — Critique du procédé opératoire indiqué par les auteurs et mis en usage jusqu'à 1860.

Tous les ouvrages de médecine opératoire ont dit unanimement, que la transfusion immédiate est impossible chez l'homme, et tous ont indiqué comme moyen de transfusion médiate le procédé suivant :

1° Mettre à découvert, dans une étendue de 2 ou 3 centimètres, la veine du sujet qui doit recevoir le sang, introduire dans cette veine un tube conique, sur lequel on fixera la veine par une ligature, et dans lequel tube devra s'adapter l'extrémité effilée de l'appareil à injection.

2° Pratiquer, comme à l'ordinaire, une saignée chez le sujet qui donne le sang à transfuser.

3° Introduire le sang au plus vite dans une seringue, ou même le recevoir directement dans cet appareil.

4° Chasser l'air avec soin, et injecter promptement le liquide, afin d'éviter la coagulation.

On a varié du reste sur la question de savoir s'il fallait réchauffer le sang, s'il fallait le refroidir ; et quelques-uns ont cru voir dans le changement de température du sang la raison de sa coagulation, et par suite des insuccès de la transfusion elle-même.

Or, il est aisé de voir combien est défectueux le procédé de transfusion ci-dessus décrit.

1° C'est une opération grave que cette dénudation dans une étendue de 2 à 3 centimètres, d'une veine importante comme celle du bras, où se fait l'opération ; elle a donné lieu plusieurs fois à la phlébite, et un malade guéri de son hémorrhagie, peut être emporté par cet accident grave. Blundell faillit perdre ainsi une opérée en 1827. Dans les résumés que nous avons rapportés, nous avons vu plusieurs fois le même accident.

2° Le sang subit nécessairement le contact de l'air; or, il faut à tout prix éviter ce contact, à moins qu'il ne soit qu'instantané.

Si le contact avec l'air n'était qu'instantané, il serait peut-être avantageux, car, dans ce contact d'un instant, le sang perdrait de l'acide carbonique et absorberait un peu d'oxygène; c'est un commencement de revivification.

Mais, si le contact dure un instant appréciable, en perdant de l'acide carbonique, il y a volatilisation d'un composé ammoniacal que le sang doit renfermer normalement en très-petite quantité, mais pourtant en quantité appréciable. Suivant l'opinion d'un célèbre physiologiste anglais, Richardson, ce serait la cause principale de la prompte coagulation du sang. Richardson a pu recueillir et analyser ce composé qui s'exhalerait du sang; et, par une démonstration directe, donner la meilleure preuve de son assertion. — J'ai entendu moi-même M. le professeur du cours officiel de la Faculté de Paris, en 1862, développer et soutenir la même opinion, et j'ai vu à ce même cours des expériences qui confirmeraient la raison émise par le savant anglais; c'est un point à éclaircir mieux qu'il ne l'est encore.

3° Le sang est un liquide très-altérable, et dont la vitalité a besoin du contact à peu près absolu des parois des vaisseaux normaux. S'il reste un temps relativement long dans un appareil à injection, il doit s'y altérer profondément.

4° Il est nécessaire d'injecter en une seule fois la quantité notable de sang reçue dans l'appareil, et cela d'autant plus promptement, que l'on redoute surtout la coagulation; et, parce qu'on veut à tout prix éviter l'injection d'un sang coagulé, que l'on sait être mortel, on injecte brusquement le liquide. Or, c'est là très-certainement un autre défaut radical de la transfusion avec une seringue. Il est facile de comprendre en effet combien une telle injection, que j'appellerai une injection forcée, est anti-physiologique et doit affecter anormalement le cœur et le poumon.

J'insiste sur ce point, dont la théorie fait pressentir tout le danger, et dont la pratique a démontré le résultat funeste. On a eu, en effet, à déplorer par cette seule raison la mort immédiate par congestion des organes respiratoires. Le D^r^ Le Roux et le

Dr Morel, dans leur thèse de 1857, attribuent à ce fait l'insuccès de M. Maisonneuve.

Je dirai plus loin comment je comprends l'arrivée artificielle au centre circulatoire du sang transfusé : il faut que l'artifice même que l'on emploiera, se rapproche du procédé de la nature. Je dirais volontiers qu'une injection brusque doit étonner et paralyser le cœur, au lieu de le stimuler doucement, comme le fait la nature même, par l'arrivée d'une petite quantité de sang à la fois : personne, que je sache, n'a insisté sur ce point, que je crois très-important dans la question qui nous occupe.

Qu'on se souvienne donc bien que l'on a affaire à un cœur, qui ne recevait plus qu'une très-faible quantité d'un sang pauvre ; que ce cœur, mal stimulé, l'envoyait avec peine à un poumon dont les vésicules se dilataient à peine, pour en recevoir une si faible proportion. Or, c'est ce cœur et c'est ce poumon qu'il faut surprendre en quelque sorte, et les ramener, sans qu'ils s'en aperçoivent, à leur fonction normale.

Art. III. — Ce procédé place l'opérateur dans une alternative embarrassante.

On s'est aperçu bien vite que, dans la transfusion médiate avec une seringue, procédé que nous avons dit être le seul réputé possible jusque-là chez l'homme, on était placé entre deux grands dangers : injecter trop brusquement le sang pouvait tuer immédiatement le sujet ; injecter lentement, c'était s'exposer à l'injection d'un sang coagulé, et la mort n'était pas moins la suite fatale de l'opération.

En faut-il davantage pour comprendre les hésitations du praticien à l'endroit de la transfusion du sang, dans le cas même où elle était le mieux indiquée? Etait-il possible qu'une opération, qui plaçait le médecin dans une telle perplexité, ne fût pas généralement repoussée? On aurait droit de s'étonner du contraire.

Tous ceux qui se sont occupés sérieusement de cette opération, ont bientôt vu que c'était là le nœud de la question. Et, si le moyen doit être d'autant plus parfait que le but qu'on se propose est plus délicat, on comprend qu'avec des procédés très-défectueux, on ait eu à déplorer quelquefois et toujours à craindre un résultat funeste. C'est bien de l'opération de la transfusion, qu'on peut dire surtout qu'elle n'est pas indifférente : si elle ne sauve pas l'opéré, elle doit le tuer inévitablement; si elle ne donne pas la vie, elle doit hâter la mort.

Art. IV. — Appareil belge de 1847.

Ce n'est pas qu'on n'ait cherché les moyens de pratiquer la transfusion du sang à l'abri de l'air, et d'éviter la coagulation du sang, en le maintenant toujours à sa température normale, comme on le croyait nécessaire jusqu'ici.

Le but à atteindre était trop important pour qu'on ne cherchât pas. Aussi, on a produit une foule de moyens plus ou moins ingénieux, et surtout plus ou moins compliqués.

Dès 1668, peu après la découverte de la circulation, Daniel Major, nous l'avons dit dans l'historique de la transfusion, avait eu l'idée de faire passer le sang d'un sujet dans un autre sujet, au moyen de deux tubes réunis entre eux par une artère vertébrale de cheval desséchée.

En 1847, un médecin belge eut l'idée de la transfusion immédiate chez l'homme, et il indiqua un appareil qui a été reproduit, la même année, par la *Gazette médicale* de Paris, à la page 787. Cet appareil n'a jamais été employé, et il ne pouvait l'être à cause de toutes ses complications : il fallait notamment l'entourer d'une couche d'eau chaude, maintenue à une température constante, chose pratiquement impossible. Ce n'est là qu'un seul de ses défauts. Il y a une seule bonne chose indiquée par le Belge : c'est la partie moyenne de son instrument, qui permet de diriger le courant sanguin par deux valvules placées en sens contraire.

En 1853, le 8 octobre, un fabricant de Paris, le même dont nous avons parlé en rapportant l'insuccès de M. Maisonneuve, fit publier, à son avoir, par la *Gazette des Hôpitaux*, l'appareil à transfusion déjà indiqué par le Belge. Je dois ajouter, pour être sincère, que le fabricant eut soin d'ajouter à l'appareil du Belge une troisième valvule, qui rend l'appareil précédent absolument anti-physique. On n'a qu'à ouvrir la *Gazette des Hôpitaux* (8 octobre 1853) et on verra que, dans l'appareil présenté comme nouveau, deux valvules sont placées du même côté, dirigées en sens inverse, et qu'elles rendent par conséquent le pasage du liquide absolument impossible.

Qu'importe, dira-t-on, puisque cet instrument n'a jamais été et ne sera jamais employé? Il importe beaucoup, puisque c'est avec cette chose inouïe que l'habile fabricant attire sur lui, un peu plus que de raison, l'attention publique, en embarrassant la marche des gens sérieux.

M. le professeur Pajot avait pensé un moment à une seringue disposée en vue de l'opération qui nous occupe; mais il convenait lui-même, qu'elle ne remplissait que bien imparfaitement le but qu'on doit se proposer dans cette opération délicate.

Voilà tout ce que nous trouvons en fait d'instruments spécialement destinés à la transfusion. Donc il est bien établi, qu'avant 1860, il n'y avait absolument rien de pratique pour cette opération si grave et si délicate. Beaucoup avaient cherché, puisque nous l'avons vu, cette question était à l'étude depuis 1628. Avec de mauvais moyens, on avait obtenu quelques succès, en Angleterre surtout. En France, on avait été moins heureux, principalement dans ces derniers temps. Aussi abandonnait-on le moribond exsangue à son triste sort.

Je me trompe, le vif désir d'être utile, en sauvant un malade épuisé et mourant, avait fait chercher un moyen d'éviter les difficultés. L'injection du sang en nature était dangereuse, et le danger venait de la fibrine dans le sang à transfuser : on enlèvera au sang sa fibrine.

Art. V. — Comment on avait été amené à employer le sang défibriné.

La question de la défibrination du sang mérite d'être minutieusement examinée.

Les anciens n'avaient pas eu cette idée : ils ignoraient la véritable composition du sang, mais, pour eux, il n'était pas susceptible d'être divisé sans altération, et ils s'attachaient tous à le transfuser en nature. L'idée de le dépouiller d'abord de sa fibrine ne leur allait nullement. C'est que, pour eux, la fibrine était la partie essentiellement active et importante du sang. C'était la lymphe plastique de Hunter, l'élément régénérateur par excellence.

Ce ne fut que quand les recherches de Prévost et Dumas et de J. Müller eurent démontré que la partie essentielle du sang est formée par les globules rouges, que surgit la pensée d'en distraire certaines parties inutiles ou nuisibles.

Nous avons vu que, pour Bischoff et Dieffenbach, l'élément qui, dans la transfusion du sang d'une espèce étrangère, cause des accidents toxiques, est précisément la fibrine, et que, les premiers, ils donnèrent le conseil de défibriner préalablement le sang par le battage.

Ce fut surtout après les travaux nombreux concernant l'embolie, que la question de la défibrination fut mise sur le tapis. Ces travaux mirent en lumière ce fait, que la plupart des blocs erratiques, qui déterminent les accidents emboliques, ne sont autre chose que des coagulums fibrineux ; d'où la conclusion que la plupart des accidents constatés à la suite de la transfusion, et attribués par Prévost et Dumas, par Bischoff, etc., à une sorte d'action toxique, inconnue et mystérieuse, devaient légitimement être mis sur le compte de transports emboliques.

Un savant Danois, également connu par ses recherches sur l'embolie et sur la transfusion, Panum, appela surtout l'attention sur cet ordre de faits, et fut un de ceux qui recommandèrent le plus vivement l'emploi du sang défibriné.

A partir de ce moment, on recourut de préférence à l'emploi du sang débarrassé de sa fibrine. C'est à lui qu'eurent recours, mais sans succès sérieux, Polli, Neudefer, et d'autres encore.

Dans ces derniers temps, un des partisans les plus zélès du sang défibriné fut M. de Belina.

La fibrine, dit-on, n'est pas essentielle au sang : elle expose à plus de dangers qu'elle ne procure d'avantages. Elle peut se coaguler dans les appareils destinés à l'opération ; d'où le danger de déterminer des embolies. Et, si l'on veut éviter la coagulation, il faut se hâter et brusquer l'opération même, d'où paralysie du cœur et congestion du poumon. — Au contraire, le sang défibriné peut être conservé pendant des heures sans perdre aucune de ses qualités. L'opération peut se pratiquer tout à loisir, et on est à l'abri des accidents terribles des embolies fibrineuses.

Ce sont à peu près là les arguments invoqués par M. de Bélina. (Farny, thèse de Paris, 1874.)

Art. VI. — La défibrination est une mauvaise manœuvre qu'il faut rejeter.

Cette pratique de la défibrination, dès son apparition, a rencontré des adversaires dont le plus considérable fut Magendie. Il vérifia les expériences de Dieffenbach, qui recommandait d'extraire la fibrine pour éviter l'obstruction des capillaires. Magendie retira de la veine jugulaire d'un chien 2 à 300 grammes de sang, en enleva la fibrine par le battage, filtra le tout, et le réinjecta au même animal. Cette opération fut reproduite, au bout de quelques heures, une seconde, et dans certains cas une troisième fois. L'animal s'affaiblissait graduellement, et mourait généralement après la deuxième injection.

A l'autopsie on trouvait les viscères et les parenchymes imbibés de sérum sanguinolent, des congestions intenses et des extravasations occupaient les poumons, le foie, le cerveau. Magendie concluait que la spoliation de la fibrine entravait la circulation capillaire, favorisait les hémorrhagies interstitielles, et allait, par conséquent, diamétralement à l'encontre du but que se proposaient les défibrinisateurs. « Ainsi, dit-il, la même substance qui se solidifie quand elle est hors des vaisseaux, mais qui est liquide dans leur intérieur, la fibrine, donne au sang la merveilleuse viscosité nécessaire pour parcourir les capillaires les plus fins; sa viscosité même est précisément ce qui le fait circuler. »

M. Claude Bernard a vérifié, dans ses recherches physiologiques, le rôle de la fibrine, et il est arrivé à peu près aux conclusions de Magendie. Pour lui aussi, la fibrine sert à faciliter le passage du sang à travers les réseaux capillaires; c'est un fait expérimental, facile à vérifier, quoique l'explication nous en échappe. Il en faut donc conclure que la fibrine n'est pas un principe inutile et indifférent, et qu'on ne saurait impunément en priver le liquide sanguin. En tout état de cause, il sera toujours préférable de la conserver dans le sang qui doit servir à la transfusion, si rien ne s'oppose à cette conservation. C'est là un premier argument, et qui ne doit pas être perdu de vue dans la question qui nous occupe.

L'opération de la défibrination, a dit M. Béhier (1), est loin d'être supportée impunément par le sang. Elle nécessite un battage assez prolongé, à la suite duquel le sang doit être filtré à travers un linge à mailles assez fines, pour retenir les parcelles de fibrine qui ne sont pas précipitées sur la baguette, assez larges pour ne pas retenir les globules rouges. Pendant toutes ces manipulations, le sang est certainement placé dans des conditions tout autres que des conditions physiologiques. Or, quiconque a une certaine pratique des observations microscopiques, n'est pas sans savoir avec quelle facilité et quelle rapidité les globules rouges s'altèrent sous l'influence des moindres injures.

Il suffit d'examiner une gouttelette de sang, exposée à l'air pendant quelques minutes, ou légèrement

(1) Leçon sur la transfusion du sang.

comprimée par la lamelle du microscope, pour voir les globules rouges se déformer, se ratatiner, se hérisser d'aspérités, se créneler, en un mot, et abandonner au sérum leur matière colorante. Nul doute que le fait du battage n'expose les globules aux mêmes altérations. Aussi la défibrination a-t-elle pour conséquence, non-seulement de priver le sang d'un principe utile, la fibrine, mais encore, chose plus grave, de porter atteinte à l'intégrité de l'élément essentiel, le globule. Il est certain qu'un sang ainsi battu « à mort » a perdu une partie de ses propriétés, et doit être moins propre à entretenir l'hématose. La filtration à travers le linge devient une nouvelle source de dangers, pour des éléments aussi délicats et aussi vulnérables que le sont les globules.

En outre, pour peu que les mailles du tissu soient espacées, elles livreront passage non-seulement aux hématies, mais aussi à des parcelles de fibrine coagulée; et dans ce cas, la précaution de la défibrination, loin d'être utile, pourra devenir funeste. Enfin, pendant toutes ces manipulations et ces filtrations, le sang, par son conflit avec l'air, son séjour dans les vases, et son passage à travers la flanelle, aura le temps de se charger des germes si nombreux qui existent partout dans l'atmosphère, à la surface des objets, et pourra ainsi contaminer la masse totale du liquide sanguin.

Nous ajouterons encore qu'il ne répugnerait pas à notre esprit d'admettre que ces globules ainsi déformés, et introduits sans leur véhicule naturel, la fibrine, dans un organisme nouveau, y puissent dans ces conditions provoquer eux-mêmes des embolies capillaires, et produire précisément les accidents que les défibrinateurs se proposent d'éviter à tout prix. Pour toutes ces raisons, conclut M. Béhier, il faut rejeter la défibrination, et recourir à l'emploi du sang en nature.

Pour bien nous rendre compte de ce fait, que la transfusion du sang défibriné est une opération absolument antiphysiologique, qui ne doit jamais être tentée aujourd'hui, nous n'avons qu'à nous reporter à ce que nous avons dit à l'étude du liquide sanguin. Rappelons-nous le rôle et l'altérabilité de chacun des éléments qui le composent : il n'y a qu'à relire ce passage qu'il est important d'avoir bien présent à l'esprit, à propos de la question particulière que nous traitons maintenant.

Art. VII. — Le sang défibriné n'est plus du sang.

Qui ne voit qu'après la défibrination, il reste quelque chose qui n'est plus du sang, mais bien un liquide altéré qui n'a plus du sang que le nom que vous lui conservez à tort. Si ce liquide décomposé est encore susceptible, à un certain point, de stimuler les parois des vaisseaux et du cœur par les globules plus ou moins altérés qui sont restés en partie dans le sérum, il ne peut plus, en aucune façon, entretenir et réparer les tissus de l'économie qui, à chaque instant, doivent être en contact, non avec du sérum ou des globules seulement, mais avec le sang, c'est-à-dire un composé vivant, que l'analyse tue, composé indivisible, dont la fibrine est l'essence, parce qu'elle en est essentiellement l'élément réparateur.

Il me semble assez facile de concevoir et de faire toucher du doigt, grâce aux lumières que donne la physiologie, comment un liquide défibriné ne saurait convenir pour ranimer, et surtout pour conserver un temps notable à la vie, un sujet que nous supposons exsangue, dans le cas où la transfusion est indiquée.

On ne saurait le nier, le sang et le lait ont la plus grande analogie de composition. Or, que pense-t-on qu'il adviendrait du nouveau-né si, de ce liquide si merveilleusement adapté aux besoins de l'enfant, on enlevait la caséine, qui est la fibrine du lait? Le physiologiste nous dirait : Cet enfant va mourir, car vous lui refusez le moyen d'entretenir et d'accroître ses organes, en lui laissant seulement les éléments de calorification, la matière sucrée et la matière grasse : il va mourir lentement, mais il va mourir.

Ce n'est pas sans raison que l'on a comparé l'organisme vivant à une machine des plus perfectionnées. Mais, tandis que le mécanisme inanimé et relativement si imparfait, ne s'use qu'aux points de contact de la surface, le corps de l'homme, dont chaque molécule est vivante aussi bien que le tout, et dont chaque molécule a son rôle à part, le corps de l'homme a besoin qu'à chaque instant, la plus petite de ses parties s'entretienne et se renouvelle.

A chacune de ces molécules vivantes, il ne suffit pas que les globules et le sérum du sang, par l'action de l'oxygène sur la matière grasse et sucrée, entretiennent une température générale et constante de 37 à 38 degrés. Cette force de calorique, qu'il était réservé à Lavoisier de nous faire comprendre, cette force est essentielle à la vie assurément, car elle produit ce que j'appellerai le mouvement d'ensemble de la machine organisée ; mais c'est la fibrine seule, qui peut donner à chaque particule de nos organes prise séparément, le moyen d'entretenir sa molécule organisée, que chaque instant modifie et que chaque instant doit réparer.

Aussi, comprenez ce qui va advenir, si vous privez le sang de cet élément essentiel au rôle merveilleux qu'il est appelé à remplir dans l'organisation. La théorie ne nous le dit-elle pas à l'avance ? Vous voulez que la vie se ranime et se continue, c'est-à-dire que chaque molécule agisse comme à l'ordinaire, et vous ne donnez avec le sérum et les globules que la force d'ensemble, la moins nécessaire à coup sûr, si la vie n'était le résultat d'un tout indivisible !

A cela on pourrait objecter : Sans doute, c'est la fibrine qui répare et entretient ; mais nous voulons seulement ranimer le sujet, l'empêcher de mourir, et puis le sang va se reformer bien vite avec sa fibrine normale, qui va aider à continuer ensuite ce que les globules et le sérum auront seuls commencé.

Ma réponse est dans les lignes qui précèdent ; j'ajoute de nouveau : Vous ne faites que la moitié de la tâche avec ce liquide défibriné, et comme il faut un temps appréciable pour que le sang se reconstitue, la mort vous préviendra certainement et donnera tort à votre analyse.

Je craindrais d'encourir le reproche d'avoir appuyé outre mesure sur les détails qui précèdent, si cette prétention de défibriner le sang ne me semblait essentiellement inadmissible dans la transfusion.

Les données de la physiologie nous ont fourni le moyen de juger la question ; mais, comme rien ne vaut dans la science que par l'observation et l'expérience, demandons aux faits eux-mêmes la vérité et la confirmation de ce qui précède.

Art. VIII. — L'expérience a prononcé contre le sang défibriné.

C'est à la défibrination du sang, que M. Chassaignac a atttribué son insuccès, dans l'opération qu'il a pratiquée, en 1843, dans le service de M. le professeur Monneret, à l'hôpital Saint-Antoine. Quand M. Chassaignac a parlé de son opération à la Société de chirurgie, dans la séance de 5 août 1863, il a dit que cette défibrination du sang lui avait laissé une bien mauvaise impression. Je reproduis les termes mêmes de M. Chassaignac (*Gazette des hôpitaux*, 1863, page 384) :

« C'est qu'en effet le sang dont vous enlevez la fibrine n'est plus du sang : or seul le sang est apte à entretenir la vie, et, suivant l'expression de Bordeu : « Là où il arrive la vie commence, mais là où il cesse d'arriver, il n'y a plus de vie. Pour donner et continuer le mouvement vital dans l'organisme, il est nécessaire, continue Bordeu, que cette chair coulante ne soit pas une chair morte. »

Pour confirmer la non-valeur du sang défibriné, comme moyen de ranimer et d'entretenir la vie, je pourrais encore emprunter à une thèse soutenue dernièrement à la Faculté de médecine de Paris, par le Dr Morély, les observations que voici, et qui me semblent des plus concluantes.

Ces observations ont été faites à l'hôpital de San Spirito, de Vérone, sur des blessés de l'armée autrichienne en Italie. Six soldats, dans des conditions désespérées, après des plaies d'armes à feu, n'avaient plus que quelques heures à vivre, tant les hémorrhagies les avaient épuisés. On pratiqua la transfusion avec du sang défibriné. Elle sembla les ranimer quelque temps. Car, chose bien importante à retenir, c'est qu'immédiatement après l'opération, on nota une excitation vasculaire des plus intenses, le pouls reprit de la force et de la vigueur, et un bien-être se manifesta dans l'état général des malades.

Malheureusement la scène changea bientôt : à cette excitation momentanée des forces de l'économie succéda une prostration profonde, toutes les extrémités se refroidirent, il y eut de l'agitation et même du délire, le pouls s'affaiblit graduellement, et les malades succombèrent.

Ces transfusions furent faites par le chirurgien

Neudefer. Or, comment prétendre guérir, dans ces conditions et par ce moyen des soldats dont la cicatrice ne peut se faire faute de plasticité du sang, faute de fibrine, la seule chose utile à ces malheureux amputés. Nous dirons plus loin tout le parti que la chirurgie militaire ne tardera pas à tirer de la transfusion du sang par notre appareil. Qui ne voit qu'ici le sang en nature aurait sauvé la plupart de ces pauvres soldats.

Enfin je crois devoir ranger dans cette catégorie de faits, quoique la cause pour laquelle la transfusion fut pratiquée soit essentiellement différente, les observations de Dieffenbach sur trois cholériques et celle de Denys (médecin moderne) sur un malade atteint de diarrhée colliquative. Dans les cas suivants, c'est toujours le sang défibriné qui a été employé.

En 1831, sur trois cholériques atteints seulement depuis quelques heures, mais tombés dans le collapsus le plus profond, à ce point que les malades étaient dans une immobilité complète, et que le pouls avait disparu à la radiale, l'éminent chirurgien pratiqua la transfusion, mais sans succès, et même, il faut bien le dire, elle hâta la mort, car l'un des malades succomba une minute après la transfusion.

Chez le malade de Denys, l'opération fut suivie d'une légère amélioration, mais le malade fut presque aussitôt repris des mêmes accidents, qui redoublèrent et l'emportèrent au bout de deux heures.

En résumé, voilà toute une série de faits dans lesquels l'insuccès a été complet : sur 12 opérés,

12 morts. Cependant je dois dire qu'il existe une observation, celle du Dr Polli, de Milan, dans laquelle la guérison aurait été obtenue. Il s'agissait d'une jeune fille chloro-anémique, dont la maladié avait résisté aux traitements les plus variés et les mieux dirigés, entre autres par le quinquina et le fer. Polli lui injecta du sang défibriné dans une veine du pli du coude, « et, dit-il, tenant compte du sang qui reflua, j'introduisis dans le torrent circulatoire 7 grammes de sang défibriné »; puis, ajoute-t-il plus loin, « cette fille quittait sa chambre le 4 juin et faisait à pied une bonne course. » Sans entrer dans les détails de l'observation, n'est-il pas évident que ces 7 grammes de sang défibriné, sont parfaitement étrangers à la guérison de la malade du Dr Polli. Ceux qui ont écrit 7 onces se sont trompés : C'est 7 grammes qu'il faut lire. Or 7 grammes ne prouvent absolument qu'une chose, c'est que la malade a guéri sans le bénéfice d'une opération.

Tout le monde admet, aujourd'hui, que la défibrination du sang est la cause des hémorrhagies dans un grand nombre de maladies, et spécialement dans la fièvre typhoïde. Que penser après cela de l'idée de défibriner le sang dans les maladies adynamiques?

Je dirai plus loin comment s'expliquent les succès obtenus par M. de Bélina (1), dans ses expériences chez les animaux.

Quant aux succès qu'il a obtenus, *lui-même*, chez

(1) Dans son récent mémoire, M. de Bélina semble n'avoir pas lu les succès obtenus depuis 1865, par la transfusion du sang en nature.

une femme prise de convulsions puerpérales, ou chez un enfant arrivant asphyxié, ces succès s'expliquent parfaitement par la saignée, qui a précédé, dans les deux cas, la transfusion du sang défibriné.

Chacun sait que beaucoup de médecins ne traitent pas l'éclampsie puerpérale autrement que par la saignée, comme moyen principal.

Quant à moi, ce moyen me réussit parfaitement; et depuis deux ans seulement, sur 8 cas, j'ai eu 7 guérisons.

Chez l'enfant asphyxié, n'est-ce pas, en laissant saigner quelque peu le cordon que vous décongestionnez le cerveau, et le rendez apte à reprend rele commandement du reste de l'organisme?

Ainsi donc, il est bien établi que le sang défibriné n'a pas donné de résultats sérieux. On n'a eu après ces opérations que des autopsies à faire, et elles sont venues elles-mêmes confirmer ce qui précède. C'est ainsi que M. Monneret a constaté, après son insuccès, les lésions cadavériques appartenant à l'anémie poussée à l'extrême : des infiltrations séreuses dans tous les organes; et de même dans tous les cas.

Est-il possible de rien dire de plus concluant contre ce procédé anti-physiologique d'injection d'un sang défibriné? Si cette opération ne fait pas mourir par elle-même, elle est incapable de ramener à la vie. N'est-ce pas là la conclusion rigoureuse de tout ce que nous avons dit, tant dans la physiologie du sang, que par l'exposition de tout ce qui précède.

Au contraire, la transfusion du sang en nature,

même avec des moyens dans l'enfance, a donné avant 1860, surtout en Angleterre, des résultats sérieux.

Nous les avons constatés et nous n'avons pas à y revenir.

Une seule chose nous explique que des hommes d'un grand mérite aient pensé à la transfusion du sang défibriné : c'était l'impossibilité jusque-là de faire autrement, sans s'exposer aux dangers graves dont nous avons parlé.

Après ce que nous avons dit, et surtout ce que nous avons à dire, il ne saurait plus jamais être question du sang défibriné, pour une opération de transfusion chez l'homme.

Aujourd'hui, du reste, je crois pouvoir dire que depuis les derniers succès obtenus en France, il n'est plus un savant de valeur qui ne soit contre la défibrination. Je suis heureux de lire, pour exemple, dans la thèse de M. Farny (Paris, 1874), que M. le professeur Vulpian, qui était partisan, il y a quelques années, de la défibrination du sang, est revenu de son opinion première, et se range aujourd'hui du côté des partisans de la transfusion du sang en nature. Un examen approfondi, et la comparaison des résultats obtenus par les deux méthodes, ont rallié à la pratique de la transfusion en nature un suffrage d'une aussi haute valeur. Nous nous en félicitons.

Art. IX. — L'expérimentation chez l'animal sain ne prouve pas la valeur du sang défibriné, pour la transfusion chez l'homme anémique.

Je n'ignore pas qu'à ces faits d'insuccès chez

l'homme avec le sang défibriné, on nous a objecté le résultat obtenu chez des animaux.

Rien de plus facile, à notre avis, que de répondre à cette objection, qui est plus sérieuse en apparence qu'en réalité. Quand on choisit un animal pour le mettre à bout de sang, c'est ordinairement un sujet sain qu'on choisit. Son estomac et tout son organisme sont dans les meilleures conditions. Ses tissus n'ont pas besoin d'une restauration immédiate, et d'ailleurs l'assimilation se fera dès que vous lui donnerez des aliments : la transfusion du sang défibriné le réveille pour un moment et, pour peu qu'il prenne un aliment quelconque, il va échapper à la mort.

Mais le sujet humain chez lequel vous faites la transfusion avec du sang défibriné, vous ne le choisissez pas ainsi : c'est un sujet épuisé à l'avance que vous avez devant vous. A celui-là, il faut un sang généreux et réparateur, aussi riche que possible. Il ne suffit pas de stimuler un moment ses organes par un liquide plus ou moins altéré et privé de vitalité, il faut les reconstituer immédiatement. Et le cas est si pressant, que votre opéré meurt toujours, avant que l'estomac, qui, lui aussi, fonctionne imparfaitement, ait pu refaire un sang généreux, que votre défibrination est incapable de lui donner jamais : l'expérience l'a trop prouvé.

Nous avons cru devoir insister sur les considérations qui précèdent, parce que, dans notre pensée, la défibrination du sang doit disparaître à tout jamais.

Tout au plus aurait-elle eu chance de succès dans un cas d'hémorrhagie traumatique, et aussitôt après l'accident. On comprend qu'ici on se rapproche de l'expérimentation sur l'animal sain.

Art. X. — La transfusion du sang défibriné, absolument mauvaise en elle-même, est d'ailleurs chose longue et difficile.

On a tant insisté, et tout récemment encore, sur la transfusion avec le sang défibriné, qu'on serait tenté de croire que c'est chose facile que de faire l'opération dans ce cas.

Or, nous avons vu le contraire d'après M. Béhier.

D'après M. de Bélina, voici la manière de procéder : On défibrine le sang en le battant avec une baguette de verre tordue en spirale. Un morceau de bois ou de baleine peut être employé en cas de nécessité ; mais on ne peut alors être sûr d'une pureté absolue, et aussi on ne doit jamais employer deux fois le même morceau de bois ou de baleine. Quant à la durée, cinq ou six minutes suffisent pour la défibrination parfaite d'une quantité de sang variant entre 200 et 300 grammes. Pour filtrer, on prend un morceau de laine fine d'une propreté irréprochable, et qu'on rince préalablement dans de l'eau pure. On plie ce morceau de laine en deux et on l'imbibe d'eau chaude avant de passer le sang.

Je crois inutile d'indiquer le procédé d'injection du sang défibriné, procédé difficile lui-même et non sans danger, et j'ajoute seulement deux mots à ces détails déjà trop longs : ne parlons jamais plus de pareille manœuvre à un physiologiste sérieux, surtout quand on a maintenant sous sa main un moyen si physiologique et si simple, pour la tranfusion du sang vivant.

Art. XI. — L'addition d'un sel alcalin dans le sang pour retarder sa coagulation est encore une manœuvre qui doit être rejetée.

Nous n'entrons dans ces détails que pour être complet.

L'expérience a appris que les alcalis retardent la coagulation du sang. C'est ainsi que Richardson, ainsi que nous l'avons déjà dit, est d'avis que le sang est maintenu fluide dans les vaisseaux, grâce à la présence d'un composé ammoniacal très-volatil. C'est d'après les même idées, que Neudefer recommande d'ajouter au sang un peu de bicarbonate de soude, en dissolution dans l'albumine. Mais ces additions sont, comme les manœuvres de la défibrination, parfaitement anti-physiologiques. Nous verrons dans le chapitre suivant que tout cela est absolument inutile, avec le moyen simple que nous avons donné, et dont l'expérience a confirmé surabondamment la valeur pratique, depuis mes travaux de de 1862.

CHAPITRE IX.

THÉORIE ET PRATIQUE DE LA TRANSFUSION IMMÉDIATE ET INSTANTANÉE CHEZ LES ANIMAUX PAR L'APPAREIL MONCOQ.

Art. I. — En 1860, à la Faculté de Paris, on était absolument découragé à l'endroit de la transfusion du sang.

Ce fut en 1846, je l'ai dit en commençant, et tout-à fait au commencement de mes études médicales, que, voyant mourir à bout de sang un tout jeune homme, j'avais été frappé de l'impuissance de la médecine en pareil cas; et ce ne fut qu'en 1860, après quatre années d'études sérieuses à Caen, qu'il me fut donné de reprendre mes études à Paris.

On comprend, après ce que j'ai dit précédemment, que j'arrivais à la Faculté dans des conditions exceptionnelles, et plusieurs des professeurs de ce temps voulurent bien m'honorer de leur grande bienveillance. Mes examens du doctorat passés, je résolus de m'occuper sérieusement de la transfusion du sang que je n'avais eu garde d'oublier, tant le spectacle que j'avais eu sous les yeux en 1846, avait laissé chez moi une impression profonde. Personne n'ignore qu'il y a des faits qu'on n'oublie jamais.

Je dirigeai alors mes études dans ce sens, tant aux belles leçons de physiologie du Collége de

France, qu'au cours officiel de la Faculté de Paris. On voit que j'étais à bonne école.

Les circonstances, il faut le dire, ne semblaient guère favorables à mes projets. A Paris surtout, la transfusion du sang n'avait donné que des insuccès.

Dans les leçons publiques, on ne prononçait guère le nom de cette opération, ou bien c'était pour en dissuader. Pour s'en convaincre, on n'a qu'à ouvrir les ouvrages de médecine d'il y a quinze ans.

M. Chassaignac, dans son ouvrage intitulé : *Traité clinique et pratique des opérations chirurgicales*, s'exprime ainsi :

« Sans blâmer d'une manière absolue les tentatives qui ont été faites au point de vue de la transfusion, *nous pensons qu'on devra toujours hésiter à pratiquer une opération qui n'a presque aucune chance de succès.* » (T. I, p. 408. Paris, 1860.)

M. Alphonse Guérin est plus opposé encore : « *Jusqu'ici*, dit-il, *la transfusion doit être regardée comme une opération beaucoup plus dangereuse qu'utile.* » (*Éléments de Chir. opératoire*, Paris, 1858, p. 83, 2e édition.)

M. le professeur Malgaigne consacre à la tranfusion du sang une page de son *Traité de médecine opératoire*; mais il se contente d'indiquer, sans le juger, le procédé généralement adopté pour la pratiquer.

Les traités classiques de chirurgie de Velpeau et de Nélaton, les dictionnaires de ce temps, ou ne disent rien de la transfusion, ou parlent dans le même sens, tous sans exception aucune.

Ce découragement profond s'expliquait d'ailleurs par les faits : la transfusion du sang avait échoué entre les mains des premiers maîtres de la Faculté d'alors.

En 1850, M. Nélaton avait fait une opération de transfusion : la malade avait semblé mieux d'abord, et bientôt elle avait fini par succomber. Sa mort était-elle due à une maladie étrangère et survenue après l'opération, c'est mon avis, d'après ce que j'ai lu de ce fait. Mais la mort était survenue peu après, et c'était l'impression qui était restée.

En 1851, M. Monneret avait pris la parole, sur la transfusion du sang, à l'Académie de médecine. Il avait rappelé l'opération tentée par lui et par M. Chassaignac, dans son service, à l'hôpital Saint-Antoine. Ce malheureux échec, avec le sang défibriné, avait profondément découragé M. Monneret; et il n'avait pas eu de mal à faire partager son découragement.

On avait pu faire l'autopsie de la malade, et on avait trouvé tous les organes pleins de sérosité, et un sang si pauvre qu'il semblait que de l'eau, à peine colorée, avait circulé dans ses veines. Donc la transfusion avec le sang défibriné était condamnée. Quant à la transfusion du sang en nature, elle semblait impraticable à cause de la prompte coagulation du sang à l'air; et d'ailleurs, suivant M. Monneret, c'était une opération absolument anti-physiologique. Car, disait-il, chaque organisme fait son sang propre, avec les qualités qui lui conviennent. Il est impossible qu'un organisme puisse s'accommoder du sang préparé par un organisme différent du sien. Même dans la même espèce animale, le sang d'un individu est différent du sang de l'autre individu. On voit que M. Monneret faisait bon marché des résultats déjà acquis et des expériences faites jusque-là chez les animaux.

Néanmoins, en 1854, un chirurgien distingué de l'Hôtel-Dieu, qui ne passait pas généralement pour un timide opérateur, tenta la transfusion du sang. Nous avons rapporté précédemment l'insuccès complet de M. Maisonneuve. L'opérée succomba pendant, ou très-peu après la transfusion ; et, à l'autopsie, on constata une forte congestion du poumon.

Or, ces faits avaient été imprimés et répétés partout. Aussi, de 1854 à 1860, il n'est plus question même de tentative de transfusion, à Paris du moins. En 1860, j'ai vu mourir, dans les hôpitaux, plusieurs anémiques ; on prononçait quelquefois le mot transfusion, mais on n'allait pas plus loin. M. Nélaton lui-même, je l'ai vu dans son service, s'abstenait dans ces cas extrêmes.

Art. II. — Malgré tout, encouragé par la grandeur du but, je me mis courageusement à l'œuvre.

Malgré tout, encouragé par la grandeur du but, je me mis courageusement à l'œuvre. On conviendra, qu'après tout ce que je savais des insuccès précédents, après ce que j'entendais chaque jour, il fallait un certain courage pour reprendre par la base une opération qui, depuis si longtemps, ne donnait que des insuccès, entre les mains des princes de la science eux-mêmes.

Ces faits ne me découragèrent pourtant pas. On comprend, d'ailleurs, que j'avais déjà une certaine expérience de la vie et que j'étais habitué à lutter contre bien des difficultés. Je trouvai peut-être un stimulant sérieux dans le découragement général et dans la hauteur du but à atteindre, dans la difficulté même de résoudre ce problème si important et si bien propre à enflammer une imagination ardente : faire passer la vie dans les veines d'un mourant abandonné et désespéré par tous ; rendre à ses enfants, à sa famille, à la société, une pauvre femme déjà refroidie par la mort qui arrive, et sur le sort de laquelle tous les hommes de l'art ont prononcé.

Je m'armai de courage, disposé à tenter au moins tout le possible.

A l'exemple du philosophe Descartes, que mon bon professeur de logique m'avait appris à connaître, je rentrai en moi-même et je repris la question absolument par la base.

Je connaissais sous toutes ses faces la physiologie du sang, et je savais avec quelles précautions il faut manipuler ce merveilleux liquide chargé d'entretenir la vie. Je connaissais tout l'historique de la transfusion. J'avais passé en revue tout l'arsenal des moyens employés pour résoudre la question, et je n'avais pas eu de mal à me convaincre que rien de pratique n'avait été tenté. Je compris, en effet, que, pour vulgariser une opération, si elle était possible, il fallait un moyen simple et accessible à tous. Aussi je n'eus garde de songer jamais à ces manchons d'eau chaude, et à tous ces moyens impossibles en pratique. Et surtout, je ne m'arrêtai pas un instant à la question de la défibrination; mes études physiologiques sur le sang m'avaient trop bien appris que le sang est tout un, que l'analyse tue; que la fibrine d'ailleurs en est un des composants les plus importants dans ce composé, qui a besoin de tous ses éléments pour être lui.

D'ailleurs, il était évident pour moi que déjà la transfusion du sang avait réussi dans des cas désespérés. Je comprenais que beaucoup des observations laissaient à désirer, mais enfin, il y avait eu des succès certains. D'autre part, je me rendais bien compte qu'en présence de l'incertitude des résultats, on s'abstenait même dans les cas où la mort était inévitable, et où l'opération semblait la mieux indiquée. Or, la mort, elle, ne s'abstenait pas, elle avait toujours raison : on ne lui disputait pas sa victime.

Art. III. — Conditions nécessaires pour pratiquer la transfusion sans altération du sang.

J'ai dit, au chapitre III, sous quelle formule s'était présenté à moi le problème de la transfusion du sang.

Après avoir longuement médité ce qui avait été écrit, ce qui avait été tenté pour pratiquer cette opération si importante, je restai bien convaincu qu'il y avait là un progrès à réaliser. Il me sembla que, dans une opération aussi délicate, les moyens usités jusque-là compromettaient l'opération elle-même. Je pensai qu'elle n'entrerait sérieusement dans la pratique chirurgicale, que si elle réalisait les conditions suivantes, jusqu'alors désirables dans leur ensemble, regardées même comme impossibles en pratique :

1° Injection du sang avec tous ses principes;

2° Injection instantanée, de façon à éviter à coup sûr la coagulation et la mort du sang, que l'on a appelé avec raison chair liquide; et pour cela, ne prendre le sang à ses vaisseaux propres qu'à mesure de son passage;

3° Injection successive et par petite ondée sanguine, imitant le cœur lui-même, qui ne l'envoie aux organes que par petite quantité à la fois, et non brusquement et en masse considérable;

4° Injection à l'abri de l'air atmosphérique, de façon que rien ne puisse être ajouté au sang à transfuser, qu'il ne puisse perdre aucun principe volatil;

5° Injection immédiate, problème qui avait toujours paru impossible chez l'homme. C'était l'avis de M. Oré, de Bordeaux, dans sa communication à la Société de chirurgie, le 5 août 1863.

Ces conditions me semblèrent d'abord toutes essentielles pour que le sang reste parfaitement vivant; elles me semblèrent toutes d'abord nécessaires, pour qu'il ne puisse donner que la vie et jamais la mort par la transfusion. Mes études sur le sang, et les expériences faites par ceux qui m'avaient précédé, m'avaient fait penser d'abord que toutes ces conditions étaient indispensables et qu'il fallait, pour un succès complet, faire passer le sang absolument à l'abri de l'air. Et ce fut d'abord la transfusion immédiate que j'eus l'intention d'instituer chez les animaux et chez l'homme. Mais on verra bientôt que l'expérience m'apprit que le contact de l'air, quand il n'est, d'ailleurs, qu'instantané, n'est pas aussi redoutable qu'on l'avait cru jusque-là, et je modifiai immédiatement mon appareil pour la transfusion médiate chez l'homme.

Je pensai à établir, chez l'animal d'abord, la transfusion de veine à veine. Or, le sang peut-il, même instantanément, abandonner les parois des veines sans être, à l'instant même, frappé de mort? Voilà la première question qu'il me fallut résoudre? Car, je le répète, je reprenais la question sans m'inquiéter de ce qui avait été fait.

Art. IV. — J'institue mon appareil à transfusion immédiate pour mes expériences chez les animaux. — Sa description et sa théorie. — Un petit conseil aux inventeurs futurs.

Vers la fin de 1861, je m'occupai de faire construire un appareil réalisant toutes les conditions précédentes. Ma théorie était sur le papier; mais il fallait la réaliser. Or, tous ceux qui ont fait quelque chose, savent qu'il faut souvent longtemps chercher avant d'arriver à la perfection qu'on a toujours pour but: moi aussi je cherchai longtemps et, suivant un avis bien connu, plusieurs fois je remis mon ouvrage sur le métier.

Toutefois, j'avais le pressentiment qui ne m'a jamais trompé, que mon idée réaliserait un progrès des plus importants, et je tenais à en conserver tout le mérite, puisque seul j'étais à la peine. Mon maître, M. Malgaigne, professeur de médecine opératoire, et dont les élèves de ce temps se rappellent les leçons pleines de ce sel si fin, qu'il tenait toujours en réserve pour nous dérider à propos, M. Malgaigne, dis-je, m'avait appris que, quand on a une bonne idée, il faut prendre certaines précautions. Je n'eus garde d'y manquer.

Mon premier ouvrier fut un petit bonhomme des plus simples, habitant le voisinage du Panthéon. Il faisait à peu près ce que je lui traçais, sans connaître mon but, il était du reste très-réservé. Il se donnait comme réparateur d'instruments de physique, et il y a de si drôles de machines dans cette physique. On voit d'ici que c'était mon affaire.

Après bien des tâtonnements, nous arrivâmes à un instrument complet, mais très-grossier. D'après ce modèle, j'en fis faire un second par un ouvrier plus habile, M. Favre. Mais je trouvai que ce n'était encore là qu'une deuxième étape vers le bien. Toutefois j'avais une prise de possession bien assurée.

Et, c'est vers le commencement de 1862, que je demandai à M. Mathieu, fabricant d'instruments de chirurgie de me faire, avec tout le poli possible l'appareil ci-joint, auquel je donnai le nom grec d'hématophore, du but que je me proposais (αἷμα sang, φέρω je conduis) :

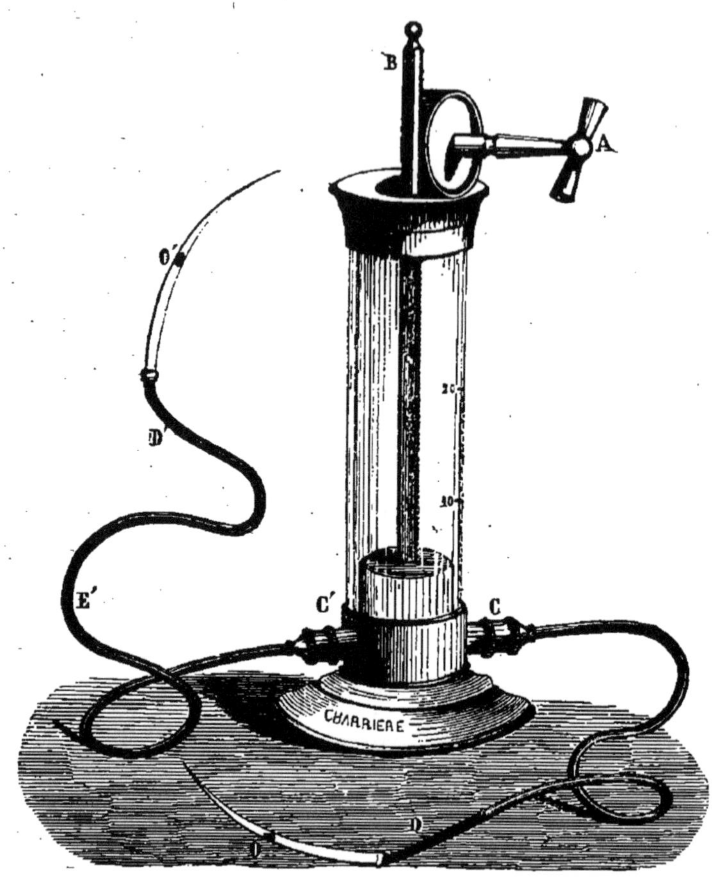

Pl. 1re. — Appareil Moncoq pour expériences de transfusion immédiate chez les animaux.

A. Poignée pour mettre en mouvement la tige B.

Le cylindre de la partie moyenne est en cristal; il est gradué en grammes et de la capacité de 30 grammes.

B. Tige du piston destiné à pratiquer alternativement la diastole et la systole dans le cylindre : cette tige est à crémaillère graduée, et laisse à l'opérateur toute facilité pour diriger le passage du liquide, tant pour la vitesse que pour la quantité.

C'. Valvule s'ouvrant de dehors en dedans du cylindre au moment de la diastole.

E' D'. Tube servant à l'arrivée du sang.

O'. Ouverture sur la partie convexe de l'aiguille pour l'entrée du sang dans son canal.

C. Valvule s'ouvrant de dedans en dehors du cylindre au moment de la systole.

O. Ouverture sur la partie convexe de l'aiguille pour la sortie du sang hors de son canal.

Nota. Les aiguilles *D'O'* et *D O* ont une courbure beaucoup plus prononcée que sur ce dessin. La boîte renfermant l'appareil, contient en outre deux aiguilles droites canaliculées de rechange, qui ne sont pas figurées ici, et deux aiguilles canaliculées avec leur mandrin, et pouvant admettre dans lenr calibre les deux précédentes.

Mettre en rapport, par un courant non interrompu, un sujet pléthorique destiné à fournir le sang et un sujet anémique destiné à le recevoir.

Mon appareil, en effet, donne le moyen d'établir ce courant sanguin entre deux sujets, dont l'un a besoin de recevoir du sang que le premier peut lui fournir.

La théorie de cet appareil est toute physique, et il m'a semblé dès le principe d'autant plus parfait qu'il est plus simple : la partie moyenne de cet instrument à circulation intermédiaire est un petit cylindre en verre gradué, jouant le rôle d'un ventricule artificiel, dans lequel un piston plein forme la systole et la diastole, par ses mouvements alternatifs d'élévation et de descente : on peut graduer la tige du piston, au lieu de graduer le verre, ce qui est plus facile.

Deux petites valvules CC' très-sensibles, placées en sens inverse à la partie inférieure du ventricule artificiel, servent à diriger le courant sanguin. A ces valvules vient aboutir un tube capillaire en caoutchouc, long de 15 à 20 centimètres. Chaque tube capillaire est terminé par une aiguille courbe en argent, aiguille canaliculée et portant sur sa partie convexe, à 15 millimètres de sa pointe, une ouverture qui termine le canal dont elle est percée : l'appareil complet est pourvu d'aiguilles droites de rechange.

Le sang dans les vaisseaux étant parfaitement liquide, si son contact instantané avec le tube inorganisé ne le coagulait pas, devrait traverser l'appareil conformément aux lois physiques des liquides ordinaires.

Or voici comment, dans ma pensée, devait fonctionner l'appareil : étant donnés deux animaux immobilisés pour la transfusion, on pique avec l'aiguille D O la veine de l'animal qui doit recevoir le sang, de façon que l'ouverture O du canal qu'elle porte à sa face convexe, après avoir traversé la veine en deux points, ressorte au dehors, la pointe de l'aiguille dirigée du côté du cœur.

Avec la seconde aiguille D' O', on pique de même la veine de l'animal qui doit donner le sang, avec cette différence que l'ouverture O' de l'aiguille D' se trouve dans le centre même de la veine et plonge dans le courant sanguin, la pointe dirigée du côté opposé au cœur.

Les deux aiguilles étant ainsi disposées, si l'on fait la diastole dans le cylindre en verre en élevant le piston B, le premier effet du vide que l'on pratique est d'ouvrir de dehors en dedans la soupape C', qui est pressée d'abord par quelques bulles d'air contenues dans le tube, et aussitôt par le sang qui afflue de O'.

Si on fait ensuite la systole en baissant le piston, on chasse le sang et l'air du ventricule en C D O, et le tout sort par l'ouverture O de la seconde aiguille. Dès lors tout l'air est chassé de l'appareil, et en ramenant l'ouverture de cette deuxième aiguille dans le centre de la veine qui doit recevoir le sang, le courant est établi, et il ne reste qu'à faire fonctionner le ventricule, dont chaque systole chasse une ondée sanguine proportionnelle au mouvement que l'on imprime au piston, ondée sanguine qu'on peut évaluer par la graduation en grammes du cylindre de cristal.

Nous avons dit que la boîte contenant l'appareil renfermait un système d'aiguilles droites canaliculées et d'aiguilles avec mandrin. Quand on expérimente sur des animaux de petite taille, on doit employer les aiguilles droites, au lieu des courbes figurées précédemment. Et, avec les aiguilles munies de leur mandrin, on a préparé d'abord la sortie et l'arrivée du courant sanguin dans les deux animaux en opération.

Telle était ma théorie ; mais je n'ignorais pas qu'en physiologie surtout, rien ne vaut que par l'expérience.

Or, il est évident que ce sujet méritait au plus haut point d'être éclairci. Il suffit de penser quelle doit être la situation émouvante d'un chirurgien qui, après avoir arrêté le sang dans une hémorrhagie, se trouve cependant dans l'impuissance de ranimer son malade. « C'est, comme l'a dit M. le docteur Broca, « à la Société de chirurgie, dans sa séance du « 5 août 1863, un de ces cas où l'expérimentation « faite sur la brute sert directement les intérêts de « l'humanité; et, où les plus fervents protecteurs des « animaux doivent réserver une partie de leur sensibi- « lité pour leurs semblables, que les progrès de la chi- « rurgie expérimentale peuvent arracher à la mort. »

Dès ce moment mon appareil pour la transfusion chez les animaux avait toute la perfection qu'il a conservée depuis : il n'en a rien été retranché, il n'y a rien été ajouté.

M. le professeur Pajot, dont je suivais les cours particuliers d'accouchement, fut le premier maître auquel je le montrai. Il voulut bien en parler à sa leçon : il insista sur l'avenir probable de ce moyen nouveau, qui l'intéressa d'autant plus que notre savant maître s'occupait précisément alors des hémorrhagies puerpérales et de leur gravité. Il donna publiquement à mes recherches un bienveillant encouragement.

Quelques jours après, un honneur non moins grand attendait le nouveau-né. Mais cette fois, le gaillard s'était mis en route, non contre la volonté formellement exprimée par le papa, mais bien aussi sans son agrément.

Le 22 mars 1863, je me trouvais absent de la clinique de M. le professeur Nélaton, que je suivais habituellement. Mon fabricant (1), désireux de faire connaître au plus tôt un moyen, qui à lui aussi, sans doute, paraissait avoir de l'avenir, crut faire une bonne chose dans l'intérêt de l'art, en le présentant lui-même à M. le professeur Nélaton.

Le célèbre et regretté chirurgien avait, en 1850, pratiqué la transfusion du sang, et il avait pu se convaincre par lui-même des difficultés de cette opération. Son opinion sur mon procédé de transfusion avait d'autant plus de valeur, que nous avions un juge plus compétent. Or, le moyen que je proposais sembla dès l'abord assez parfait à M. le professeur Nélaton, pour qu'il attirât sur lui l'attention de son nombreux auditoire, à l'occasion d'un malade anémique qui venait de succomber dans une de ses

(1) Il pouvait me laisser ce soin, puisque je ne l'avais payé que pour polir mon appareil ; le reste me regardait, il me semble. — On comprendra pourquoi j'insiste sur ce point.

salles; et, dans sa leçon clinique du 22 mars, il crut devoir le décrire et en indiquer la théorie et les avantages : en un mot la leçon presque entière roula sur la transfusion du sang, à propos de mon premier-né. Mais, comme il ne portait pas avec lui son acte de naissance, plusieurs de mes amis qui l'avaient vu chez M. le profosseur Pajot, voulurent bien renseigner M. Nélaton, qui s'était un instant fourvoyé lui-même, au sujet de l'auteur de l'appareil. Il n'avait rien à craindre d'ailleurs, mes précautions étaient prises (1). Mais qu'on dise après cela que les papas ne doivent pas toujours être sur le qui vive. Ce fut une leçon pour moi aussi et j'en profitai : cette première aventure du néo-né fit quelque peu sensation parmi mes amis qui s'en souviennent encore! Ce fruit de mes veilles m'en devint d'autant plus cher. Je me promis de veiller sur sa jeunesse, qui semblait déjà devoir être orageuse.

Mais revenons au sérieux. — Le jour même, Nélaton me fit l'honneur de me demander, il m'engagea à expérimenter sur les animaux et il m'adressa à M. Bouley, aujourd'hui membre de l'Institut, inspecteur général des écoles vétérinaires de France.

Art. V. — Expériences de transfusion immédiate sur les animaux.

On comprend qu'il me tardait à moi-même de demander à l'expérimentation sur les animaux, ce

(1) Le Dr Mathéné, ancien interne des hôpitaux, aujourd'hui médecin distingué à Auteuil, me prie de faire connaitre que c'est lui-même et quatre de ses amis stupéfaits qui se chargèrent de renseigner M. Nélaton. Il y a deux jours, en ma présence, il racontait la chose à MM. les professeurs Gosselin et Labbé.

qu'on pouvait attendre de la transfusion du sang par mon procédé. Je désirais faire des expériences aussi nombreuses, aussi variées que possible, et sur des animaux de toute taille; j'eus le rare bonheur d'être secondé dans mes premiers essais par M. Bouley, alors membre de l'Académie de médecine et professeur de clinique à l'École impériale vétérinaire d'Alfort, qui voulut me recevoir et m'encourager avec une bienveillance que je n'oublierai jamais.

§ Ier. — *Expériences sur le cheval* (à Alfort).

Je suivrai dans ma narration l'ordre dans lequel ont été faites mes principales expériences, et je m'attacherai à décrire celles qui ont eu lieu publiquement.

On remarquera, du reste, dans tout ce travail, que je n'affirme que ce qui a été ou ce qui peut être contrôlé. Je n'aime pas qu'un auteur rapporte lui-même des expériences dont personne n'a été témoin. Non pas que je doute de la sincérité du narrateur; mais il est si facile de s'illusionner soi-même sur la valeur d'une opération dont on est l'auteur.

C'est conformément à ces principes bien arrêtés, que je tairai un bon nombre d'expériences faites par moi sur les animaux, soit que ces expériences aient été faites déjà par d'autres expérimentateurs, soit qu'elles aient été faites en petit comité. D'ailleurs, je ne veux pas allonger outre mesure ce travail, quelqu'intéressant qu'il puisse sembler.

Les deux premières expériences de transfusion

furent pratiquées sur le cheval, dans l'enceinte de l'École vétérinaire d'Alfort, en présence et avec le concours des élèves, sous la direction de M. le professeur de clinique.

Expérience I.

Nous nous proposâmes, dans cette première expérience, de rechercher si le sang du cheval traverserait facilement notre système circulatoire artificiel, et cela sans se coaguler. Pour cette première opération, nous avions adapté à l'hématophore des tubes de 1 mètre de longueur, terminés chacun par une forte aiguille. Un cheval ayant été amené, M. Bouley plaça l'aiguille d'entrée dans la jugulaire externe gauche; je fis fonctionner l'appareil, et, par l'aiguille libre, nous vîmes sortir, en peu de temps, 500 grammes de sang parfaitement liquide.

Expérience II.

La première expérience nous avait montré que le sang du cheval pouvait traverser un appareil de 2 mètres de long sans se coaguler. Nous nous proposons, dans une deuxième expérience, de rechercher si le sang qui passait ainsi, était non-seulement liquide, mais encore s'il n'avait subi aucune altération, s'il était propre à rentrer dans le système circulatoire d'un autre animal pour y entretenir la vie.

Un deuxième cheval fut placé à un mètre de distance du premier. M. Bouley plaça dans la jugulaire droite du premier cheval l'aiguille de sortie de la façon indiquée précédemment; il plaça ensuite l'aiguille d'entrée dans la jugulaire gauche du deuxième cheval, mais de façon que son ouverture plongeât dans le centre même du vaisseau.

Je fis fonctionner l'appareil : le sang ayant chassé l'air par l'ouverture de la deuxième aiguille, cette ouverture fut ramenée à son tour dans le centre du vaisseau, et de cette façon le courant était établi du deuxième cheval au premier. Je fis passer 500 gr. de sang, c'est-à-dire la quantité même que ce premier cheval avait perdue dans la précédente expérience : nous retirâmes alors les deux aiguilles.

Il était naturel de penser que, si le sang ainsi transfusé n'était plus propre à entretenir la vie, il agirait comme corps étranger, et, à cette dose de 500 grammes, produirait des désordres sérieux dans le système circulatoire de l'animal. Or, rien de pareil ne se manifesta chez le cheval qui l'avait reçu, cheval qui, ayant été observé pendant huit jours, ne présenta rien d'anormal. Nous crûmes pouvoir en conclure que le sang avait traversé l'appareil intermédiaire sans subir d'altération.

Expérience III.

Plus tard, nous fîmes à Alfort une troisième expérience sur deux chevaux de petite taille, dans le but de voir l'effet produit par la transfusion d'une quantité plus considérable de sang sur un cheval saigné à blanc. Nous constatâmes qu'un cheval mis en état de mort apparente par une forte hémorrhagie, peut être ramené et conservé à la vie par la transfusion d'une notable quantité de sang emprunté à un autre cheval. Cette expérience fut faite sans que nous ayons noté le sang perdu par le cheval en opération, et c'est pourquoi je n'y insiste pas. Nous verrons plus loin une opération du même genre, faite avec tout le soin possible, et avec les chiffres bien constatés.

Nous bornâmes là nos recherches pour le moment sur le cheval : nous avions obtenu le double résultat désiré ; mais je n'ignorais pas que le grand obstacle à la transfusion directe du sang, que la coagulation ne se fait pas avec la même rapidité chez tous les animaux ; qu'elle est beaucoup plus rapide chez les carnivores que chez les herbivores ; que, chez l'homme, but principal de nos recherches physiologiques, la coagulation du sang, dans les circonstances ordinaires, est moyenne, pour la promptitude de sa manifestation, entre les carnivores et les herbivores.

A quelques jours de là, profitant de la gracieuse autorisation de M. Bouley, je retournai à Alfort, avec mes amis les docteurs Guichard et Carret, désireux d'assister à de nouvelles expériences de transfusion : M. le professeur Bouley voulut bien nous procurer le concours de son élève le plus distingué, M. Léon Canu, alors premier élève de l'École impériale d'Alfort, aujourd'hui médecin-vétérinaire militaire à Arras ; habitué à pratiquer chaque jour des opérations chez les animaux, son concours nous fut des plus utiles, et je me plais à l'en remercier de nouveau.

Cette fois, je me proposais d'agir dans des circonstances plus défavorables que chez l'homme, en essayant la transfusion chez le chien, animal chez lequel la coagulation du sang est surtout rapide, beaucoup plus que dans l'espèce humaine : c'était le meilleur moyen de juger la question de la transfusion, quant au fait de l'altération du sang dans son passage à travers notre appareil.

§ II. — *Expériences de transfusion sur le chien, le veau et le mouton* (à Alfort et à Grenelle).

Tous ceux qui se sont occupés d'expériences physiologiques sur le chien, savent combien le sang de ce carnivore est promptement coagulé. Il est à peine sorti du vaisseau depuis 60 à 80 secondes, et déjà il est pris en masse.

Il est mort presque à l'instant où il a subi le contact de l'air ; et on ne peut plus songer à l'injecter en nature.

La transfusion veino-veineuse a été considérée jusque-là comme tout à fait impossible chez cet animal.

Des expériences tentées, vainement dans ce sens, ont été relatées dans une thèse de la Faculté de Paris du Dr Quinche (1858, n° 223). Déjà le Dr Morel, dans sa thèse de 1856, avait conclu, de plusieurs insuccès qu'il a fait connaître, à l'impossibilité de cette opération.

Nous connaissions ces difficultés, et elles nous semblaient propres à juger la valeur de notre procédé.

M. Léon Canu nous procura deux chiens de moyenne taille ; et sur ces deux chiens nous répétâmes les deux mêmes expériences que nous avions précédemment pratiquées chez le cheval. Je noterai toutefois les particularités suivantes : 1° Les tubes capillaires d'entrée et de sortie du sang furent réduits à 30 centimètres de longueur pour chacun.

2° Nous fîmes la compression des jugulaires au moyen d'une ligature circulaire, laissée à demeure autour du cou.

3° La quantité de sang que nous fîmes passer chaque fois ne fut que de 150 grammes.

Nous constatâmes par la première expérience, que le sang sortait parfaitement liquide par la deuxième aiguille.

Notre deuxième expérience consista à rendre au premier animal les 150 grammes de sang qu'il avait perdus. — Ces chiens furent observés pendant les huit jours suivants, et ils continuèrent à jouir de la santé la plus parfaite.

Le même jour, nous fîmes l'expérience suivante sur un troisième chien du poids de 7 kilog. 500 gr.

Dans la jugulaire externe gauche de cet animal nous plaçâmes l'aiguille d'entrée de notre appareil, et dans la jugulaire externe droite nous plaçâmes l'aiguille de sortie. Après avoir chassé l'air, nous établîmes le courant sanguin.

Nous fîmes traverser à notre appareil 120 grammes de sang : les aiguilles furent alors retirées, et l'animal, qui depuis la veille n'avait pas mangé, se mit à croquer à belles dents la nourriture qui lui fut donnée. Il fut conservé et survécut très-bien.

L'animal soumis à cette expérience ne perdit par le fait que quelques grammes de sang; mais cette dernière opération nous semble très-intéressante à un double point de vue.

1° Elle confirme les expériences précédentes de la facile transfusion veino-veineuse chez le chien.

2° C'est à coup sûr la première fois que, chez le même animal, on a établi ainsi une circulation artificielle d'un vaisseau à un autre vaisseau, de façon à faire rentrer dans ses veines son propre sang, preuve manifeste que ce sang reste inaltéré. Il est bon de noter que cette dernière expérience était faite dans les conditions les plus difficiles; car la physiologie nous apprend que le sang d'un animal à jeun, est beaucoup plus coagulable qu'après les repas.

Nous répétâmes, M. le docteur Guichard et moi, des expériences analogues à Grenelle (Paris) sur le mouton et le veau; mais ces animaux n'ayant pu être observés par nous dans les jours suivants, nous ne pouvons constater ici que le succès de la première partie de l'opération. De ces diverses expériences, je pouvais conclure que le sang le plus coagulable traversait sans altération notre appareil; et, dès lors, j'avais entre les mains un excellent moyen, un moyen facile de varier sur toutes les espèces animales mes expériences de transfusion.

Art. VI. — La transfusion immédiate rappelle à la vie après les hémorrhagies excessives. — Expériences diverses. — Expérience publique à la Faculté de Paris sur le chien.

Je pouvais dès lors aborder la seconde question : la question vraiment intéressante et pratique de la transfusion après les hémorrhagies les plus intenses. — Or, la valeur de cette opération ne se peut bien juger que par comparaison. Etant donnés deux animaux du même poids et dans les mêmes conditions, si on enlève à l'un une quantité de sang qui égale la dix-huitième partie de son poids, il succombe de suite, quoi qu'on fasse ; car ce n'est pas une syncope c'est la mort.

J'ai vérifié ce fait facile à constater. Je lis même dans l'ouvrage de physiologie de M. Milne-Edwards (édit. 1857, page 32), que tout chien auquel on a enlevé, en une seule fois, une quantité de sang égalant la vingtième partie de son poids, meurt toujours immédiatement après, quand même on arrêterait alors l'hémorrhagie. Ce fait étant bien constaté, si on prend le deuxième animal, placé dans les conditions du premier qui a succombé; si on lui ôte le même poids de sang ; mais si alors, au lieu de l'abandonner à une mort inévitable, on pratique la transfusion du sang chez cet animal ; et si cette transfusion le ramène à la vie et permet de le conserver définitivement, n'est-il pas évident qu'il n'aura dû son salut qu'à cette opération? Or, c'est de cette façon que je me suis convaincu de sa véritable valeur. J'ai fait dans ce sens bon nombre d'expériences, et il n'est rien pour moi de plus incontestable que la transfusion sauve, alors que tout échoue.

Dans un certain nombre de cas, où le poids des animaux soumis à l'expérience a été noté avec soin, nous avons pu les ramener à la vie, alors même qu'ils avaient perdu une quantité de sang plus considérable que la dix-huitième partie de leur poids, comme on le verra par ce qui me reste à dire.

J'ai surtout expérimenté sur le chien, et j'ai vu que lorsque l'hémorrhagie avait amené deux syncopes successives, l'animal sortait le plus souvent de son anéantissement ; mais il succombait sans tarder, avec un abaissement rapide de température ; et, à l'autopsie, ses vaisseaux étaient à peu près vides, et son cœur ne contenait qu'un peu de sang coagulé.

J'étais arrivé laborieusement à un résultat incontestable ; pour moi, la transfusion avait été mal jugée par un grand nombre.

La raison m'en semblait dans le vice des procédés employés.

Le moyen qui m'avait réussi pouvait être utile à la chirurgie, puisque déjà il avait attiré l'attention d'hommes, sans contredit les plus aptes à le juger.

J'aurais été heureux qu'une expérience publique eût montré ce que peut la transfusion du sang, pratiquée méthodiquement.

Or, nous étions au mois de juin 1863; et, par une heureuse coïncidence, M. le professeur de la Faculté traitant la physiologie du sang avec tout le soin qu'on connaît, aborda la question de la transfusion. Elle ne pouvait avoir un interprète plus compétent; il décrivait toutes les phases de cette opération; il en éclaira successivement tous les points, et il en fit ressortir toute l'importance pratique. Puis, le regretté professeur de physiologie de la Faculté de médecine, confiant dans mon procédé de transfusion, qu'il avait accueilli avec le plus vif intérêt, institua par ce moyen nouveau deux expériences sur le chien. La première expérience fut faite le 12 juin dans le laboratoire particulier de M. le professeur Longet, à l'Ecole pratique, en présence de M. le professeur Gavaret, de M. Corvisart, alors médecin de l'Empereur, de MM. Gréhant, mon ami d'études, aujourd'hui professeur très-suivi à la Sorbonne, Marey professeur au collége de France et Cruveilhier, etc. Ce fut M. Léon Labbé lui-même, le chirurgien distingué si connu aujourd'hui, qui voulut bien se charger de pratiquer la transfusion.

Cette première expérimentation était une préparation à celle que nous devions faire le lendemain, et elle réussit de la façon la plus concluante sous tous les points. Aussi, le professeur surpris lui-même du succès, nous donna rendez-vous pour le jour suivant. Nous ne donnons pas les détails de cette première journée, dont la deuxième devait être la répétition.

La seconde expérience fut pratiquée le lendemain

13 juin, dans le grand amphithéâtre de la Faculté, à la leçon de physiologie de M. le professeur Longet, en présence de deux mille étudiants et de quelques-uns des professeurs de la Faculté présents à cette leçon, qui avait été spécialement annoncée comme devant être très-intéressante.

Il s'agissait de prouver :

1° Que la transfusion du sang est un moyen efficace dans les hémorrhagies les plus intenses ;

2° Que, par le procédé nouveau, le sang pouvait être facilement transfusé en nature.

Le journal *l'Union médicale* trouva que l'expérience pratiquée à la Faculté devait être publiée, et elle fut résumée, dans cette feuille scientifique, d'après les notes prises au cours même de physiologie, et d'après les chiffres notés par M. le professeur Longet lui-même.

Le rapport fut fait alors dans les termes suivants, que nous reproduisons mot pour mot, d'après le professeur de la Faculté :

« Le chien destiné à recevoir le sang a été pesé : son poids était de 11 kilog. 750 grammes. Il a été fixé à côté du chien destiné à fournir le sang à transfuser. On a ouvert au premier l'artère fémorale droite. En douze à quinze minutes, il a perdu 815 grammes de sang, c'est-à-dire tout le sang qui a pu sortir, car il est important de bien noter que l'animal a éprouvé trois syncopes successives. On a pu le faire revenir des deux premières, en lui lançant quelques gouttes d'eau froide sur les yeux et sur le nez, et chaque fois un peu de sang a coulé de nouveau. Mais, à la troisième syncope, les mêmes tentatives ont été infructueuses : il était complètement exsangue, en effet, si l'on considère la quantité énorme de sang perdu, et si on la compare au poids de l'animal. Aussi, ses muqueuses étaient complètement décolorées, il ne respirait plus. Bientôt il s'est agité convulsivement, et chacun l'a cru mort pour toujours.

« C'est seulement soixante à quatre-vingts secondes après cette mort apparente que du sang lui a été rendu; et, l'appareil étant gradué, il a été facile de constater le poids du liquide qui passait dans les veines de l'animal. Or, le chien soumis à l'expérience avait à peine reçu 80 à 90 grammes de sang, que la respiration s'est rétablie peu à peu, au plus grand étonnement de tous. On lui a transfusé 125 grammes de sang, puis on s'est arrêté dix minutes : après ce temps, on lui a rendu de nouveau 125 grammes de liquide. De façon que le chien qui, complètement exsangue, avait perdu 815 grammes de sang, en a reçu 250 grammes en deux fois. »

« Depuis le milieu de l'expérience, l'animal a continué à revenir progressivement à la vie, son œil s'est ranimé peu à peu avec toutes ses fonctions. On l'a laissé reposer quelques minutes, puis ce chien a circulé autour de l'enceinte, et il a paru se trouver parfaitement du sang de son voisin, coulant, on peut le dire, exclusivement dans ses veines. »

« Tel a été le merveilleux résultat de l'expérience publique pratiquée par M. le professeur Longet.

« Cette expérience a vivement intéressé tous ceux qui en ont été témoins, à cause de la quantité énorme de sang perdue par ce chien, et de la simplicité du moyen nouveau de transfusion qui a été employé. »

Voilà certes une expérience qui prouve bien que la vie n'est pas anéantie immédiatement, même par les hémorrhagies excessives. Mais, arrivée à ce degré, la vie est bien près de s'éteindre, et il n'y a, pour rappeler cette vie, d'autre moyen que de rendre de suite du sang en nature. Il importe d'ajouter que l'animal soumis à la transfusion dont nous venons de parler, a été conservé et représenté aux témoins de l'expérience du 13 juin, pendant les huit jours suivants ; et ce ne fut que lorsque l'opération eut été jugée concluante par tous, que cet animal cessa d'être mis en observation. Les étudiants de ce temps n'ont pas oublié ce petit chien, que le professeur lui-même se plaisait à montrer aux leçons qui suivirent le 13 juin 1863.

J'ajoute, pour être complet, que ce fut par les veines de la cuisse que le sang fut pris et rendu.

Cette expérience publique du 13 juin 1863, à la Faculté de Médecine de Paris, parut si complète et si intéressante, qu'elle fut relatée par tous les journaux scientifiques de ce temps : la *France médicale* (1), l'*Union médicale*, etc. Elle fut même rapportée en dé-

(1) *France médicale*, 11 septembre 1863.

tail dans les journaux politiques, qui ont un résumé scientifique. C'est ainsi qu'on peut la lire dans la *Gazette de France* du 7 octobre 1863.

Dans le même mois, nous avions commencé à Grenelle, avec les jeunes docteurs que j'ai déjà cités précédemment, une double expérience, que nous avions le désir de mener de front. Je ne peux la passer sous silence. Nous avions le désir de savoir jusqu'à quel point la transfusion d'une certaine dose de sang, répétée deux fois par jour, chez le même animal, peut suppléer l'alimentation.

A cet effet, nous nous étions procurés deux chiens de forte taille et deux veaux. Nous avions pesé au au début de l'expérience les quatre animaux. L'un des veaux et l'un des chiens devaient être nourris convenablement, et fournir matin et soir, à l'autre animal de la même espèce une certaine dose de sang.

Le second veau et le deuxième chien ne devaient avoir que de l'eau pure à boire; et, comme nourriture, une certaine dose de sang, reçue matin et soir dans les veines.

Cette double expérience, nous ne pûmes la continuer que trois jours, à cause des difficultés d'installation; et nous l'avons vivement regretté. Nous aurions pu savoir lequel de l'herbivore ou du carnivore aurait supporté plus facilement un pareil régime.

Et, par comparaison, nous aurions vu à peu près combien de jours un homme pourrait vivre par la transfusion, si une tumeur ou une opération quelconque rendait l'alimentation par l'estomac impossible pour quelque temps. On comprend bien que cette double expérience avait un grand intérêt pratique ; nous ne croyons pas qu'elle ait jamais été faite complètement.

Pour ne pas fatiguer le lecteur, nous ne rapporterons pas un nombre considérable d'expériences faites sur des lapins et des oiseaux de basse-cour. Nous avons surtout voulu nous rendre compte par nous-même de ce qui avait été déjà écrit par d'autres. Ces diverses expériences ne sont pas d'ailleurs extrêmement difficiles, quand on en a une certaine habitude. Mais il ne faut pas s'attendre à réussir du premier coup, quand il s'agit surtout d'animaux de petite taille.

Nous terminerons donc ici le résumé des expériences de transfusion immédiate faites chez les animaux avant 1864, expériences qui nous ont permis de conclure à la facilité de la transfusion immédiate chez l'homme, parce que chez l'homme le sang est moins coagulable que chez les carnivores, chez le chien, par exemple.

Nous devrions maintenant parler de la transfusion immédiate chez l'homme, mais nous suivrons l'ordre dans lequel nous avons inventé les diverses modifications de l'instrument qui est employé aujourd'hui, car c'est toujours le même appareil, modifié pour le but différent qu'on se propose.

CHAPITRE X.

TRANSFUSION MÉDIATE CHEZ LES ANIMAUX ET CHEZ L'HOMME, AU MOYEN DE L'APPAREIL PRÉCÉDENT, LÉGÈREMENT MODIFIÉ.

Art. I. — Pour pratiquer la transfusion chez l'homme, il faut une modification à l'appareil précédent.

Il est un principe qui doit toujours guider le médecin, c'est de ne jamais nuire. Or, dès 1863, après mes diverses expériences chez les animaux, je compris que l'appareil précédent devait être modifié pour la transfusion du sang chez l'homme, but de mes recherches. J'avais appris, et nous l'avons vu au commencement de ce travail, page 49, à l'étude des veines, que les opérations faites sur ces vaisseaux demandaient certaines précautions pour ne pas exposer à la phlébite.

Je compris dès lors que tout homme donnerait facilement un peu de sang, pour sauver un autre homme; mais qu'il fallait éloigner tout danger de l'homme généreux disposé à ce sacrifice. Dans un animal on peut, sans inconvénient, pour une expérimentation physiologique, enfoncer une fine aiguille canaliculée, dans la veine qui doit donner le sang. Mais chez l'homme sain, outre que cette opération serait douloureuse, elle ne serait pas sans danger : elle exposerait à la phlébite.

Art. II. — Appareil à entonnoir latéral pour la transfusion médiate.

Aussi, afin d'éloigner toute crainte de phlébite chez l'homme sain qui donnerait son sang, je fis construire, dès 1863, un appareil à transfusion médiate chez l'homme. Cet appareil n'est, on va le voir, qu'une modification de l'appareil précédent. Le tube et l'aiguille de sortie restent les mêmes. Il n'y a pas non plus de différence dans la partie moyenne, dans le cœur en cristal intermédiaire aux deux sujets, qui est, on peut le dire, la partie importante de l'appareil. Il n'y a de différence que dans le mode d'entrée du sang dans le cœur en cristal, dans la partie moyenne.

Pour s'en rendre compte, on n'a qu'à jeter les yeux sur la figure 2, page 200.

L'entonnoir, qui est destiné à recevoir le sang à transfuser, doit être en cristal un peu fort. On comprend que, dans cet entonnoir, le sang tombera en filet, et qu'il en faudra une petite quantité hors de ses vaisseaux propres, pour remplir le fond de ce vase. Cet entonnoir étant d'ailleurs parfaitement transparent, on juge facilement du niveau du sang et de sa parfaite liquidité. Son entrée par la valvule A dans le cœur en cristal, se fait de la même façon que dans l'appareil n° 1, que nous avons décrit plus haut, en faisant le diastole par l'élévation du piston. La sortie du sang se fait aussi de la même façon, en faisant la systole par l'abaissement du piston. La première systole a pour effet de chasser l'air par la valvule de sortie S, et bientôt par l'aiguille. Dès que le liquide sort par l'aiguille, l'appareil est amorcé et plein de liquide.

La tige du piston est d'ailleurs graduée, et permet toujours de peser le sang à son passage.

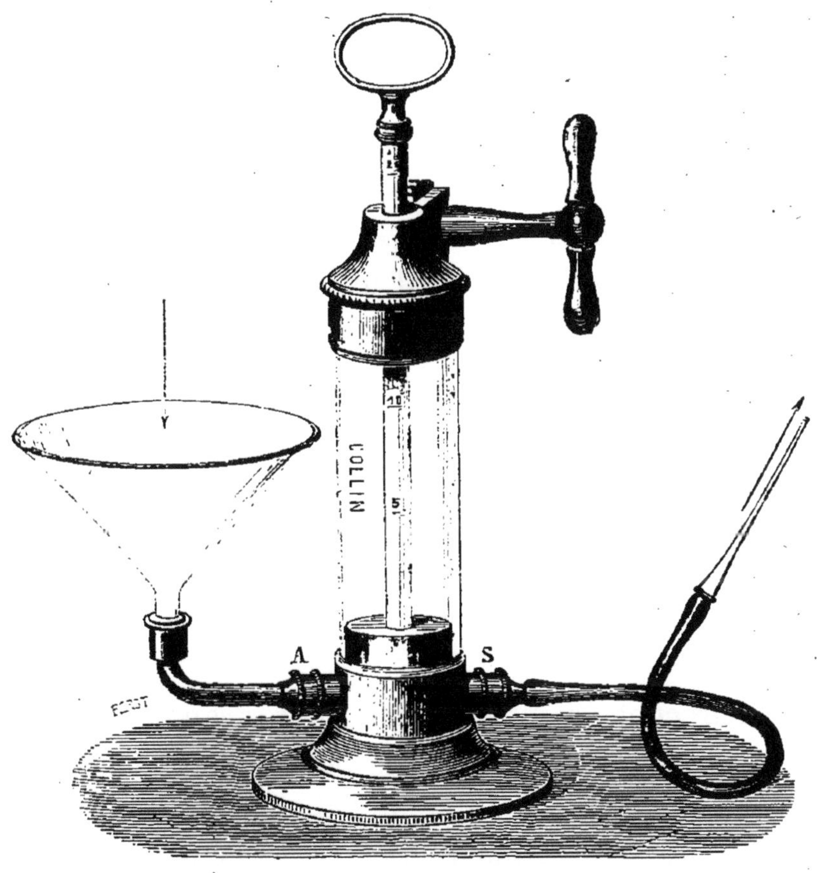

Figure 2.

En jetant les yeux sur cet appareil, il est facile de se rendre compte des avantages qu'il présente pour la transfusion médiate ; il est important d'appuyer sur ces considérations :

1° Le sang, tombant en filet dans le fond d'un

entonnoir étroit à sa base, il en faut peu hors de ses vaisseaux propres.

2° L'introduction de l'air est impossible dans la veine du sujet qui doit recevoir le sang, parce que l'opérateur juge parfaitement du niveau liquide dans l'entonnoir latéral et peut s'arrêter quand il veut, et aussi parce que le piston gradué n'est jamais descendu jusqu'au bas du cylindre en cristal. Nous conseillons à l'opérateur de laisser une couche de sang liquide au-dessous du piston en n'abaissant pas ce piston jusqu'au bas du cylindre à chaque systole, de façon que, si par hasard un peu d'air s'était introduit dans le cylindre, cet air, en vertu de sa densité spécifique, occuperait le dessous du piston, mais ne serait pas chassé dans la veine du sujet qui reçoit le sang.

3° Enfin cet appareil à entonnoir latéral, aux avantages précédents, joint encore celui-ci qui est immense, c'est que le trajet entre les deux sujets peut être très-court.

Par conséquent on a les deux grands avantages désirables pour une bonne transfusion : on évite, à coup sûr, l'introduction de l'air par la façon dont on manœuvre le piston qu'on n'abaisse pas complètement; et on évite la coagulation du sang par le court trajet, qui sépare l'entrée du sang de sa sortie de l'appareil, par l'instantanéité du passage.

Art. III. — Expériences concluantes avec l'appareil à transfusion médiate.

Aussitôt que je me fus procuré cet appareil en 1863, je m'empressai de m'assurer si le sang de l'homme passerait sans se coaguler par l'action de l'air, puisqu'il est un moment en contact avec l'air extérieur. Or, je m'en servis dès ce moment pour y recevoir le sang de plusieurs saignées, et je vis que le sang en sortait aussi liquide qu'à son entrée.

Mais était-il aussi vivant? Je le supposais, et je l'espérais. Mais je ne devais l'affirmer, qu'après une expérience bien convaincante. Cette expérience, je la fis facilement et de la façon suivante : je me procurai deux chiens de forte taille, pour avoir une quantité de sang notable. Aidé toujours de mes deux amis, qui, dans presque toutes mes expériences de Paris, m'ont prêté leur concours empressé, aidé aussi d'un ouvrier intelligent, qui voulait bien, moyennant finances, être à ma disposition, j'immobilisai les deux animaux. J'en mis un à bout de sang, comme dans l'expérience de la Faculté. Puis nous fîmes passer dans ses veines 200 grammes environ de sang reçu dans l'entonnoir latéral.

Pour cela, nous avions rasé bien exactement le col du second chien, et nous lui fîmes une légère ouverture à une jugulaire, afin de n'avoir à la fois qu'un léger filet de sang que nous recevions dans l'entonnoir latéral, et que nous faisions passer à mesure dans les veines du chien destiné à le recevoir.

Il ne s'attachait, aux parois internes de l'entonnoir, aucune couche de sang qui était chassé par le nouveau venu et qui restait parfaitement liquide, passait intact, et si bien vivant, que le chien, mis à bout de sang, fut rappelé promptement à la vie, et que nous le conservâmes plusieurs semaines.

Je ne pouvais douter, dès lors, que mon appareil n° 2, à entonnoir latéral, basé sur les mêmes principes que l'appareil n° 1, et employé avec les précautions indiquées, résolvait le problème de la transfusion médiate chez l'homme.

Il donnait en effet :

1° Le passage rapide et instantané du sang, qui ne quittait qu'un court instant ses vaisseaux propres;

2° Il évitait la coagulation, puisque le sang du chien, plus coagulable que celui de l'homme, passait vivant et intact;

3° Au moyen de la tige à crémaillère et de l'appareil gradué, on était maître de la vitesse du passage, et on pesait le liquide à mesure;

4° Le sang tombant en filet ne se mêlait pas à l'air. Tout au plus recevait-il le contact de l'air, par la surface du filet de sang, à mesure de sa chute dans le fond de l'entonnoir. Or, cette circonstance, loin d'être défavorable était peut-être une chose utile, puisqu'ainsi l'oxygène de l'air pouvait agir sur ce sang, qui perdait en même temps un peu d'acide carbonique.

Mais, mieux que tout raisonnement, l'expérience sur le chien était concluante pour l'homme, puisque le sang de l'homme est de beaucoup moins coagulable que celui du chien.

Art. IV. — Mon appareil à entonnoir latéral pour la transfusion médiate chez l'homme est encouragé par la Faculté de Paris en 1863.

A la fin de juin 1863, la Faculté de Paris ayant à récompenser les instruments nouveaux, je déposai, pour le concours, mon instrument à entonnoir latéral, dont nous venons de donner la description et les avantages. Les juges du concours avaient connu mes expériences physiologiques faites publiquement peu de temps avant. Aussi, un encouragement me fut accordé avant même qu'aucune opération faite chez l'homme ne fût venue me donner absolument raison. Cette haute récompense était d'autant plus flatteuse pour moi, que j'avais pour concurrents plusieurs agrégés mêmes de la Faculté, qui, eux aussi, avaient présenté des perfectionnements chirurgicaux.

Je compris qu'on avait voulu surtout récompenser mes expériences physiologiques de transfusion immédiate sur les animaux, faites avec mon appareil n° 1; car mon appareil n° 2, n'ayant pas encore été employé chez l'homme, n'avait rigoureusement rien à prétendre à ce concours, qui ne s'adressait qu'aux instruments dont l'usage avait sanctionné l'emploi.

Art. V. — Comment doit être pratiquée la transfusion médiate chez l'homme, avec l'appareil à entonnoir latéral ?

Rien ne vaut, dans la science et dans la médecine surtout, que par l'expérience. Or, des succès déjà nombreux, obtenus par la transfusion chez l'homme, sont venus confirmer ce que nos expériences physiologiques, chez les animaux, nous avaient donné le droit de prédire et d'attendre. Notre appareil si simple a été substitué à tout un arsenal compliqué et impossible. Nous avons prouvé que, pour pratiquer la transfusion, il n'y avait besoin ni de manchon à eau chaude, ni de thermomètre, ni de toutes ces ingénieuses et compliquées dispositions, qui s'écrivent sur le papier, mais qui sont irréalisables en pratique.

Nous avons montré que la coagulation peut être évitée, en ne faisant sortir des vaisseaux que peu de sang à la fois, et en le transfusant chaud et vivant, à mesure de la sortie de la veine qui le fournit.

Nous avons donné le moyen d'éviter l'introduction absolue de l'air dans la veine du sujet qui reçoit le sang. Nous avons prouvé par les faits que l'action instantanée de l'air extérieur, sur le sang sortant du vaisseau, n'est pas une mauvaise condition : car il faut distinguer le sang mélangé d'air et le sang passant à travers l'air, mais sans s'y mêler.

On voit, par ce qui précède, combien nous sommes loin de l'appareil, si compliqué pourtant, qui n'avait pour but que la transfusion du sang défibriné.

Notre moyen à nous, c'est la simplicité même, et c'est là ce qui en fait précisément la perfection; et nous prétendons que, pour peu que le lecteur ait la moindre notion de physique et de physiologie, il est à même de comprendre absolument tout ce que nous avons dit, et de s'en rendre compte.

Quant à la pratique de l'opération, il n'y a pas, au monde, un seul médecin digne de ce nom, qui ne puisse la pratiquer au besoin (1). Et, pour cela, il est à peine besoin d'un confrère, ce qui ne nuit jamais pourtant, mais, à la rigueur, un ou deux aides intelligents doivent suffire.

Si on veut bien jeter les yeux sur la figure n° 3 ci-jointe, on se rendra compte parfaitement de la façon dont doit être pratiquée, chez l'homme, la transfusion médiate.

Je dirai quelle est, à mon avis, la meilleure disposition à donner aux personnes qui doivent y jouer un rôle. Quant aux questions de détails, chaque opérateur est libre de faire les changements qu'il juge convenables, suivant les circonstances qui varient avec chaque cas.

Voici pourtant ce que je conseille, et on comprendra qu'une opération est déjà bien simplifiée quand le mode d'opérer est bien fixé à l'avance, et que l'opérateur ne laisse à l'imprévu que le moins possible. L'opération de la transfusion a ceci d'avantageux, que tout, ou presque tout, peut être prévu à l'avance, quant à l'opération elle-même.

Dans une opération de transfusion médiate, cinq personnes sont en présence, sinon nécessairement, au moins ce nombre me semble désirable, pour que tout se passe pour le mieux.

(1) On verra par l'observation de Dreux, publiée à la fin de ce travail, que le Dr Molinier a pu faire une opération qui a si bien réussi, et cela avec un seul aide.

L'opérateur s'est assuré d'une personne de bonne volonté, autant que possible de 20 à 30 ans, ayant un sang riche, jouissant d'une bonne santé par conséquent, et sachant conserver son sang-froid. Il ne serait peut être pas mauvais de lui faire prendre préalablement un verre de bon vin tonique.

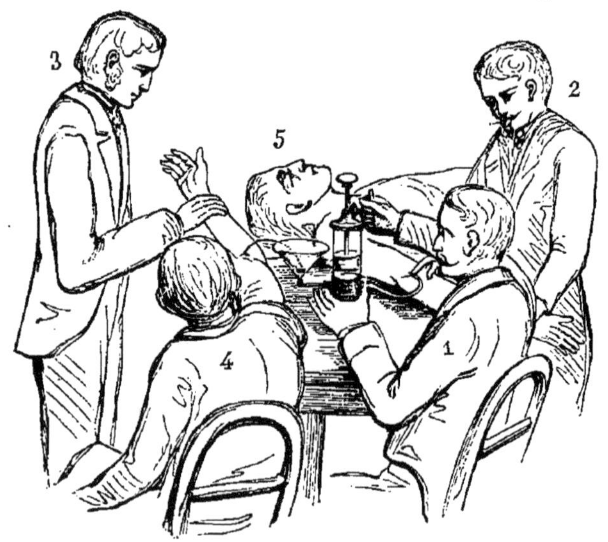

Figure 3.

On peut rapprocher les deux bras beaucoup plus qu'ils ne le sont sur cette figure. Il suffit et il convient de ne laisser que la distance que nécessite rigoureusement l'opération.

La personne malade [5] est couchée horizontalement dans le décubitus dorsal, la tête basse et tout à fait au bord droit du lit.

Une très-petite table carrée, comme une table de nuit bien solide sur sa base, est approchée du lit : elle doit être assez élevée, pour que le bras droit du malade faisant un angle droit avec le reste du corps, y repose horizontalement soutenu. Ces précautions sont indispensables, car il faut ici une fixité et une distance mathématiques en quelque sorte, entre tous les points qui doivent jouer un rôle dans l'acte qui va suivre. L'instrument est posé sur une base large et solide, à la distance convenable du pli du coude. L'opérateur, qui s'est assuré d'abord que son appareil fonctionne bien, s'assure ensuite du point précis où il doit poser son instrument, pour laisser au tube d'arrivée du sang dans le bras la longueur convenable.

Un aide intelligent [2] est placé à droite de l'opérateur et sera chargé de l'aiguille canaliculée, destinée à conduire le sang dans la veine du sujet anémique. L'opérateur lui a donné, à cet effet, et à l'avance toutes les indications utiles.

Le sujet qui doit donner son sang [4], est assis à gauche de l'opérateur et sur un siége assez élevé pour que, sans effort, le bras placé horizontalement soit au niveau de l'entonnoir latéral. Un aide intelligent, et s'il se peut un médecin [3], est chargé du bras qui doit donner le sang. L'opérateur [1], doit être assis commodément, c'est le moyen qu'il ait toute liberté de ses mouvements. Il est en face de son sujet anémique qu'il surveille, tout en préparant l'opération.

La place et le rôle de chacun étant bien arrêtés, on lie les bras des deux sujets comme pour une saignée ordinaire ; et un courant d'eau tiède est passé dans l'appareil. Une ponction est faite sur la veine la plus apparente du pli du coude chez le sujet anémique. Malgré que ce malade ait peu de sang dans le cas que nous indiquons, cependant une trace bleuâtre indique toujours la position d'une veine. Il est possible de pratiquer une petite ponction comme pour une saignée, et on voit sortir un peu de sang, pauvre, c'est vrai, mais enfin un peu de sang. On introduit avec précaution l'aiguille canaliculée munie de son mandrin dans la direction du trajet de la veine, sans effort, et de façon à l'enfoncer de deux centimètres à peine.

On comprend que c'est l'opérateur qui se charge de ce soin.

C'est, à proprement dire, le seul point difficile de l'opération. Une ponction comme pour une saignée ordinaire est faite au sujet pléthorique ; l'aide chargé de cette opération, quand ce n'est pas l'opérateur lui-même, doit, et cela est toujours facile, ne laisser sortir qu'une quantité très-modérée de sang à la fois, de façon que l'entonnoir de cristal n'en contienne que 10 à 15 grammes. Dès que le sang arrive dans l'entonnoir, l'opérateur se dispose à faire le mouvement de diastole, pour amener le sang dans le cylindre de verre. En se conformant aux indications que nous avons données précédemment, il chasse l'air de l'appareil. Dès que cet appareil ne contient plus d'air, l'aiguille de sortie est introduite avec précaution à la place du mandrin dans la deuxième aiguille canaliculée restée à demeure fixe dans la veine du sujet anémique, dont le bras a été délié. On comprend, dès lors, que le courant est établi. L'opérateur ne doit pas oublier que le succès de l'opération est tout entier dans la précision et, je dirais presque, dans la sage lenteur de ses mouvements. Il ne doit pas oublier qu'il a trois grandes minutes au moins devant lui pour renouveler le sang dans l'appareil, car le sang ne doit pas se coaguler avant. Or, ici le sang est renouvelé à chaque instant. Il tâche d'imiter la marche du sang retournant au cœur par un mouvement régulier et par une toute petite ondée à la fois.

De cette façon, le cœur est surpris et non étonné; il envoie au poumon un sang un peu plus abondant, et surtout beaucoup plus riche qu'avant l'opération.

Le poumon, à son tour, s'aperçoit à peine de l'arrivée de ce liquide modérément plus abondant. L'action de l'air, par la respiration qui se continue, revivifie ce sang devenu plus riche. Le poumon envoie à la moitié gauche du cœur ce sang artérialisé, et le cœur à son tour le distribue à l'organisme tout entier par ses merveilleuses divisions et subdivisions. Nous rappelons que l'opérateur pèse le sang à son passage et, malgré toute l'attention que réclame de lui le rôle délicat qu'il remplit, il doit se posséder suffisamment pour donner à ses aides tous les ordres que nécessite la marche de l'opération.

Faut-il ajouter que nous avons choisi les deux bras droits, parce que c'est le bras droit qui, physiologiquement, a ses veines plus développées.

Art. VI. — Modification absolument mauvaise qui a été faite de mon appareil à entonnoir latéral, et pourquoi cette modification est mauvaise et doit être rejetée.

Les appareils à transfusion que nous avons décrits précédemment semblent chose si simple, qu'en vérité on se demande comment il a fallu attendre 1862 pour les inventer. C'est un cœur de cristal établi entre deux sujets. Cependant, cette chose si simple a coûté à son auteur plus de deux années de travail spécial et d'expérimentations préalables sur les animaux.

Tout appareil de ce genre repose sur des connaissances physiques, physiologiques et anatomiques. Pour inventer un appareil, il faut toutes ces choses. J'ajoute qu'une modification même ne peut être faite sérieusement, si elle n'est dirigée par les mêmes connaissances. Or, c'est précisément ce qui est arrivé pour mon appareil à entonnoir latéral. J'avais pensé assez longtemps à la transfusion médiate chez l'homme, et il est présumable que je devais savoir la forme à lui donner pour atteindre mon but, mieux qu'un fabricant sans études aucunes de la question. Il y avait trois années que cet appareil à entonnoir latéral avait vu le jour, et avait été honoré d'une récompense publique, quand un fabricant, qui le connaissait d'ailleurs puisqu'il avait été le mien, eut l'idée singulière de mettre cet instrument le pied en l'air et de lui donner, avec son nom, la forme que voici.

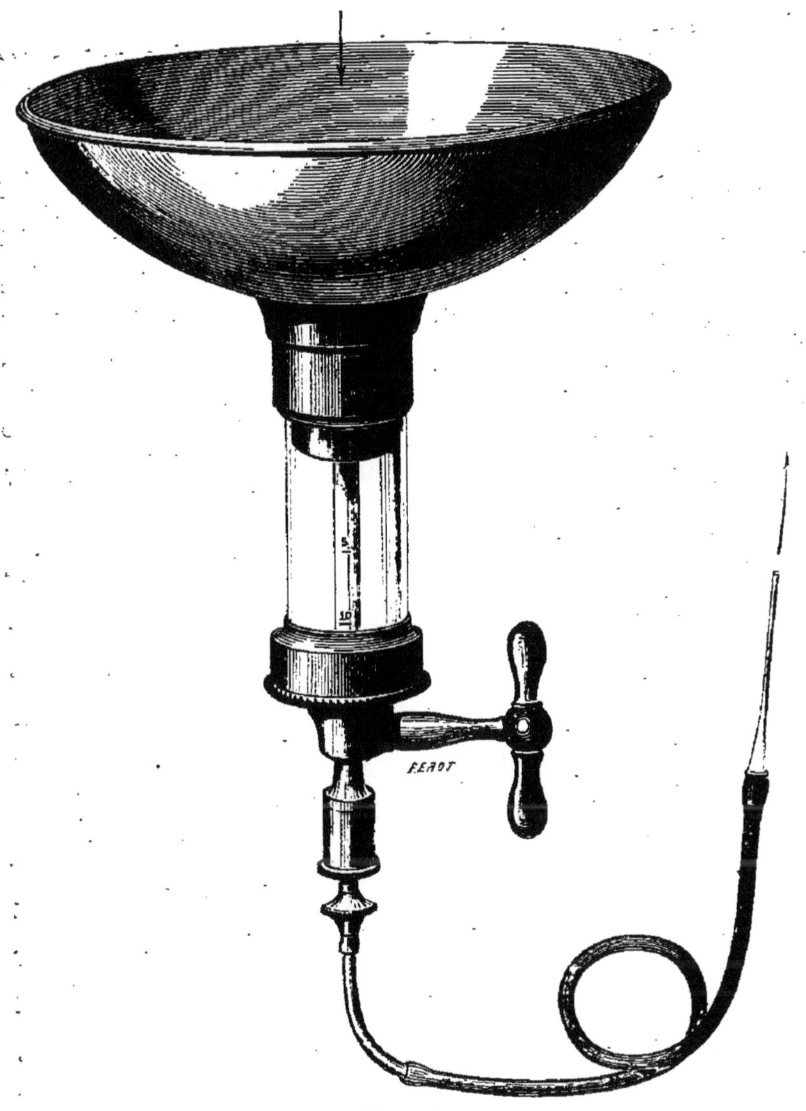

Fig. 4.

S'il est une propriété sacrée, c'est celle qui est le résultat de nos veilles et de nos travaux intellectuels. S'il suffisait de changer une vis à un appareil quelconque, ou comme ici de déplacer un entonnoir, pour dire cet appareil est le mien, en vérité la chose serait trop facile, et je plaindrais sincèrement le pays où ce fait se passerait au grand jour.

Ce serait le communisme dans les œuvres de l'esprit (1).

La propriété n'existerait plus. Heureusement, malgré toutes les épreuves subies par notre pays, nous n'en sommes pas encore là. Et en France aussi, il y a toujours des juges.

La modification que voici est mauvaise pour les raisons suivantes :

1° Dans la transfusion du sang, le courant doit être le plus court possible entre deux sujets. L'appareil à coupe supérieure allonge considérablement ce courant.

Pour s'en rendre compte, il suffit de jeter les yeux sur mon appareil et sur sa prétendue modification.

2° La coupe supérieure est tout ce qu'il y a de plus mauvais pour recevoir le sang à transfuser, parce que le sang y tombe en rosée, et non pas en filet comme dans le fond de l'entonnoir.

Or, tous les physiologistes s'accordent à dire que, dans un vase de cette forme, l'expérience a prouvé que le sang se coagule très-vite.

Il est facile de voir que dans cette coupe à large surface et à large base, il faut une grande quantité de sang pour faire fonctionner l'appareil, si l'on veut éviter l'introduction de l'air. N'est-ce pas encore là,

(1) Qu'on n'oublie pas que cette propriété m'a coûté deux années d'études spéciales et d'expériences physiologiques ; et qu'en France et ailleurs un bon nombre de personnes déjà lui doivent d'avoir échappé à une mort assurée : nous le montrerons plus loin en rapportant les faits.

je le demande, une mauvaise condition pour la transfusion?

Si l'air entre dans le piston, percé à son centre, et se continuant avec un canal creusé dans le milieu de sa tige, il sera nécessairement introduit dans la veine du sujet anémique. Par ce contact prolongé avec un canal métallique, les globules du sang, que nous savons éminemment altérables, ne peuvent être que mal impressionnés.

Ainsi donc, la modification à coupe supérieure, facilite la coagulation, par la longueur du courant et la forme du vase; elle rend facile l'introduction de l'air et livre passage à un sang moins vivant.

Aussi un juge des plus compétents et très-modéré dans ce jugement, a-t-il pu dire que c'est une modification sans aucune raison d'être. Il faut ajouter qu'avec cet appareil, si malheureusement modifié, l'opération n'a pas la précision désirable.

L'appareil avec coupe ne repose sur aucune base, et l'opérateur est obligé de le fixer de sa main gauche, pendant qu'il dirige le courant avec sa main droite.

S'il est une opération qui demande à être surveillée dans tous détails par l'œil de l'opérateur, c'est la transfusion du sang. — Or, comment voir à travers les parois de cette coupe de métal quel est au juste le niveau du sang, et son état de liquidité? L'opération est livrée au hasard, et si elle réussit, c'est par hasard aussi.

Ce n'est pas trop, pour une opération aussi délicate, de s'entourer de toutes les conditions de succès, avec un appareil qui les réunit toutes. C'est ce que feront les praticiens jaloux de conserver leurs malades et leur réputation.

Pour que le lecteur apprécie facilement par lui-même la forme de l'appareil qui convient, pour une opération aussi délicate que celle dont nous occupons, nous mettons en regard de l'instrument véritable, tel qu'il a été donné par l'auteur, la modification malheureuse qui en a été faite. C'est le meilleur moyen de bien faire ressortir les points importants sur lesquels nous appelons toute l'attention des praticiens. La chose en vaut la peine; il s'agit de la vie des malades : si l'opération ne les sauvait pas, elle avancerait leur mort. Qu'on ne s'étonne donc pas si nous insistons sur ces points, dont mieux que personne nous sentons l'importance, à cause de notre expérience de la transfusion.

On comprend que, pour réussir complètement dans une opération aussi délicate, il faut se mettre dans les meilleures conditions de succès. Agir autrement c'est exposer à la fois son malade, sa réputation, et l'opération elle-même, malgré tous les succès qu'elle a donnés. L'appareil à entonnoir latéral, c'est le trajet le plus court entre les deux sujets. L'appareil à coupe supérieure, c'est la ligne courbe, c'est c'est le chemin le plus long entre les deux sujets.

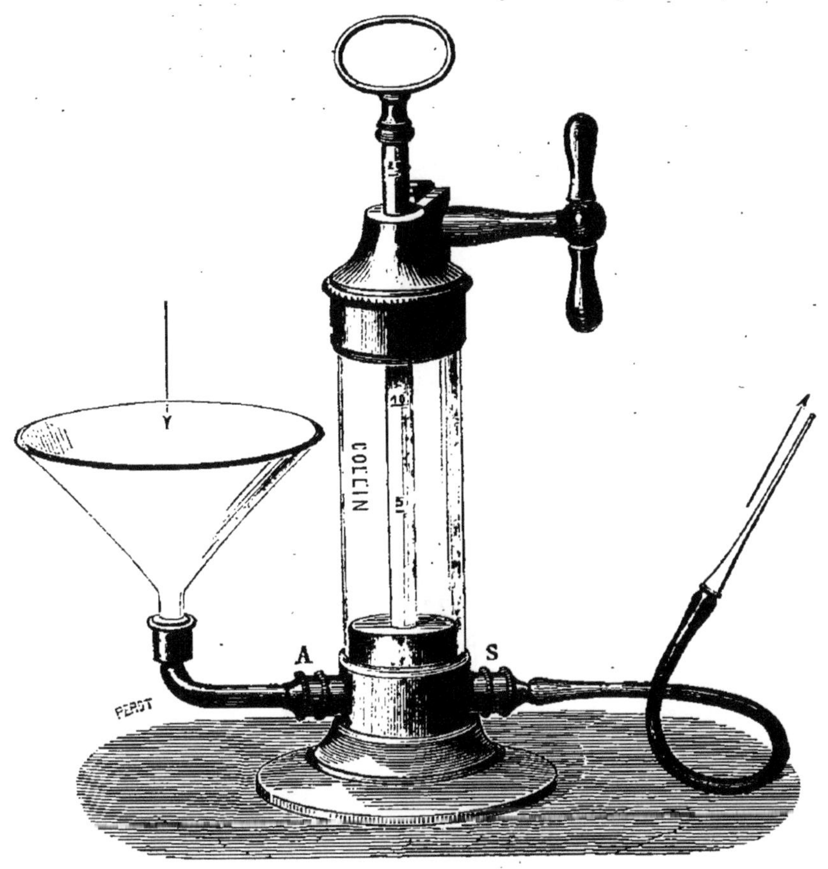

Appareil du Dr Moncoq pour la transfusion médiate,
tel qu'il doit être employé, parce que :

1° Le sang tombant en filet dans le fond d'un entonnoir, il en faut très-peu à la fois hors du vaisseau qui le fournit, et il n'a pas le temps de se coaguler ;

2° Parce que l'entonnoir étant parfaitement transparent, on peut voir facilement le niveau du liquide ;

3° Parce que le sang ne traverse pas de canal métallique très-long, et qu'il n'a qu'un court trajet à parcourir pour entrer dans la veine du sujet qui doit le recevoir ;

4° Parce que, si une bulle d'air se mêlait au sang, elle resterait sous le piston qui n'est jamais abaissé jusqu'au bas de sa course, et ne serait pas chassée dans la veine du sujet anémique ;

5° Parce qu'enfin cet appareil, reposant sur une base large, peut être fixé, et n'a pas besoin d'être tenu à la main, ce qui permet de donner à l'opération une précision mathématique nécessaire pour le succès. Le cœur de cristal n'étant pas caché, on voit et on pèse facilement le liquide à son passage. En procédant avec les précautions indiquées, on juge de tout l'ensemble de l'opération, que l'œil peut surveiller ; on est toujours certain de porter le sang vivant dans la veine du sujet anémique.

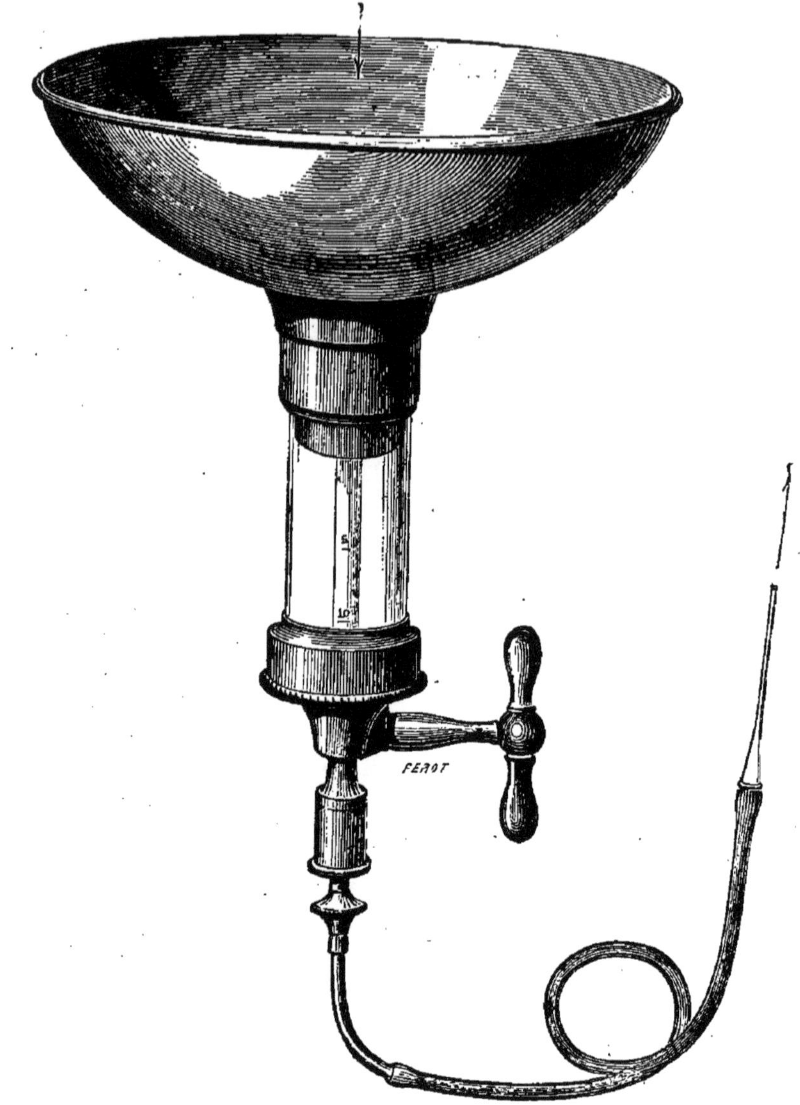

Appareil du Dr Moncoq, *modifié par le fabricant,* et qui doit être rejeté de la pratique :

1° Parce que le sang, tombant en rosée sur une coupe de large surface, se coagule promptement, et qu'il en faut beaucoup à la fois hors du vaisseau qui le fournit;

2° Parce que la coupe étant en métal opaque, on ne peut juger du niveau du liquide;

3° Parce que le sang traverse la tige du piston perforée pour ce passage, ce qui constitue un long canal métallique, éminemment propre à la coagulation du liquide. Le sang a un canal très-long à parcourir pour entrer dans la veine du sujet qui doit le recevoir;

4° Parce que, s'il entrait de l'air dans l'appareil, il serait chassé nécessairement dans la veine du sujet anémique ;

5° Parce qu'enfin, cet appareil ne reposant sur aucune base, ne peut être fixé, il doit être tenu par la main gauche de l'opérateur, ce qui ne permet pas de donner à l'opération la précision mathématique nécessaire pour le succès. Le cœur de cristal est caché par cette main gauche, on ne voit pas le liquide à son passage; on ne sait pas, par conséquent, s'il est ou non coagulé. On ne sait pas s'il porte la vie dans la veine du sujet anémique, et on s'expose à y porter la mort.

Art. VII. — Les opérations pratiquées avec succès chez l'homme ont donné raison à mes prévisions de 1863.

On a vu, par ce qui précède, combien est simple l'opération de la transfusion du sang dont on s'était fait une idée si fausse avant mes travaux de 1863, parce qu'avant cela on n'avait pas le moyen de la pratiquer ; et tout est là. En 1863, nous n'avions que l'expérimentation sur les animaux ; aujourd'hui, nous avons des succès déjà nombreux chez l'homme.

Cette importance d'un procédé pratique de la transfusion, l'illustre professeur du collége de France, M. Claude Bernard, la pressentait bien quand il a dit, dans sa belle leçon du 17 mars 1858 : « L'opération de la transfusion, entourée de tant de difficultés aujourd'hui, est appelée à rendre les plus grands services à la médecine et à la chirurgie. Ce qui doit surtout préoccuper actuellement, c'est de fixer les procédés les plus avantageux et les plus propres à en mettre la pratique à l'abri des inconvénients nombreux qu'il est important d'éviter. »

Aussi, sommes-nous heureux de pouvoir dire au premier physiologiste du monde : Maître, votre désir est réalisé par un de vos élèves. Encouragé par vos leçons et par vos écrits, il s'est mis courageusement à la besogne, mais le but est atteint. Des difficultés, il n'y en a plus. Le procédé qui met la transfusion à l'abri des inconvénients nombreux qu'il est important d'éviter, le voilà. Ce n'est pas moi qui vous le dis : ce sont les professeurs de l'école de Reims; c'est

M. le professeur Courty, de la Faculté de Montpellier; c'est enfin un maître illustre de la Faculté de Paris, le professeur Béhier lui-même : les succès obtenus par eux valent mieux que les plus belles théories. Je donnerai plus loin les rapports complets sur les principaux succès déjà obtenus en France depuis 1866, avec notre appareil, quoiqu'il soit à peine connu encore. Je ne parlerai pas des succès obtenus en Angleterre, en Autriche et en Italie. Je ne parlerai que des opérations faites en France, et dont les résultats sont sous notre main, et qu'il est facile de contrôler. Quand aux insuccès, il n'y en a pas du fait du procédé. Il y en aura, sans doute, car on opérera dans des conditions où le succès sera impossible, mais cela, on le comprend, ne touche en rien à la valeur du procédé lui-même.

Voilà donc une opération devenue classique et accessible à tout praticien. Et son résultat merveilleux est celui-ci :

Rappeler un mourant à la vie quand tout le monde a dit : il n'y a plus rien à faire, le malade est absolument sans ressource aucune, et il n'a plus que peu d'heures à vivre. Mort, tu auras tort, cette fois du moins, car la transfusion du sang va rendre ce mourant à sa famille ; cette jeune mère à son enfant.

Ces résultats, intéressants pour les hommes de la science, le sont aussi pour les hommes du monde. C'est ce qui explique l'émotion générale dont la presse tout entière s'est fait l'écho à propos du succès merveilleux et si rapide, obtenu récemment à l'Hôtel-Dieu de Paris.

C'est le triomphe de la vie reprenant ses droits sur la mort, qui déjà avait levé sa faux pour frapper sa victime.

CHAPITRE XI.

TRANSFUSION IMMÉDIATE ET INSTANTANÉE CHEZ L'HOMME.

Art. I. — Appareil pour la transfusion immédiate chez l'homme.

L'appareil à entonnoir latéral (fig. 2), peut servir, non-seulement pour la transfusion médiate, mais encore pour des injections intra-veineuses, qui semblent aujourd'hui appelées à jouer un certain rôle dans la médecine. La transfusion du sang, avec l'appareil à entonnoir latéral, n'est pas autre chose qu'une injection intra-veineuse. La graduation de l'appareil et son maniement facile pourront en faire un instrument précieux pour ce but spécial.

En 1863, après avoir établi l'appareil n° 2, pour la transfusion médiate, je pensai que la transfusion immédiate chez l'homme n'était pas impossible, avec une simple modification aux appareils précédents. Le corps de l'appareil et le tube de sortie du sang restant le même, je fis disposer un instrument portant, à sa partie inférieure, une petite cupule en cristal transparent, pour l'introduction du sang.

Cet appareil, comme le précédent, se trouve chez M. Collin, successeur de M. Charrière, à Paris. Je ne sache pas qu'il ait encore été employé par d'autres que par moi.

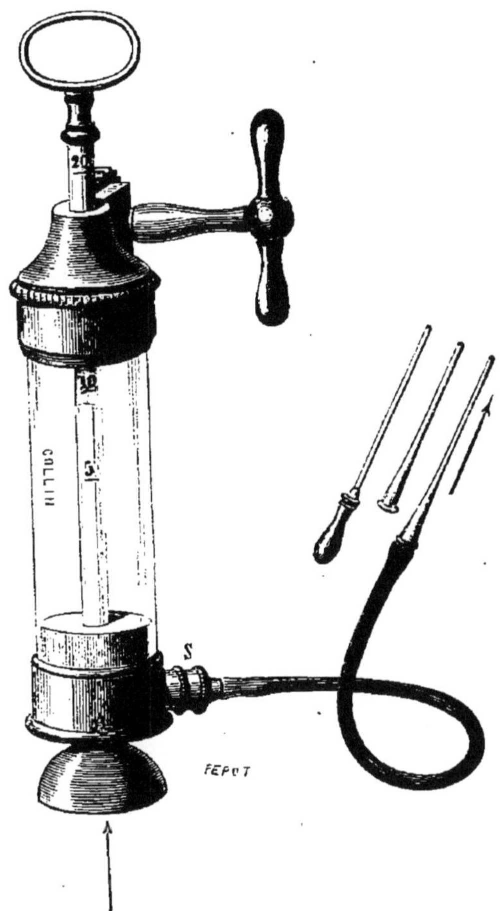

Fig. 5.

Modification de mon appareil précédent et permettant de faire la transfusion immédiate chez l'homme, avec le rapprochement maximum des deux sujets.

A. Cupule de cristal qui s'applique sur la ponction faite au sujet qui donne le sang et qui ne doit pas presser sur cette ponction.

S. Tube et aiguille pour conduire le sang dans la veine qui doit le recevoir. L'appareil porte, comme le précédent, une valvule d'entrée placée ici à la jonction de la cupule de cristal et du cylindre transparent. Il est très-important ici que cette valvule, s'ouvrant de bas en haut, soit d'une très-grande mobilité pour l'entrée du sang. Il y a en S une valvule de sortie, s'ouvrant de dedans en dehors, en sens inverse de la précédente.

J'ai déjà dit que je n'aime pas qu'un opérateur rapporte lui-même dans ses livres, des opérations qui n'ont pas été contrôlées, et sur un théâtre bien éclairé.

C'est pour me conformer à ces principes que je tairai une opération de transfusion immédiate que j'ai pratiquée avec cet appareil, en janvier 1871, ou plutôt, je n'en dirai qu'un mot. Je n'avais, pour me seconder, qu'un confrère déjà âgé, et un aide intelligent pour tenir l'aiguille canaliculée dans la veine du sujet anémique. Je pratiquai cette opération chez une femme récemment accouchée, et après une hémorrhagie énorme et subite. Le confrère, M. Laignel, qui m'avait fait appeler, était un médecin de beaucoup d'expérience. Il savait que je m'occupais d'expérimentation sur cette question spéciale, et d'ailleurs nous nous rencontrions souvent auprès des mêmes malades. L'état de la mourante se rapprochait beaucoup de ce que nous avons vu précédemment dans l'observation n° 4, p. 111. Je fis passer 120 gr. de sang avec toutes les précautions possibles, et j'eus la chance de sauver ma malade. Je n'ai pas publié cette observation par la raison que j'ai indiquée ; je voulais que d'autres se chargeassent de préconiser publiquement l'instrument que j'avais inventé.

Je n'avais employé préalablement cet appareil (1), à

(1) M. le docteur Malhéné, ancien interne des hôpitaux, sait que le sang du bras gauche de l'auteur même de cet appareil, y a passé avant celui de personne. Quelques-uns me comprendront; et en vérité je n'ai pas cru faire un grand sacrifice. Celui-ci avait sa raison d'être.

transfusion immédiate, que pour bon nombre de saignées, dont j'avais fait passer le sang dans l'instrument, afin de m'assurer de son fonctionnement parfait. C'est un exercice que je recommande à ceux qui voudront s'en servir.

Il est difficile de bien exécuter une opération aussi délicate, si on ne s'est pas d'abord exercé à le manier. Et l'exercice que j'indique est à la portée de tout praticien jaloux de se tenir au courant de la science.

Cet appareil, à cupule inférieure, est la solution de la transfusion immédiate chez l'homme.

Vaut-il mieux, pour l'opération, que l'appareil à entonnoir latéral? Voici, je crois, ce qu'il faut dire pour être dans le vrai :

On peut, avec lui, faire la transfusion à l'abri de l'air. On fait passer un sang plus vivant, s'il est possible encore, qu'avec l'appareil précédent, parce que le courant entre les deux sujets est plus court, et que le sang est pris à chaque instant à sa source, dans le vaisseau vivant qui le fournit à mesure de son passage. Mais un opérateur qui ne se serait pas exercé à l'avance, réussirait plus tôt et plus facilement avec l'appareil à entonnoir latéral.

Voici, du reste, la manière de procéder avec ce dernier appareil à transfusion immédiate.

Je ne dirai rien du mode d'entrée du sang dans le sujet anémique, ni de la position à donner aux deux bras destinés à être mis en rapport. C'est la même chose que précédemment, sinon que les bras sont plus rapprochés l'un de l'autre.

Art. II. — Manière de pratiquer la transfusion immédiate et instantanée chez l'homme.

La figure n° 6 en dira plus qu'une longue description, et elle permettra au moins d'abréger celle que nous devons faire.

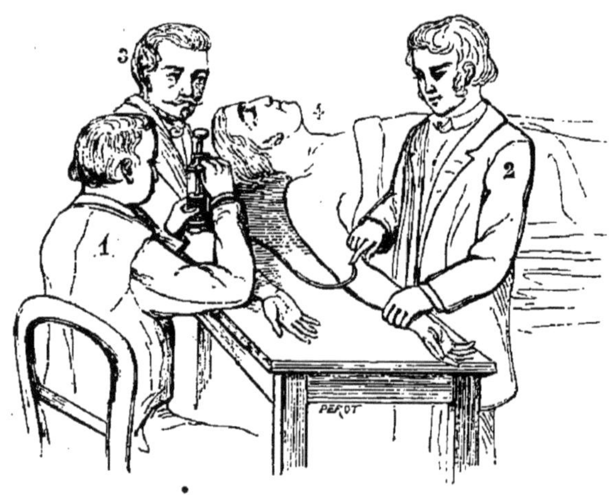

Fig. 6.

Dans cette figure, le vaisseau artificiel qui porte le sang dans le bras anémique est représenté beaucoup trop long. On comprend que les bras des deux sujets doivent presque se toucher, ainsi que les mains placées sur le même plan, et l'une à côté de l'autre. Il faut toujours, comme dans la transfusion médiate, une petite table bien solide et assez élevée, pour que les bras y reposent horizontalement et sans aucun effort. On voit que l'opérateur n'a absolument besoin que d'un seul aide. Ce n'est pas qu'il soit mauvais d'en avoir un second, pour veiller sur l'opéré, et qui soit à la disposition de l'opérateur.

Les bras des deux sujets ayant été disposés comme

précédemment par une ligature préalable, et l'appareil, bien en ordre, ayant reçu un courant d'eau tiède, le mandrin garni de son aiguille est introduit dans le bras anémique après la ponction préalable. Une large ponction est faite, comme pour une large saignée au sujet anémique. Cette large ouverture, on le sait, n'est d'ailleurs pas plus dangereuse qu'une petite. L'opérateur, au moyen du pouce gauche, exerce sur la veine ponctionnée une pression qui empêche le sang de jaillir, jusqu'à ce que la cupule transparente de l'instrument soit sur la ponction même.

On doit ne pas oublier que, par le fait de la ligature, le bras pléthorique représente un vase trop plein, à parois élastiques. Donc, et l'expérience nous le montre tous les jours dans une bonne saignée ordinaire, le sang du bras pléthorique ne demande qu'à sortir, et à entrer par la cupule dans le cylindre de verre, représentant un cœur entre les deux sujets. En élevant le piston, ce qui est la diastole de ce cœur artificiel, le sang y entre de lui-même, et aussi par le vide que fait le piston relevé doucement. En abaissant le piston, on fait la systole, on chasse l'air de l'appareil, et le courant peut, dès lors, être établi et continué entre les deux sujets, comme précédemment.

Or, je le demande, une fois le trajet du vaisseau qui doit recevoir le sang bien trouvé, où est donc la difficulté dans cette opération.

Nous disions précédemment que l'opérateur devait

se hâter avec une sage lenteur, qu'il avait du temps de reste, pour faire entrer le sang.

Dans la transfusion immédiate, pratiquée comme nous venons de le dire, nous insisterons sur cette lenteur, car c'est là le secret du succès.

C'est surtout ici que nous devons dire à l'opérateur : prenez tout votre temps, introduisez le sang en quelque sorte goutte à goutte, et sans que l'organisme du sujet anémique s'en aperçoive. — Ne prenez-vous pas le sang vivant, chaud, liquide à sa source même? — Celui qui passe est sans cesse renouvelé, et il n'y a pas de sang hors de ses vaisseaux propres, sinon une couche légère, qui reste au-dessous du piston; car ce piston ne doit jamais être abaissé jusqu'au bas de sa course. On va comprendre bientôt pourquoi. par ma réponse à deux objections que voici, et qui m'ont été faites par des personnes très-graves. Il importe d'y répondre.

Art. III. — Réponse à deux objections.

Ces objections les voici :

1° La cupule, par laquelle le sang entre dans le cylindre, doit faire ventouse, rapprocher les lèvres de la ponction faite à la veine, et empêcher le sang de sortir.

A cela je réponds par l'expérience d'abord, qui montre, mieux que tout raisonnement, que le sang entre très-bien par la valvule de la cupule ; et aussi par la théorie. — Le sang sortant de lui-même du bras pléthorique, en élevant doucement le piston, on n'a pas besoin de faire ventouse ; on fait simplement un vide que le sang vient remplir par sa force d'expansion, du dedans du bras au-dehors. Une seule chose empêcherait le sang de sortir, ce serait si on appuyait trop fort avec la cupule sur le courant par lequel doit sortir le sang. Il est entendu que l'appareil doit reposer doucement sur la surface large, molle et lisse du bras, et ne pas presser. Le poids de l'appareil suffit presque pour empêcher le sang de sortir en dehors des bords de la cupule. Il faut surtout éviter de presser pendant qu'on fait la diastole dans le cœur de cristal, car c'est à ce moment qu'il faut laisser au sang du sujet pléthorique toute liberté pour aller remplir le vide fait dans ce cœur, par l'élévation du piston. Au contraire, quand l'opérateur fait la systole il peut sans crainte comprimer légèrement le bras sur lequel repose son instrument, et qu'il y soutient doucement avec la main gauche, pendant que la main droite dirige le courant sanguin. Le mouvement de la main droite consiste à faire exécuter à la roue dentée, qui s'engrène dans la tige du piston, un mouvement alternatif d'un quart de tour de roue, ce qui représente environ 5 grammes de sang, qui passe chez le sujet anémique par chacun de ces mouvements de systole, et qui rentre par la cupule à chaque diastole.

2° La deuxième objection a trait à l'introduction de l'air par la cupule, si on venait à faire un mouvement malheureux, Or, cette introduction de l'air n'est nullement à craindre. Et d'abord, l'air n'entrera que si on le veut bien par la cupule. Qu'on se souvienne donc que cette cupule a ses bords humides, et qu'elle repose sur une surface lisse et molle, qu'elle n'abandonne jamais ; mais sur laquelle elle presse légèrement. Le mouvement de diastole, comme le mouvement de systole, tendent tous deux à maintenir la cupule exactement appliquée sur le bras pléthorique. La diastole, par l'aspiration légère exercée par le vide fait au-dessous du piston plein, et la systole par la pression légère que l'opérateur exerce tout naturellement dans ce mouvement. — Donc l'air n'entrera pas si l'opérateur ne le veut bien.

Mais je suppose pour un moment que, par un mouvement mal exécuté, il soit entré une bulle d'air par la cupule et dans le cylindre transparent, où serait le grand mal ? — N'avons-nous pas dit que le piston n'est jamais abaissé jusqu'au bas de sa course. Or, en vertu de sa densité spécifique, l'air ira se loger sous le piston, au-dessus de la couche de sang qui touche le piston lui-même.

L'œil de l'opérateur surveillera de près cet ennemi, qui n'est nullement à craindre, parce qu'il est visible à travers la transparence du cristal.

Pour l'introduire dans la veine anémique, il faudrait que l'opérateur le voulût bien lui-même, on le comprend de reste.

Ni l'expérience, ni la théorie ne nous ont inspiré aucune autre objection contre la transfusion immédiate avec cet appareil. — Cette opération est, je le répète, d'une étonnante facilité, après un peu d'exercice. Le lecteur qui aura suivi de près ce que je viens de dire, le comprendra parfaitement.

Là se termine ce que nous avons à dire sur l'opération de la transfusion immédiate chez l'homme.

Avant de perdre de vue les modifications de l'appareil à transfusion, il est utile de dire qu'il faut veiller à ce que les valvules fonctionnent bien, ainsi que le piston du cylindre de verre.

L'expérience nous a appris que les meilleures valvules doivent être faites, non en une substance lisse, mais en cuir très-léger (1). La disposition de ces valvules peut être très-variable. Mais la substance que nous indiquons a ces avantages, que le liquide qui passe la mouille et l'imbibe, de façon à en faire un excellent obturateur, quand elle doit s'opposer au reflux du liquide qu'elle est chargée d'arrêter à un certain moment.

Du reste, l'opérateur devra s'assurer par lui-même que l'appareil est en bon état, en y faisant passer lui-même un courant d'eau tiède. Il ne faut jamais se mettre en besogne de pratiquer une opération délicate, avant d'avoir pris soi-même ces précautions absolument indispensables. Tout cela est facile, mais encore est-il qu'il ne faut pas l'oublier, sous peine de s'exposer volontairement à des mécomptes. La théorie de cet appareil est toute physique, mais il faut

(1) On a parlé de valvules à anche, c'est une complication inutile, les plus simples suffisent et valent mieux que les valvules plissées qui feraient des caillots entre leurs plis.

que, comme appareil de physique, le fonctionnement de l'instrument soit irréprochable. C'est de là, on le comprend, que dépend en grande partie le succès de l'opération. Rien de facile, d'ailleurs, comme de remplacer une petite valvule qui ne fonctionnerait pas ; chacun peut le faire en un instant.

Nous avons prié les principaux fabricants de Paris, d'avoir toujours un certain nombre de ces appareils à la disposition des praticiens. Et il nous ont promis d'en construire d'irréprochables, et comme exécution, et comme prix de revient.

M. Collin, successeur de M. Charrière, en particulier, se propose de faire au besoin de légers sacrifices, pour aider de son côté à vulgariser l'opération de la transfusion du sang. M. Collin n'est pas un homme ordinaire, il est à la hauteur de sa mission ; et il peut rendre les plus grands services à notre profession, par son concours éclairé. Les rapports avec lui sont d'ailleurs aussi agréables que possible ; je me plais à lui rendre cette justice.

CHAPITRE XII.

CONSIDÉRATIONS SUR LE SANG QUI DEVRA ÊTRE EMPLOYÉ POUR LA TRANSFUSION ET SUR LES CIRCONSTANCES QUI PRÉCÈDENT, ACCOMPAGNENT ET SUIVENT L'OPÉRATION.

Art. I. — Choix du sujet qui devra fournir le sang à transfuser

Notre travail s'adressant spécialement aux praticiens, nous nous sommes efforcé, dans les chapitres qui précèdent, d'insister tout particulièrement sur les points pratiques de l'opération. Comme au médecin très-occupé il reste peu de temps pour lire les choses, même très-sérieuses, nous avons fait notre possible pour diminuer la tension d'esprit qu'exige la lecture de tout ouvrage, en parlant aux yeux en même temps qu'à l'intelligence. Nous avons dû toucher incidemment à peu près tous les points qui nous restent à traiter, aussi pourrons-nous passer rapidement sur plusieurs articles dont il a déjà été question.

Nous avons déjà dit que le sang de l'homme est celui qui convient pour la transfusion du sang chez l'homme ; nous avons dit pourquoi; nous n'avons pas à y revenir. Autant que possible, on choisira un membre de la famille, si on trouve dans la famille un sujet dans de bonnes conditions d'âge, de santé et de courage. Nous avons dit que l'âge de 20 à 40 ans est l'époque de la vie où le sang est plus riche, et où une légère perte de sang se répare plus facilement. On évitera avec soin de prendre le sang d'un sujet à maladie diathésique de quelque nature qu'elle soit, syphilitique, cancéreuse, scrofuleuse, goutteuse, etc.

Le sang de l'homme doit être préféré à celui de la femme, parce qu'il est plus riche et, qu'en général, l'homme a plus de courage pour supporter la vue du sang.

Art. II. — Qualités du sang lui-même qui ne peut ni se coaguler, ni se mêler à l'air par notre procédé.

Nous avons dit que le sang à transfuser chez l'homme serait du sang veineux, qui vaut autant que le sang artériel; ce dernier ne pouvant d'ailleurs être emprunté à l'homme; ce sang veineux est bientôt artérialisé dans le poumon auquel il est de suite envoyé par le cœur.

Nous avons dit que ce sang ne devait pas être défibriné, et que cette précaution était inutile avec notre procédé. Il faut au moins trois à quatre minutes au sang reçu dans un appareil, comme celui que nous employons, pour que la coagulation ait lieu. Or, nous le prenons chaud, vivant et nous le faisons passer à mesure, de façon qu'il n'y en a qu'une très-petite quantité à la fois hors de ses vaisseaux propres, et le même sang est loin d'être trois minutes dans l'appareil; donc la coagulation n'est pas à craindre.

Nous avons dit encore que notre appareil mettait absolument à l'abri de l'entrée de l'air, et que l'instrument, étant absolument transparent et dans tous ses points, l'opérateur pouvait surveiller l'opération dans tous ses détails.

Nous avons insisté longuement sur les veines auxquelles il fallait emprunter le sang, et sur les veines par où on devait le faire rentrer dans le sujet anémique.

Nous avons dit que l'opération était si rapide que la température du sang qui passe varie à peine, et, qu'en tout cas, l'abaissement de température est plutôt une circonstance favorable. Donc il n'y a pas se préoccuper de cette circonstance.

Art. III. — Quelle doit être la quantité du sang à transfuser?

Nous avons dit que la transfusion se propose un but. C'est d'empêcher la mort immédiate, surtout après les hémorrhagies extrêmement abondantes, soit subitement, soit par des hémorrhagies répétées à de courts intervalles. Or, l'expérience a appris qu'une petite quantité de sang riche suffit pour atteindre ce but. Cette petite quantité de sang très-riche, eu égard à celui qui a été perdu, représente en réalité une quantité beaucoup plus abondante du sang qui a été perdu par le sujet mourant. C'est véritablement du sang concentré. L'expérience a appris qu'une quantité de sang riche, de 80 à 120 grammes, est une dose suffisante pour empêcher la mort et, ce qui est vraiment merveilleux, pour arrêter en même temps une hémorrhagie qui continuait encore. Nous avons dit comment nous nous expliquons ce double résultat, qui concourt à arracher la victime à la mort.

Il est certain que, plus l'appareil est parfait, plus l'opérateur peut procéder lentement à l'entrée du sang vivant dans le sujet qui le reçoit. De cette façon, ni le cœur n'est désagréablement impressionné, ni le poumon congestionné. Or, ce sont là les deux points importants et contre lesquels venaient échouer les anciens procédés de transfusion.

Dans une hémorrhagie traumatique et subitement extrême, il y aurait peut-être moins d'inconvénients à injecter une plus grande quantité de sang, parce que le cœur, le poumon et tout l'organisme étaient habitués à ce sang riche et abondant, dont nous les supposons subitement privés. Mais, quand depuis longtemps le sujet est très-appauvri, il y aurait danger assurément à faire passer un sujet sans transition, d'un sang très-pauvre à un sang très-riche. Une transfusion de 100 à 120 grammes de sang suffisant pour le but qu'on se propose, il ne faut pas dépasser ce chiffre. Il vaudrait mieux, quelques jours plus tard, revenir à une nouvelle transfusion, si elle paraissait nécessaire pour confirmer le succès de la première. Je préférerais de beaucoup ce mode de procéder qui n'étonnerait pas l'économie, comme la transfusion d'un sang riche et en grande quantité. On comprend d'ailleurs qu'une transfusion d'une moindre quantité de sang offre moins de danger qu'une transfusion de sang en plus grande quantité. Moins on injecte de sang, et mieux on procède lentement; or la lenteur dans l'opération, c'est là tout le secret du succès, quand d'ailleurs on n'a pas à craindre la coagulation du sang, que nous évitons absolument par les précautions sur lesquelles nous avons longuement insisté.

Malgré que, par un vaisseau ouvert, un homme perde tout le sang qu'il peut perdre, il en reste encore dans les organes une certaine quantité (Haller). C'est ce qui explique qu'une petite quantité de sang injecté suffit pour rappeler à la vie un moribond épuisé par une hémorrhagie.

Du reste, il y a chez l'homme une disposition particulière, variable selon chaque individu, un pouvoir de résister plus ou moins à une perte de sang. On ne doit pas oublier que le sang se répare, se reforme avec une rapidité dont nous ne connaissons pas exactement la mesure.

Cette dernière réflexion s'applique aussi bien au sujet qui donne son sang qu'à l'individu exsangue qui le reçoit. En somme, il ne sera pas difficile au praticien de calmer les alarmes que pourrait avoir le sujet faisant don de son sang, et de trouver, quand bien même il n'aurait avec lui qu'un seul aide, une quantité de sang suffisante pour pratiquer la transfusion avec succès.

Art. IV. — Quelle est l'action du sang transfusé sur les organes du sujet qui le reçoit dans ses veines.

Le sang agit de plusieurs manière sur l'organisme nouveau dans lequel il pénètre :

1° Le sang transfusé est un *agent thérapeutique excitateur* : il est *stimulant* et non régénérateur. Or, bien saisir la profonde différence qu'il y a entre ces deux choses, exciter l'organisme et le régénérer, c'est comprendre les indications de l'opération et sa véritable signification.

Dans le rachitisme, la scrofule, les stimulants sont surtout indiqués ; mais assurément ce ne sont pas les stimulants passagers, tels que serait la transfusion de quelques grammes de sang. Et il ne viendrait à l'esprit de personne, à notre époque, de renouveler les expériences de Polli, de Denys et de Blundell sur les scrofuleux et les cancéreux.

C'est surtout en agissant comme excitant, nous le répétons, que le sang agit dans la transfusion : c'est en stimulant par contact la fibre musculaire du cœur. Ce fait, que la clinique démontre, peut être observé directement. Nous en avons déjà parlé.

Il est bon de dire ici que Schiff a fait voir que le cœur d'une grenouille, enlevé de la poitrine de l'animal, cesse de battre bientôt quand il est exsangue : mais que, lorsqu'on introduit quelques gouttes de sang dans l'oreillette, les battements recommencent aussitôt. Bien plus, un autre physiologiste célèbre, Budge, a montré que des fragments de cœur, détachés de cet organe, pendant que sa contraction est encore vigoureuse, cessent de se contracter spontanément, dès qu'on enlève tout le sang dont ils sont imprégnés, mais qu'ils recommencent à palpiter avec force quand on les met en contact avec ce liquide.

Brown-Séquard a montré que lorsque, par l'interruption de la circulation sanguine, les muscles ont perdu la propriété contractile, et que la rigidité cadavérique s'y est déclarée, on peut rétablir cette contractilité en injectant du sang dans les vaisseaux. D'autre part, quand on lie l'aorte ventrale sur un chien, les propriétés vitales disparaissent aussitôt dans le train de derrière, et la rigidité cadavérique s'y manifeste. Mais, si on lève l'obstacle qui s'opposait au passage du sang, on voit la vie apparaître de nouveau dans les parties qui semblaient mortes : elles recouvrent leur sensibilité et leur motilité.

Pour preuve de l'action stimulante du sang, qu'on nous permette de citer encore l'expérience suivante de Brown-Séquard.

Par l'action du sang artériel, il a fait revivre la tête d'un animal fraîchement décapité. Cette tête reprend, sous l'influence du sang, l'animation de ses traits ; des mouvements musculaires même se produisent, et semblent dirigés par la volonté. Brown-Séquard a fait durer un quart d'heure cette curieuse expérience. L'injection cessant, la mort revient, et l'on voit se produire l'ensemble des phénomènes observés dans l'agonie : la pupille se resserre pour se dilater, et le dernier effort de la vie est une suprême convulsion des muscles de la face (*Revue des Deux-Mondes*, 15 janvier 1870).

Haller, un des premiers, a pensé que le sang agit comme un stimulant des nerfs, qu'on ne saurait remplacer. — Les nerfs moteurs et sensitifs, la moelle épinière peuvent avoir perdu leurs propriétés par suite d'interruption de la circulation, les recouvrer toutes sous l'influence d'un sang chargé d'oxygène.

On ne saurait nier l'action évidente du sang transfusé sur les parois du cœur; c'est une action excitative, topique, pour ainsi dire.

C'est un coup de fouet qui réveille énergiquement les fonctions vitales prêtes à s'éteindre, alors que ni les excitants portés à la périphérie, ni les stimulants administrés à l'intérieur, ne peuvent atteindre ce but. C'est un stimulant porté sur le cœur lui-même par son stimulant par excellence, le sang.

Il y a des effets immédiats, parce que la cause productrice agit immédiatement sur le cœur, sans qu'elle ait eu besoin de l'action intermédiaire du cerveau ou de la moelle allongée. Est-ce là une guérison? Non; car vous n'avez pas rendu à la malade le dixième du sang perdu. Mais ce que je puis dire, c'est que vous avez fait le commencement d'une guérison: en stimulant momentanément l'organisme, vous avez gagné du temps, et conséquemment permis et à la médecine d'intervenir efficacement à l'aide de moyens qui trouvent maintenant une prise facile, et à l'organisme de réparer promptement ses pertes. C'est désormais à la thérapeutique de consolider l'œuvre commencée; cela est si vrai que, dans toutes les guérisons obtenues, les reconstituants ont joué ultérieurement un rôle important. Nous restreignons beaucoup, on le voit, l'action du sang en tant que liquide transfusé; mais, je le répète, elle ne va pas au-delà d'une influence locale, passagère, ce qui n'enlève rien à son importance. Qu'on me permette une comparaison : de même que, par la trachéotomie, on se propose de parer à un danger pressant, qui est l'asphyxie par défaut d'air; — ainsi, par la transfusion, on cherche à obéir à une indication non moins positive et urgente, qui est la syncope par défaut de sang : la première, par l'accès de l'air dans les cellules pulmonaires, permet à l'hématose de s'effectuer, ce qui amène un changement rapide; — la seconde, par le contact du sang avec la paroi interne du cœur, ranime la fonction organique prête à se suspendre, d'où résulte un changement immédiat dans l'aspect extérieur du malade. Mais, dans les deux cas, reste l'état général du sujet, qui doit continuer à être combattu par les moyens appropriés.

Or, qui ne voit déjà qu'un pareil moyen sera d'une incontestable efficacité dans les cas d'hémorrhagie traumatique ou non, ayant abouti à un affaissement complet des forces vives de l'économie. Ici, en effet, l'organisme est sain; mais la perte a été telle, qu'une petite quantité de sang, nécessaire au juste entretien des fonctions, n'existe plus. Si la transfusion est faite dans ces conditions, vous mettez en contact avec les organes une force capable d'en soutenir le jeu pendant quelque temps ; mais ce sera suffisant pour que la réaction se fasse, et elle s'accomplira, parce que les organes, antérieurement en bon état, s'y accommoderont sans peine.

2° Le sang agit encore comme *modificateur* local et

général. Dans le premier cas, on pourrait presque dire qu'il agit comme hémostatique, car on a vu souvent une hémorrhagie, que rien ne pouvait arrêter, cesser aussitôt après que la transfusion eut été pratiquée. Le mécanisme est facile à comprendre. Le collapsus dans lequel se trouve plongée la personne épuisée par l'hémorrhagie, empêche les vaisseaux de se contracter; mais, sous l'influence du sang injecté, leur contractilité reparaît et met fin à l'hémorrhagie.

Le Dr Arnaudet, dans une thèse de 1870, à la Faculté de Paris, parle d'hémorrhagies qui ne pouvaient se tarir, cesser après la transfusion. — Ce même fait vient d'être observé à l'Hôtel-Dieu, dans le beau succès obtenu par M. Béhier à l'aide de l'appareil Moncoq. Dans les cas d'hémophilie, la tendance aux hémorrhagies a été guérie par une faible injection de sang. — Mais, il est bien entendu que cela n'arrive qu'avec le sang transfusé en nature. Le contraire arriverait avec le sang défibriné. — Car il est bien important d'insister sur ce fait : c'est la fibrine surtout qui s'oppose à la transsudation à travers les parois des vaisseaux;

3° Le sang agit aussi par sa masse. C'est ce qui explique comment de l'eau même, ou du sang défibriné, peuvent réveiller un moment un sujet épuisé et mourant.

M. Claude Bernard, dans son cours de 1856, au Collége de France, a établi que lorsqu'un animal a perdu une certaine quantité de sang artériel, sa sensibilité s'éteint, parce que la tension produite par le sang dans les voies circulatoires diminue, que la vie renaît quand, en réinjectant du sang, on rend à la tension de ce liquide sa première valeur. Ce fait indique que, pour que la vie se maintienne, il faut dans les vaisseaux une certaine quantité de liquide.

Chez tous les animaux, la tension du liquide nutritif est supérieure à la pression du milieu extérieur dans lequel ils vivent. Cet excès de pression est destiné à donner aux organes le ressort nécessaire à la vie.

La limite supérieure de la tension sanguine compatible avec la vie, est égale à la résistance de nos tissus au déchirement. C'est le cerveau qui est l'organe dont la trame est la moins résistante.

Ce qui précède explique comment une saignée peut prévenir une hémorrhagie cérébrale chez certains sujets pléthoriques à l'excès, et à cou très-court. — C'est ce qui fait comprendre encore comment il faut faire une saignée déplétive dans certains cas de transfusion, qui n'ont pas été précédés d'une hémorrhagie.

Dans l'asphyxie par soustraction de sang, à mesure que la tension s'abaisse, les phénomènes de la vie diminuent d'intensité. De façon que la tension circulatoire indique exactement l'intensité des phénomènes vitaux eux-mêmes.

Le sang circule, parce que ses molécules supportent des pressions inégales, et le mouvement a lieu de la pression la plus grande à la plus petite, avec une force égale à leur différence.

Avec l'hématomètre différentiel de M. Claude Bernard, on démontre très-nettement que la pression artérielle va en diminuant, à mesure qu'on s'éloigne du ventricule gauche, et que la tension veineuse diminue, au contraire, à mesure qu'on se rapproche du cœur droit. Ce sont les mouvements du cœur qui maintiennent la régularité de la circulation. Mais pour cela, il faut dans les vaisseaux une certaine quantité de liquide, indépendamment de ses qualités.

Ces détails, nécessairement un peu étendus, sont indispensables pour comprendre quelque chose à l'action du sang par sa masse elle-même, dans l'opération de la transfusion.

C'est, du reste, un des points intéressants de la question, au point de vue de la physiologie.

Art. V. — A quel moment faut-il pratiquer la transfusion ?

La vitalité des parois vasculaires est un obstacle à la coagulation du sang. Quand l'irritabilité s'éteint, les tissus perdent leur pouvoir fluidifiant. Il ne faut donc pas trop attendre, mais pratiquer la transfusion le plus près possible du moment où l'accident hémorrhagique s'est produit, quand on a d'ailleurs la conviction bien arrêtée que opération sera nécessaire.

Voici d'ailleurs comment les choses se passent généralement :

On mande le médecin en toute hâte; il arrive, et, comme un certain intervalle s'est écoulé depuis le début de l'hémorrhagie, il trouve la malade dans l'état suivant:

Le visage est d'une grande pâleur, la muqueuse des lèvres décolorée; les paupières sont à demi ouvertes et immobiles; les pupilles dilatées; la vue obscurcie; quelquefois il y a du vertige. Le corps est immobile; la faiblesse extrême: il y a quelquefois dans la face des mouvements convulsifs. La malade éprouve parfois des vomissements, surtout si elle veut prendre des boissons qui sont aussitôt rejetées; elle tire difficilement la langue. Le pouls radial est d'une grande fréquence, à peine sensible, irrégulier; anxiété précordiale; battements de cœur faibles et précipités; syncopes fréquentes. La respiration est précipitée, laborieuse, irrégulière; la peau froide, surtout aux extrémités. L'intelligence, rarement conservée, est le plus souvent affaiblie à ce point que la malade ne reconnaît plus ceux qui l'assistent; elle parle avec effort, par signes ou même la voix est perdue. A ce moment l'hémorrhagie s'est arrêtée ou, si elle continue, la perte se réduit à peu de chose.

En présence d'un état déjà si grave, quelle sera la conduite du médecin? l'idée de la transfusion se présentera-t-elle d'emblée à son esprit comme une nécessité? Et, guidé par cette idée, va-t-il se mettre en devoir d'opérer?

Non. Sa première pensée est qu'il a sous les yeux

une hémorrhagie redoutable qu'il faut arrêter, un collapsus profond dont il faut tirer la malade : à l'hémorrhagie il oppose et les moyens généraux et les moyens locaux capables de la suspendre ; contre le collapsus, il met en jeu, à l'extérieur, les excitants les plus énergiques dans le but de ramener la chaleur à la périphérie du corps et de provoquer en même temps une réaction salutaire ; à l'intérieur il administre les meilleurs stimulants diffusibles ; en un mot, il emploie tout ce que la thérapeutique lui fournit d'utile pour combattre cet état grave qui menace la vie du sujet.

Mais tous ses efforts, quoique longtemps continués avec persévérance pendant plusieurs heures, demeurent inutiles : loin de s'améliorer, l'état de la malade s'aggrave.

La décoloration des téguments augmente, la faiblesse est telle que la déglutition devient difficile ou même impossible ; le pouls devenu imperceptible cesse de battre à certains moments ; les syncopes se succèdent avec rapidité à de très-courts intervalles. La respiration est rare, irrégulière, embarrassée ; la réfrigération est générale, il y a des sueurs froides. Enfin le médecin a sous les yeux un cadavre qu'anime un souffle de vie, que tous les moyens ordinaires sont absolument impuissants à ranimer.

Eh bien ! c'est alors, mais c'est alors seulement que, convaincu de son impuissance et à bout de ressources, le médecin est réduit à se poser la question, s'il faut se croiser les bras et attendre, ou tenter la transfusion.

Or, entre la mort que tous les observateurs, pour me servir de leur propre expression, déclarent imminente, prochaine, inévitable, et une opération qui leur offre une chance de salut, l'hésitation n'est pas permise.

La transfusion est donc décidée ; c'est généralement un parent ou un ami de la famille qui doit fournir le sang qui passera dans les veines de la malade. Je ne conseille qu'à défaut d'un autre le sang du mari, qui nécessairement est plus ou moins affecté lui-même.

Art. VI. — Changement qui s'opère chez une malade après la transfusion.

L'aspect de celle-ci change aussitôt, souvent immédiatement, quelquefois au bout de plusieurs minutes, la femme semble renaître à la vie, tantôt sans avoir eu conscience de ce qu'il s'est passé, tantôt en accusant une légère sensation de chaleur, se prolongeant le long du trajet des vaisseaux dans la direction du cœur. Le pouls devient perceptible, plus fort, plus régulier ; le cœur recouvre de la force ; son énergie est redoublée ; la respiration est plus dégagée et plus profonde ; la chaleur revient à la périphérie, et une coloration rosée revient sur les muqueuses des orifices. Les yeux s'ouvrent ; l'obscurcissement de la vue disparaît, l'intelligence se réveille et redevient peu à peu nette et précise ; la sensibilité revient; et, chose bien remarquable, si l'hémorrhagie continuait encore un peu, elle s'arrête et ne se reproduit pas.

Le péril est conjuré. Mais là ne se bornent pas les soins du médecin instruit: profitant de la réaction qui se manifeste sous l'influence du sang transfusé, il s'en saisit habilement, si je puis dire, pour la continuer à l'aide de ces mêmes moyens thérapeutiques qui, tout à l'heure impuissants, deviennent très-efficaces à présent parce que l'organisme a retrouvé une suffisante vitalité. Aussi le voyons-nous recourir aux stimulants, aux excitants, aux toniques par excellence, le quinquina et le fer: la guérison est désormais assurée, à moins d'une complication tout à fait indépendante de l'opération. Telle est la description exacte des faits, d'après l'analyse des nombreuses observations que j'ai recueillies; elle n'a pour but, je le répète, que de mieux préciser les circonstances. Dans toutes ces opérations le sang transfusé était entier, non défibriné: cela va de soi,

Il arrive malheureusement trop souvent que le médecin, appelé trop tard, n'accourt qu'après la cessation de l'hémorrhagie, et qu'il se trouve en face d'un cadavre qu'un souffle de vie anime à peine. Mais il ne doit pas se décourager; il devra tenter l'opération, alors même qu'il lui semblera qu'il n'est plus temps de la pratiquer encore; car la vie n'est pas éteinte immédiatement par les hémorrhagies même les plus intenses. Qu'il n'oublie pas, je le répète, que la mort par hémorrhagie, c'est la mort par syncope;

que c'est par la syncope également que meurent les noyés (et l'on sait que ceux-ci sont souvent ramenés à la vie, alors que pendant deux heures on avait cru à l'inutilité des soins qui leur étaient donnés); qu'il se rappelle que la vie peut rester quelque temps à l'état latent. Ainsi Blundell a ranimé un chien qu'il avait rendu exsangue et qui était resté cinq mintes sans respirer. Cette expérience prouve, comme je l'ai dit en 1864, que la vie se maintient quelque temps encore à l'état latent, alors qu'elle ne se manifeste plus par aucune fonction, et que le système nerveux est apte à être impressionné de nouveau si on fait rentrer le sang dans le système circulatoire avant qu'il ait subi d'importantes modifications.

Si l'hémorrhagie a lieu subitement, dit Branton Hicks (1), le système nerveux reçoit un tel ébranlement qu'il n'y a pas ou peu de réaction à attendre; si la perte de sang s'est prolongée lentement, l'ébranlement n'est pas aussi grand, et le cas est moins grave. L'absence de pouls au poignet ne suffit pas pour faire croire que l'opération est inutile; car on a vu des malades guéris rapidement, bien que chez eux on ait constaté pendant presque une heure absence de pouls.

La quantité de sang perdu ne peut pas non plus être prise pour guide, alors même qu'on a pu s'en assurer; car cette perte de sang est très-variable

(1) Guy's hospital reports, 1869, p. 2.

suivant les conditions diverses dans lesquelles se trouve le sujet.

Quant à la perte de la voix et à la résolution musculaire, on est souvent surpris de trouver la voix forte et des efforts énergiques jusqu'à la fin, et qui sans nul doute hâtent la terminaison fatale.

On comprend que le praticien doit prendre conseil de lui-même et de son expérience, en tenant grand compte, d'ailleurs, de toutes ces considérations dont chacune a son importance.

Art VII. — Moyen qui permet de se rendre compte des résultats précis de la transfusion.

Tout récemment, l'opération de la transfusion s'est enrichie d'un auxiliaire nouveau, permettant de se rendre compte pour ainsi dire immédiatement des résultats précis dus à ce mode d'intervention. Nous voulons parler de l'emploi de la numération des globules rouges. On sait que cette numération est devenue d'une pratique extrêmement commode, grâce à l'ingénieux appareil de M. Malassez. Rien de plus simple que de compter les globules d'un millimètre cube de sang du sujet malade, avant et après la transfusion. Ainsi, dans l'observation récente de l'Hôtel-Dieu et que nous publierons, la numération pratiquée avant la transfusion, par M. Liouville, ne donnait que 850,000 globules rouges par millimètre cube. Quatre heures après l'opération, ce chiffre était monté à 1,100,000. Ces chiffres prouvent bien que les globules injectés subsistent sans se détruire, car il n'est guère possible d'admettre que, dans un espace de temps aussi court, ils aient pu se former d'après le mode ordinaire de l'hématopoièse. En continuant ainsi les numérations pendant les jours suivants, on a pu s'assurer, sauf quelques oscillations difficiles à interpréter, que l'augmentation des globules rouges marchait de front avec l'amélioration de l'état général de la malade. C'est un moyen dont il ne faudra pas s'exagérer l'importance, mais qui offre un certain intérêt, non-seulement au point de vue de la curiosité scientifique, mais encore à celui du pronostic. Ces détails nous sont fournis par la thèse de M. Farny (Paris, 1874).

Art. VIII. — Des soins à donner dans la transfusion.

1° *Pendant l'opération.* — Si le médecin a près de lui un aide intelligent, il le priera de l'avertir quand le pouls du malade commencera à battre de nouveau ; car ce sera pour lui un avertissement de ralentir l'injection.

Les chances de succès seront encore augmentées s'il peut, en même temps qu'il fera la transfusion, faire comprimer tour à tour les parois thoraciques du malade, de façon à établir une sorte de respiration artificielle. On a souvent, M. Brown-Séquard entre autres, obtenu de très-bons effets en employant simultanément ces mouvements aidés de l'insufflation pulmonaire.

2° *Après l'opération.* — Une fois la transfusion pratiquée, les soins du chirurgien ne doivent pas se borner là, car la transfusion n'a fait que réveiller la vie prête à s'éteindre ; par une action locale, passagère, elle a permis de gagner du temps.

La réaction qu'on voulait produire est obtenue, mais il faut la prolonger, la soutenir. L'organisme, surexcité un instant, peut retomber de nouveau dans un état de prostration et de stupeur, si on ne vient pas à son secours, si on ne l'aide pas à réparer ses pertes, à soutenir ses forces qui renaissent. Le médecin s'empressera de faire donner au malade une petite quantité de boisson chaude et stimulante. Il ordonnera des frictions sèches et les toniques qui lui paraîtront utiles.

Quand il ne survient aucun accident indépendant de la transfusion, la guérison est en général assez rapide. On a vu des malades, après vingt jours, reprendre leurs occupations habituelles.

Art. IX. — Accidents qui compromettraient le succès de la transfusion.

§ I. — *Accidents possibles pendant l'opération.*

1° *Coagulation du sang.* — La coagulation du sang empêcherait l'air de pénétrer dans les vaisseaux et elle donnerait lieu à des embolies. Nous avons dit que ces graves accidents n'étaient pas à craindre avec notre moyen, et nous l'avons prouvé. C'est au praticien à se rappeler ce qui a été dit à cet égard et à s'y conformer.

2° *Pénétration de l'air dans les veines du sujet ané-*

mique. — Nous n'avons encore ici qu'à renvoyer le lecteur à ce que nous avons dit. Nous avons longuement insisté sur le moyen de prévenir ce malheur, et nous répétons qu'il ne surviendrait avec notre appareil que si le médecin ne prenait aucune précaution.

Si, malgré toutes les précautions prises, la malade éprouvait durant l'injection un mouvement convulsif général, une torsion des muscles de la face, comme il est arrivé sans résultat funeste aux malades de M. Soden, il faudrait arrêter l'injection instantanément et attendre que ces accidents soient dissipés, s'ils n'amènent pas la mort. Mais, d'après les expériences de Blundell, de Magendie, de Nysten, d'Amussat, il est certain qu'une très-petite quantité d'air injectée dans les vaisseaux peut être supportée sans apporter des troubles durables.

Quelquefois, pendant l'opération le malade présente des symptômes d'*asphyxie*, ou bien éprouve une crise nerveuse. Cela tient à l'injection d'une trop grande quantité de sang, ou à ce qu'elle a été faite trop brusquement. Je ne saurais donc jamais assez répéter de faire la transfusion lentement et par petits coups successifs. Nous avons longuement insisté sur ce point capital.

3° L'injection trop précipitée peut amener une mort subite. J'ai fait moi-même des expériences à ce sujet sur des animaux, et j'ai pu tuer un chien par l'injection précipitée de 40 grammes de sang pris sur un autre chien. Cela s'explique, par ce fait, que le cœur droit se remplit trop et ne peut plus se contracter. Avec notre appareil, si l'on veut bien s'exercer un peu avant, même avec de l'eau, on arrivera à injecter le sang avec toute la lenteur désirée, et on évitera ce grave danger.

4° En dehors de ces dangers, il se manifeste aussi chez l'homme, comme chez les animaux, certains symptômes désagréables, par exemple des vomissements, des convulsions, des frissons et des maux de tête.

Les convulsions et les vomissements surviennent pendant une injection trop précipitée, probablement par suite de l'excitation de l'extrémité des ramifications du nerf vague. Ces accidents disparaissent sans autres mauvais résultats. Les frissons se produisent lorsque la température du sang à transfuser est trop basse, et cela n'est pas dangereux, car la production des caillots ne peut résulter de cet abaissement de température. Les maux de tête se manifestent immédiatement après la transfusion et se dissipent le plus souvent dans les jours suivants.

On le voit, pourvu que l'on soit parfaitement initié à tous les détails de l'opération et qu'on les observe comme il convient, on peut éviter tous les dangers. Nous regardons l'opération de la transfusion comme délicate et minutieuse, mais nullement comme dangereuse, ni difficile.

§ II. — *Accident après l'opération : la phlébite n'est pas à craindre avec notre moyen.*

Nous avons dit que par le procédé de Nélaton, on

pouvait redouter une phlébite consécutive, qui venait compliquer les suites de l'opération et en compromettre le succès. En effet, la veine par laquelle on devait faire entrer le sang dans le sujet anémique étant choisie, il fallait disséquer cette veine dans l'étendue de trois centimètres au moins, passer sous elle un stylet aiguillé pour la soulever. On la liait ensuite sur une canule, après avoir divisé le vaisseau en forme de V pour l'introduction de l'instrument. On faisait souvent plusieurs injections successives, par crainte de coagulation dans l'appareil. On comprend que la veine, très-irritable par elle-même, pouvait se trouver mal impressionnée de ces manipulations, peu en rapport avec sa susceptibilité, et qu'une inflammation en était souvent la suite presque forcée.

Au contraire, après la simple ponction que nous avons conseillée avec M. Béhier, et qui consiste simplement en une très-petite piqûre, comme pour une saignée ordinaire, la phlébite n'est guère plus à redouter qu'après une saignée ordinaire. Elle n'est pas survenue après les opérations dont nous publierons plus loin les succès. Elle se traiterait, d'ailleurs, comme dans les suites d'une saignée. Mais, nous le répétons, avec notre procédé, cet accident non plus n'est plus à craindre.

Enfin, et pour nous résumer, en se conformant bien aux indications que nous avons indiquées, si le praticien s'est exercé lui-même (1) au maniement de

(1) L'exercice dont nous parlons est une affaire de quelques minutes, et peut se faire immédiatement avant l'opération.

l'appareil, si le piston du cylindre de verre, si les valvules fonctionnent bien, et cela est toujours facile à obtenir, n'est-il pas vrai de dire que la transfusion du sang se réduit, en somme, à deux saignées ordinaires, et ne présente d'autres difficultés que de les pratiquer simultanément, en ayant l'œil sur les deux sujets en opération à la fois ?

CHAPITRE XIII.

INDICATIONS DE LA TRANSFUSION.

Ce sont là des points extrêmement importants à bien établir, si on veut que le médecin ne se compromette pas en compromettant l'opération elle-même. Ce qui arriverait si on intervenait dans des cas absolument contre indiqués.

Art. I. — La transfusion est surtout indiquée dans les métrorrhagies puerpérales.

Ce sera toujours dans ces cas que l'indication de la transfusion se présentera le plus souvent. C'est qu'en effet, dit M. Marmonnier, il est peu d'accidents aussi terribles que ces hémorrhagies foudroyantes suspendues trop souvent, comme couronnement du rude travail de la maternité, sur la tête des malheureuses femmes. Malgré l'habileté des accoucheurs de notre époque, malgré les progrès brillants de l'obstétrique, il est des cas malheureusement trop fréquents, où tous les moyens que l'expérience la plus consommée et le savoir le plus accompli dirigent contre ces hémorrhagies, sont impuissants à retenir la vie qui fuit à toute vitesse : prudence, attention, efforts, science, tout est vain. Cette vie si intéressante va se voir cruellement sacrifiée à l'accomplissement de l'acte physiologique même par lequel elle a été reçue ! C'est à cette heure solennelle que vient s'offrir un moyen suprême : la transfusion d'un sang nouveau, secours héroïque, qui a droit aujourd'hui de réclamer sa place, son rang, sa formule dans le tableau des indications évidentes à remplir en cet instant délicat.

J'ai déjà dit à quelle phase de l'hémorrhagie la transfusion du sang doit être pratiquée. Pour le moment, je rappellerai seulement que ces pertes de sang peuvent se produire avant, pendant ou après l'accouchement, à l'occasion d'un avortement, d'une inertie de l'utérus, d'une insertion vicieuse du placenta, d'une déchirure profonde du col, du vagin, enfin d'une opération obstétricale.

Il n'est pas de praticien, il est peu d'élèves ayant fréquenté assidûment les hôpitaux, qui n'aient été témoins d'une de ces hémorrhagies rapides, inattendues, qui suffisent, en quelques minutes, pour compromettre la vie de la femme. « L'hémorrhagie! dit M. Chailly-Honoré, que ce mot rappelle à l'accoucheur de terreurs, d'angoisses! Jamais drame n'a présenté de péripéties aussi saisissantes. L'action peut marcher d'abord avec lenteur et tenir l'homme de l'art dans une sécurité trompeuse; puis la scène se déroule tout à coup avec une effrayante rapidité qui glace d'effroi les plus intrépides. Qui ne se rappellera toute sa vie les longues heures pleines d'anxiété passées seul, au milieu de la nuit, auprès de femmes dont, après Dieu, on devenait le seul arbitre! L'inefficacité des moyens ordinaires, de la compression même de l'aorte, comme moyens propres à arrêter une hémorrhagie après l'accouchement, présage une mort inévitable. Quoi qu'on fasse, la transfusion seule peut laisser quelques chances de salut. Elle est là qui donne à l'accoucheur cette sécurité, cette confiance si nécessaire en pareils cas. Il sent qu'il est le maître de l'existence de la femme, et il puise dans cette confiance, qu'il communique aux autres, la force et le sang-froid dont il a tant besoin. Il peut alors, avec ordre, méthode et célérité, sauver la malade. »

L'existence de cette femme, tout à l'heure encore pleine de vie, dépend d'une temporisation funeste ou d'une décision rapide. Seul, le médecin ne prend conscience que de lui-même, de sa science, de son expérience; il dévore ses angoisses pour les dissimuler aux assistants et leur montrer un visage calme. Il est le point sur lequel se portent tous les regards et toutes les espérances. C'est dans ces cas surtout que la transfusion est appelée à être pratiquée, et qu'elle a compté et comptera le plus grand nombre de succès. Cette pensée sera un encouragement, qui tracera au médecin sa règle de conduite. La transfusion deviendra alors un devoir et une règle de pratique, qu'aucun praticien n'aura plus le droit de négliger sans se rendre coupable lui-même : le médecin est coupable, en effet, de tout le bien qu'il peut faire et qu'il ne fait pas.

La transfusion réussit bien mieux sur une femme épuisée par une perte qui suit immédiatement l'accouchement que sur celle qu'elle éprouve quelques jours après. Nous nous rapprochons évidemment ici des cas de traumatisme accidentel. Car, disent MM. Devay et Desgranges, dans ce premier cas, la soustraction brusque du fluide sanguin arrive sans qu'aucun changement considérable se soit opéré dans l'organisme; dans le second, des mouvements fluxionnaires se sont déjà établis sur le bas-ventre. Ce n'est pas à dire pour cela qu'elle ne réussira pas dans ces cas. Nous verrons que le cas récent de l'Hôtel-Dieu de Paris est la preuve du contraire. Il n'en est pas moins vrai que la meilleure condition de succès est celle-ci : soustraction brusque et considérable de sang chez un sujet n'ayant point encore éprouvé de modifications morbides. Mais, nous l'avons dit, la transfusion, l'expérience le prouve, la transfusion trouve son indication chez une accouchée réduite à un état d'anéantissement complet par suite d'une métrorrhagie arrivée même huit jours, quinze jours et plus après l'accouchement. Il faut se préoccuper, avant tout, du péril imminent, de la mort qui menace et qui arrive à grands pas dans ces cas extrêmes.

Nul doute encore que, dans les hémorrhagies graves, on ne puisse user d'une foule de moyens, et que le seigle ergoté le plus souvent, et, si le cas devient plus menaçant, le tampon bien appliqué n'arrête l'hémorrhagie. Mais il n'en est pas toujours ainsi; et, surtout dans le cas d'insertion vicieuse du placenta, l'hémorrhagie est quelquefois si foudroyante qu'elle menace la vie de la malade en quelques minutes. Simpson cite 134 cas de mort sur 309 femmes chez lesquelles existait la disposition précédente. Smellie, Portal, Moreau, Desormeaux, Puzos, Mauriceau, Baudelocque, Levret, Chailly, Cazeaux, Jacquemier, Leroux (de Dijon), sont unanimes sur ce point.

Quant aux accouchées qui ne succombent pas immédiatement dans ces conditions, elles ne tardent pas, pour la plupart, à être prises de fièvre puerpérale, et, après les grandes hémorrhagies dont je parle, elles n'en succombent pas moins dans les cas les plus ordinaires. C'est ce qu'ont observé nos savants professeurs MM. Velpeau, Paul Dubois, Pajot et Depaul.

Or, combien de ces malheureuses femmes pourront être sauvées par le moyen simple dont nous nous occupons!

Toute la Faculté de médecine a encore présent à l'esprit un cas terriblement émouvant qui s'est présenté, il y a peu de temps, pour la femme même d'un des agrégés les plus distingués de l'École de Paris. Que ce terrible accident serve au moins de leçon et apprenne aux praticiens à se tenir prêts et pourvus contre les faits de ce genre qui se répéteront, tant qu'il y aura des accouchements à faire! Une insertion vicieuse avait, chez cette dame, déterminé une hémorrhagie intense, si intense que la vie fut immédiatement menacée. Bientôt on reconnut qu'il ne restait d'autre espoir que dans la transfusion. On se rappela les expériences du Dr Moncoq à la

Faculté de médecine de Paris. Vite on court chez les fabricants qui vendaient son appareil, on le savait. Mais pour courir le chercher, le disposer et revenir, il fallait du temps, et quand l'envoyé fut de retour, il était trop tard, hélas ! ! Qu'au moins cette histoire d'hier ne soit pas celle de demain ! ! Je tiens ces détails d'un de mes maîtres, aujourd'hui membre de l'Académie de médecine et de l'Académie des sciences.

Le moyen de pouvoir agir en temps est d'avoir sous sa main l'appareil qui sauve, en pareil cas, quand tout le reste est impuissant.

Art. II. — La transfusion est appelée à rendre de grands services dans les hémorrhagies traumatiques.

Les hémorrhagies que nous avons rapportées précédemment font penser que, chez l'homme, la transfusion du sang doit surtout réussir dans les hémorrhagies arrivées brusquement. Nous supposons un sujet sain d'ailleurs qui, par un accident quelconque, perd une quantité de sang considérable ; l'expérience montre que, même dans ce cas, la mort n'est pas immédiate; la vie existe encore, bien qu'elle ne se manifeste plus par aucun phénomène extérieur. Le cœur, vide de son stimulant essentiel, cesse de battre ; le cerveau, ne recevant plus de sang, ne peut plus dominer l'organisme ; le poumon paralysé arrête son mouvement alternatif : c'est une syncope, ce n'est pas la mort. Les expériences sur les animaux nous l'ont prouvé surabondamment. On comprend que, dans ce cas, rien ne peut remplacer le sang qui fait défaut. Tous les stimulants possibles, les sinapismes, l'électricité, le calorique, sous toutes ses formes, tout cela ne peut réussir.

On le comprend de reste; ce qu'il faut à ce cœur qui ne bat plus, c'est le sang qui vient de lui échapper; et si l'on se hâte d'intervenir, de lui rendre son stimulant, il va réagir de nouveau, envoyer au cerveau une nouvelle ondée sanguine. Le cerveau va réagir à son tour sur le poumon, et toutes les fonctions vont se rétablir peu à peu.

Je ne saurais dire pendant combien de temps la vie reste ainsi à l'état latent : Blundell a ranimé des chiens après cinq minutes de mort apparente.

On sait que chez les noyés qui meurent de syncope, la vie peut être rappelée après un temps beaucoup plus considérable; tandis que, chez les asphyxiés, il y a véritable empoisonnement, et la mort arrive beaucoup plus tôt. Or la mort par hémorrhagie c'est la mort par syncope.

Le traumatisme est une indication bien nette de transfusion, soit après une plaie par arme à feu, soit par instrument tranchant, soit par une blessure de cause diverse. Pour réussir, il n'est pas nécessaire de rendre une grande quantité de sang; ce qu'il faut, c'est arracher le sujet à la mort qui allait l'emporter si l'on n'était intervenu; 200 ou 300 grammes de sang en deux fois sont généralement une dose convenable; dans ces cas d'hémorrhagies brusques, je conseille de transfuser une dose de sang plus considérable que dans l'anémie ou les hémorrhagies lentes. Dans ces derniers cas, en effet, l'économie n'est pas habituée à une forte dose de sang riche. Il n'en est pas de même dans les hémorrhagies subites et considérables.

L'organisme sain, comme nous le supposons, aidé des toniques, va promptement refaire ce sang qui fait défaut ; et si d'ailleurs il n'y a pas de complication du côté de la plaie, le sujet est sauvé. C'est là à peu près la façon d'agir conseillée par Bérard et les autres physiologistes.

Une injection trop considérable pourrait amener une congestion mortelle subitement, ou une réaction inflammatoire subséquente.

J'ai rapporté précédemment les succès de transfusion obtenus après traumatisme, par Samuel Lane, Furner, Higginson. Je pourrais citer plusieurs autres exemples; ceux-là suffisent à la constatation du fait.

On comprend dès lors que, sur un champ de bataille, un chirurgien militaire trouverait l'occasion d'arracher à une mort inévitable souvent le soldat, et quelquefois un chef habile, dont les jours importent à l'armée et au pays. M. le baron Larrey avait bien compris les services que la transfusion du sang pourrait rendre en pareil cas quand, dans une séance de la Société de chirurgie, il émit le vœu que cette opération fût l'objet de nouvelles recherches ; placé à la tête du corps médical de l'armée, il devait en effet attacher à tout ce qui a trait à la transfusion le plus vif intérêt.

Pour apprécier à sa juste valeur un procédé qui rend la transfusion facile et sans danger, il faut savoir que, suivant Roux et Morand, les trois quarts des morts qui arrivent dans les jours qui suivent les grandes batailles sont occasionnées par des hémorrhagies secondaires, déterminant un épuisement auquel on pourrait, dans bien des cas, remédier par le moyen que nous mettons à la disposition du chirurgien.

Art. III. — La transfusion doit être pratiquée avant les grandes opérations chez les sujets épuisés.

Quand, par exemple, une amputation est nécessaire, qu'elle doit être pratiquée le plus tôt possible et que le malade a déjà perdu beaucoup trop de sang, on pourra recourir à la transfusion avant de pratiquer l'opération; car la perte de sang qui aurait lieu, quoi qu'on fasse, durant l'amputation, pourrait amener la mort du sujet avant la fin de l'opération, ainsi qu'on l'a vu quelquefois. Etant étudiant, j'ai été moi-même témoin de deux faits de ce genre, et ces faits on ne les oublie pas.

Quand une opération est indispensable dans ces conditions, la transfusion est indiquée. Les journaux anglais ont rapporté un cas de succès obtenu à Liverpool dans une circonstance pareille. Un charpentier de navire, blessé à l'avant-bras, devait subir l'amputation. Il avait perdu tant de sang que le Dr Higginson ne crut prudent de pratiquer l'opération qu'après la transfusion préalable de 250 grammes de sang. La transfusion fut faite, l'amputation, qui eut lieu le lendemain, fut parfaitement supportée, et le malade guérit rapidement.

En 1867, un ouvrier avait été blessé en déchargeant un navire sur la Tamise ; il y avait une fracture comminutive à la jambe avec plaie et hémorrhagie des plus graves. Il fallait se décider pour l'amputation. Mais on reconnut que le malheureux ouvrier était d'une faiblesse telle qu'il ne pourrait supporter l'ablation de la jambe. Le chirurgien ne balança pas et, avec mon appareil à entonnoir, le même qui avait servi à Reims en 1866, on fit passer dans les veines du blessé 150 grammes de sang. L'opération put se faire, et le blessé sortit complètement guéri deux mois après. Les journaux anglais, de 1867 publièrent ce fait intéressant.

A Vienne, le professeur Billroth a agi d'une façon qui rappelle le fait précédent. Dans un cours de pathologie générale, il a rapporté deux faits récents de transfusion heureusement pratiqués par lui, chez des opérés que la perte de sang, relativement trop considérable pendant l'opération, menaçait d'une mort prochaine.

Art. IV. — Hémorrhagies sous la dépendance d'une première affection.

Lorsque des tumeurs ne se rattachant pas à l'existence d'une de ces diathèses qui marquent l'économie de leur sceau indélébile, lorsque des tumeurs (de nature fibreuse, par exemple) n'ont avec l'organisme qu'une liaison locale, si je puis parler ainsi, et que, sous l'influence de ces tumeurs, des hémorrhagies se produisent, se répètent, et mettent les jours du malade en danger, on ne devra pas hésiter à pratiquer la transfusion.

Il est évident que, si l'on eût enlevé à leur début ces tumeurs, cause de l'hémorrhagie, la perte de sang n'aurait pas eu lieu. Mais souvent, soit que le sujet ait trop attendu, soit qu'il ait refusé de se laisser opérer, il arrive un moment où l'ablation de ces tumeurs n'est qu'une indication secondaire, et où il faut, avant tout, remédier à l'hémorrhagie. Ce n'est que plus tard, lorsque l'organisme, sain d'ailleurs, aura pu réparer ses forces, que le chirurgien devra songer à l'opération.

Art. V. — Hémorrhagies constitutionnelles.

La transfusion du sang convient dans les cas d'hémorrhagies se liant à un état particulier du sang; telles sont les hémorrhagies dépendant d'une diathèse hémophilique, arrivant spontanément, ou causées par des blessures accidentelles souvent insignifiantes, par des sangsues, ou par des épistaxis, ou encore par une opération, ou enfin, reconnaissant pour cause l'existence d'une tumeur; telles sont encore les hémorrhagies dépendant de certaines altérations du sang, comme celles se produisant sous l'influence du purpura hæmorrhagica, du scorbut. L'expérience a déjà prouvé que, dans cette circonstance, en assurant le salut du malade, on amène une guérison radicale de la tendance hémorrhagique. La modification introduite dans la composition du sang du sujet par le nouveau sang transfusé produit ces heureux effets.

Ici encore, l'observation a prouvé que la transfusion réussit moins bien dans les cas d'anémie déterminée par des hémorrhagies de longue durée, quoique faibles, que dans les cas où l'anémie est produite par des pertes de sang considérables, arrivant à des intervalles rapprochés. De même que l'organisme a été plus de temps à devenir malade, il mettra plus de temps à réparer ses forces.

Art. VI. — Transfusion dans l'anémie et la chlorose.

La transfusion est indiquée lorsque l'anémie est venue d'elle-même, sans cause appréciable, que les ferrugineux, les toniques, l'exercice, le climat, n'enrayent pas la marche de cette affection. Aussi on conçoit qu'au lieu de songer tout d'abord à la transfusion, on devra recourir à un traitement approprié.

« Mais, dit Polli, lorsque dans les chloroses et les anémies par hématose imparfaite, le traitement avec le fer, le manganèse, les toniques, n'a pas réussi, dans ces cas l'injection d'un bon sang dans l'arbre circulatoire peut être envisagée comme une inoculation de germes sanguins nouveaux, très-utiles à fournir une reproduction plus physiologique. Avec quelques gouttes de sang, nous introduisons des milliers de globules qui, à leur tour, en reproduisent d'autres de bonne source au milieu de ceux qui, faibles et impuissants, sont la cause de la condition morbide, et qui finissent par disparaître peu à peu et font place à la génération nouvelle et plus forte, introduite au moyen de l'injection méthodique et répétée. Les fonctions importantes d'excitation et de nutrition des solides, appartenant à ces petits corps organisés en circulation avec le sang, expliquent comment la transfusion d'un bon sang peut restaurer un organisme défectueux. »

C'est en s'appuyant de cette théorie que Polli conseille la transfusion dans le rachitisme, la scrofule.

L'anémie reconnaît des causes multiples. Nous avons parlé de celle qui est consécutive aux hémorrhagies.

Elle peut aussi survenir dans d'autres conditions : « Si après une fièvre typhoïde, dit M. Béhier, le sujet ne se rétablit pas malgré l'administration des toniques, s'il y a hydrohémie, si le sang ne se reconstitue pas et que les globules et la fibrine ne soient pas en proportion voulue pour stimuler convenablement l'organisme, on devrait alors enlever au malade une petite quantité de sang égale à celle que l'on se propose de transfuser, de façon à ne pas remplir outre mesure le système circulatoire et à n'agir que par la qualité de sang, plus apte à lutter contre la débilité générale. On pourrait ainsi espérer ranimer le système nerveux et par lui le système digestif et absorbant, rendre au sang ses qualités voulues pour continuer le mouvement vital. Cette indication existerait dans un cas de mort imminente. »

On comprend qu'il faut procéder par de petites doses de sang, pour ne pas provoquer de réaction trop considérable dans un organisme appauvri. Mieux vaudrait revenir à ce moyen après une première transfusion, qui aurait mis le malade sur la voie de la guérison.

Lorsque l'anémie est produite par une altération grave, telle qu'une longue suppuration, on comprend que la transfusion pourrait prolonger la vie; mais, pour guérir, il faudrait tarir le foyer d'épuisement incessant : l'effet de la transfusion du sang ne peut être durable. Et ce serait compromettre l'opération même que de la tenter dans ces cas désespérés.

Dans l'anémie essentielle, il sera possible de tenter la transfusion, et cela a été fait avec succès. Mais il ne faut pas attendre le dernier moment. Car, si le sang oxygéné porte en lui-même ses qualités de stimulus, il faut encore pour qu'il agisse sur les tissus, que ces derniers soient stimulables. Or, si l'on opère trop tard, les tissus déjà morts n'ont plus cette qualité, et la mort doit venir quand même.

Dans un cas d'anémie essentielle, M. Cristoforis, de Milan, a pratiqué récemment la transfusion chez une femme anémique au plus haut degré : cette femme avait le pouls à 150 et une dyspnée considérable. On lui a injecté 600 grammes de sang en trois fois à plusieurs jours d'intervalle, et la malade a guéri.

Art. VII. — Transfusion du sang dans des cas très-divers.

Dans les *hémorrhagies passives* la transfusion est appelée évidemment à rendre de grands services.

Parmi ces hémorrhagies, nous citerons les épistaxis rebelles, les entérorrhagies graves, et en particulier les entérorrhagies parfois foudroyantes, qui caractérisent la dysentérie dite hémorrhagique par M. le professeur Chauffard.

Voici comment s'exprime mon ancien et regretté maître Grisolle, au sujet des hémorrhagies, et de l'emploi de la transfusion : « Lorsque les hémorrhagies se prolongent longtemps, ou bien lorsque tout à coup elles deviennent très-abondantes et que les individus n'ont plus dans leurs vaisseaux la quantité de sang nécessaire pour entretenir la vie ; lorsque la syncope se prolonge et que les malades sont sur le point d'expirer, on ne doit pas hésiter dans ces cas extrêmes à pratiquer la transfusion. »

Asphyxie par certains gaz. L'acide carbonique et l'oxyde de carbone rendent le sang incapable de remplir ses fonctions respiratoires, en se substituant à l'oxygène des globules rouges. Ce qui conviendrait alors et ce qui a été tenté déjà, ce serait une transfusion combinée avec la déplétion du sang empoisonné. C'est une véritable substitution de sang.

L'asphyxie peut être produite par d'autres gaz : le gaz d'éclairage, l'acide sulfureux, et même le liquide devenu gazeux par son usage, le chloroforme.

Est-il nécessaire de faire remarquer quels services la transfusion peut rendre dans les pays vinicoles, où si souvent meurent asphyxiés ceux qui pressent le raisin dans les cuves; et chez les ouvriers chargés de vider certains égouts, si riches en hydrogène sulfuré.

Dans les *empoisonnements* par des liquides toxiques, on sait que c'est le sang qui charrie le poison. Or ne serait-il pas rationnel, dans les cas graves, d'enlever une certaine dose de ce sang vicié par une grande quantité de poison, et de le remplacer par du sang pur?

La transfusion précédée de la saignée a, comme on le comprend, un double effet qui doit être favorable à la guérison du sujet empoisonné.

Comme conséquence de ce qui précède, ne serait-il pas rationnel de penser à la transfusion dans un empoisonnement par un venin ou par un virus quelconque.

Lipothymies. — Dans certains cas de lipothymies graves par action nerveuse, qui finissent quelquefois par la mort, comme à l'occasion d'une nouvelle inattendue, de la vue d'une personne dont l'aspect produit un saisissement général, de certains états hystériques, etc., M. Rognetta pense que le cœur se trouvant en quelque sorte paralysé, la transfusion pourrait être pratiquée, comme un moyen extrême avec quelque chance de réussite, à titre de stimulation intérieure.

Morts apparentes. — M. Bourgeois, dans un mémoire sur les morts apparentes, ne manque pas de recommander la transfusion, comme moyen propice à rappeler la vie dans des cas désespérés, surtout lorsqu'on est appelé auprès d'une femme en travail d'enfantement qui présente tous les symptômes de la mort à la suite d'hémorrhagie utérine. Il dit que si beaucoup de ces hémorrhagies ont été mortelles, c'est qu'ayant jugé définitive la syncope dans laquelle elles avaient jeté les malades, on a négligé tous les secours.

Est-il téméraire de dire que, peut-être, on trouvera un jour dans la transfusion rendue si facile, le remède tant cherché de l'infection *rabique?* Je ne suis pas le premier à le penser. Je trouve, en effet, que deux essais ont été faits dans des cas de ce genre. La première tentative faite par Riva, chirurgien du dernier siècle, ne réussit pas. Mais, en 1830, Dieffenbach, dont nous avons déjà cité le nom, fit passer en trois fois 630 gr. de sang dans les veines d'un homme qui avait eu un premier accès de rage. Une amélioration notable survint après la première injection, le malade put boire et sa mort fut retardée. Il est au moins intéressant de raconter le fait précédent et il est consolant d'espérer toujours. L'amélioration obtenue dans ce cas, bien que passagère, est de nature à encourager les praticiens qui voudraient s'adresser à cette ressource ultime, après un premier accès de rage bien constaté. Car on sait qu'alors la guérison n'a jamais eu lieu chez l'homme.

Nous pensons que Dieffenbach aurait eu plus de chance de succès, s'il avait préalablement fait une large saignée à son malade. Il l'aurait, en effet, débarrassé ainsi d'une partie du virus, et le sang injecté ensuite aurait pu lutter avec plus d'avantage contre le reste de l'infection.

On a pensé, d'après le même ordre d'idées, que dans certaines *diathèses virulentes*, l'organisme se trouve aux prises avec un principe infectant, colporté partout dans le torrent circulatoire. Et on s'est demandé s'il ne serait pas rationnel d'épuiser, par la soustraction successive de certaine quantité de sang vicié, la violence du virus, et de rendre en même temps au diathésique un sang plus pur, qui lui permettrait de lutter avec avantage contre l'infection? Cette pratique sera je crois longtemps à faire son chemin.

Dans cette maladie qui jusqu'ici a fait le désespoir de la médecine, dans le *choléra*, n'est-ce pas le sang qui a perdu sa liquidité, sa partie séreuse? C'est en quelque sorte une hémorrhagie de la partie séreuse du sang. Il est au moins consolant de penser que quelque chose pourra être rationnellement essayé un jour dans ce sens, et il n'est pas du tout impossible que des succès inespérés viennent confirmer ces tentatives que la raison commande.

Les chloroses, les anémies, produisent quelquefois *des éclampsies, des épilepsies* et des aliénations *tenant à l'altération du sang* lui-même. On comprend que la transfusion, étant efficace contre la cause même de ces cruelles manifestations, pourrait guérir ou diminuer les phénomènes terribles par lesquels elles se traduisent trop souvent, et qui, trop souvent aussi, résistent à tous les moyens médicaux ordinairement employés pour les combattre.

Je sais qu'on a déjà essayé dans ces cas la transfusion avec du sang défibriné. D'après ce que nous avons dit et prouvé, ces tentatives malheureuses doivent être considérées comme n'ayant pas été faites et ne peuvent absolument rien prouver. Le sang défibriné, nous le répétons, n'est pas du sang ni pour le physiologiste, ni pour le médecin sérieux.

On a pratiqué la transfusion dans les *maladies organiques*. Il n'est pas impossible, en effet, que dans certains cas on puisse prolonger la vie. Mais nous conseillons fort de s'abstenir complètement dans les affections incurables. Une opération de la nature de la transfusion, donne l'idée d'un bien efficace et devant persister. C'est compromettre cette opération de la pratiquer quand elle doit tout au plus être suivie d'une amélioration légère et de peu de temps. — Tout au plus pourrait-on se permettre de tenter cette opération dans ces cas, si on avait un intérêt considérable à prolonger de quelques heures ou de quelques jours la vie d'un malade, dans une circonstance tout à fait spéciale. — La transfusion du sang est dans ce cas une opération contre-indiquée, et elle compromet le médecin sans servir au malade.

En résumé, je dirai avec le Dr Marmonier, que nous avons suivi dans les indications qui précèdent : je crois qu'il faut restreindre beaucoup le nombre de ces indications : il est impossible de les préciser, car chaque médecin devra agir selon les circonstances particulières dans lesquelles il se trouvera placé ; il se guidera d'après les opérations qui ont déjà été pratiquées, d'après les expériences qui ont été faites, et il s'en rapportera surtout à son jugement propre et à son discernement. Nous lui recommandons seulement la prudence dans le choix des indications ; car, au lieu d'être favorable à la cause de la transfusion, qui a droit à toute son attention, il pourrait lui être préjudiciable et provoquer le découragement par des insuccès forcés dans de pareilles conditions.

Nous faisons de la transfusion un moyen suprême. Tous les secours de la thérapeutique sont convaincus d'impuissance ; on a la conviction de leur inutilité, la mort approche : dans un pareil moment, il reste encore un moyen de sauver son malade. Ne pas l'employer, n'est-ce pas se rendre complice de la mort elle-même?

Mais il faut se rappeler qu'on pourrait compromettre l'opération en agissant trop tôt, aussi bien qu'en agissant trop tard.

Art. VIII. — Réponse aux objections contre la transfusion.

On a dit que l'opération n'était pas nécessaire : 1° parce qu'on possédait des moyens qui pouvaient la remplacer, sans offrir ses dangers ; 2° parce que le malade pouvait se soustraire au péril de la mort par les seules forces de la nature.

La réponse à ces objections, et à toutes celles que

l'on pourrait faire de ce genre, est des plus simples. Est-il constant que, malgré tous les moyens ordinaires, la mort par hémorrhagie emporte beaucoup de malades? C'est un fait que tous les vrais praticiens connaissent trop, comme nous l'avons démontré. D'autre part, la transfusion méthodique peut-elle sauver alors? Nous l'avons démontré surabondamment. Qu'on lise plus loin l'histoire de la malade sauvée en 1874, par M. Béhier à l'Hôtel-Dieu de Paris; qu'on lise les rapports de Reims et de Dreux, etc.

Pour montrer la valeur de ces objections, je cite le passage suivant, emprunté aux articles que le Dr Liégard a publiés dans la *Gazette des hôpitaux*, en 1863, alors que la question de la transfusion du sang fut traitée à la Société de chirurgie de Paris : « Elle est trop difficile : pour le démontrer il suffirait d'indiquer les procédés donnés dans les auteurs; et si d'ailleurs, comme le pensait Magendie, il faut, pour qu'elle ait tout le succès désirable, qu'elle soit immédiate, c'est ajouter encore à ses difficultés. Elle est trop dangereuse : on peut, en effet, introduire avec le sang une certaine quantité d'air, et causer une mort immédiate, ou bien introduire du sang coagulé qui occasionnera cette mort foudroyante par embolie, décrite par M. Velpeau. Mais, si, pour éviter ce dernier danger, on veut agir avec du sang défibriné, que de temps perdu; et que veut-on que fasse ce sang altéré, appauvri, dans un cœur qui n'en contient plus. Or, le Dr Liégard, de Caen, est un homme qui a de la valeur.

Voilà pourtant où en étaient réduits les meilleurs esprits en 1863, avant les succès déjà nombreux obtenus dans ces derniers temps avec mon appareil.

Le Dr Liégard se tient au courant de la science, et je ne doute pas qu'il parlerait tout autrement aujourd'hui. La discussion, d'après ce que nous avons dit, n'a plus de raison d'être. C'est par les faits, mieux que par le raisonnement qu'il faut répondre à toutes ces objections.

Art. IX. — Résumé et conclusions.

Je m'étais proposé de traiter la question de la transfusion du sang, spécialement au point de vue pratique. C'est pour cela que je me suis abstenu de longs détails physiologiques, très-intéressants à coup sûr, mais qui ne rentraient pas nécessairement dans le cadre que je m'étais tracé.

1° J'ai montré comment la transfusion du sang, découverte prématurée quand la physiologie n'existait pas, avait dû s'égarer et aboutir à des mécomptes inévitables, qui avaient amené sa proscription.

2° J'ai fait voir la transfusion du sang, renaissant à la lumière de la physiologie expérimentale, et grandissant en importance à mesure que la physiologie progressait elle-même. Nous avons vu tous les physiogistes, depuis Blundell et Dumas jusqu'à M. Claude Bernard, c'est-à-dire pendant le dernier demi-siècle, lui consacrer tour à tour leurs plus patientes recherches, et chacun ajoutant aux faits connus, préparer un héroïque moyen à la thérapeutique.

3° J'ai cité les faits déjà nombreux et les mieux constatés dans lesquels la transfusion avait assurément sauvé des malades, et j'ai dit que ces faits devaient encourager à étudier de nouveau les bases de l'opération elle-même.

4° J'ai montré que les insuccès s'expliquaient d'eux-mêmes, par le vice radical des moyens usités.

5° J'ai dit que le sang défibriné, et même que le sang au contact de l'air cessait d'être du sang.

6° J'ai demandé que la transfusion du sang, pour être régulière, sans danger, fût instantanée, graduée, successive, imitant la nature.

7° Bien convaincu de la nécessité de ces conditions, j'ai essayé de résoudre ce problème qui avait paru insoluble.

8° J'ai été amené par la théorie à expérimenter un procédé nouveau, qui m'a semblé d'autant plus vrai qu'il était plus simple : j'ai donné la description de ce moyen, et les résultats qu'il m'a fournis à Alfort et à Grenelle.

9° J'ai dit par quel heureux concours de circonstances, la transfusion immédiate et réalisant toutes les conditions de succès, avait été expérimentée publiquement dans le grand amphithéâtre de la Faculté de médecine, et dans des conditions plus difficiles que chez l'homme ; et j'ai rapporté les chiffres donnés par M. le professeur Longet lui-même.

10° J'ai montré comment il fallait pratiquer la transfusion du sang soit médiate, soit immédiate chez l'homme.

11° J'ai fait voir des physiologistes et des médecins expérimentant avec mon appareil sur les animaux d'abord, puis les princes de la médecine s'empressant de l'adopter à Reims, Montpellier et à Paris; et obtenant avec lui des succès constants et vraiment merveilleux, comme nous allons le voir plus loin.

12° J'ai indiqué comment l'observation et la physiologie nous faisaient comprendre l'action thérapeutique spéciale du sang transfusé.

J'ai donné les véritables indications de la transfusion : cas de traumatisme, hémorrhagies utérines et l'anémie, etc., etc.

13° J'ai répondu aux objections qui ont été faites contre les succès de transfusion. J'ai dit que ces objections ne prouvaient absolument rien, en présence du grand nombre de faits constatés par les hommes placés à la tête de l'art chirurgical, dans les hôpitaux de Paris et des grandes villes de France.

14° J'ai prouvé que cette heureuse révolution était due à mes travaux depuis 1862.

Si les grandes amputations, si l'ovariotomie, si l'opération de la hernie étranglée, si l'opération césarienne elle-même, opération redoutable au premier chef, a sa place marquée dans l'art obstétrical, il est bien permis de croire que, réduite à des termes si simples comme exécution, si peu dangereuse comme conséquence, si héroïque enfin, la transfusion qui a pris rang dans la thérapeutique, va se vulgariser dès maintenant. Le praticien véritable ne sera plus désarmé dans les graves hémorrhagies, qui ne sont que trop communes. Il s'empressera d'employer le seul moyen qui sauve dans les cas extrêmes. La presse le vulgarisera chez les peuples civilisés, car c'est le rare privilége de notre art, que chaque progrès sérieux profite à la grande famille, ne connaît ni frontière, ni temps; et s'en va par le monde entier arracher des victimes à la mort.

CHAPITRE XIV.

LA TRANSFUSION DU SANG AVEC L'APPAREIL MONCOQ DEPUIS 1864.

Art. I. — Expériences concluantes faites à Paris en 1865, par MM. les professeurs Oré de Bordeaux et Labbé de Paris.

Peu de temps après mon travail imprimé de 1864, M. Oré, professeur de physiologie à l'École de médecine de Bordeaux, et chirurgien à l'hôpital Saint-André, publia un travail intéressant ayant pour titre : *Recherches expérimentales sur la transfusion du sang*. Cette thèse renferme des expériences d'une grande importance faites la même année, avec mes appareils, dans le laboratoire de M. Longet à Paris, en présence de MM. les professeurs Gosselin, Charles Robin, de MM. Labbé et Corvisart. La *Gazette des hôpitaux* les a publiées dans son numéro du 30 décembre 1865. Ces mêmes expériences furent rapportées, le 18 décembre 1866, dans une thèse soutenue à la Faculté de Paris.

Il est utile d'en faire une courte analyse.

Un chien de haute taille fut rendu complètement exsangue; les muscles étaient dans un complet état de relâchement. La transfusion fut alors pratiquée avec l'appareil Moncoq; 90 grammes de sang emprunté à un autre chien, immobilisé à côté du premier, furent transfusés dans la veine crurale du moribond. Presque aussitôt les battements du cœur reparurent, les muscles se contractèrent et l'animal, délivré des liens qui le retenaient et placé par terre, marcha dans l'appartement. On voit que cette expérience se rapproche beaucoup de celle qui avait été faite déjà dans le grand amphithéâtre de la Faculté en juin 1863 et que nous avons rapportée. C'est une expérience que j'ai moi-même renouvelée souvent, mais j'ai dit que je préfère rapporter les expériences faites par d'autres expérimentateurs, qui en ont consigné exactement les détails.

En voici encore quelques-unes bien intéressantes, faites après la précédente, et par le même moyen.

1re *expérience.*—M. Oré met à nu la veine crurale d'un chien, il lui fait perdre 30 grammes de sang et il lui fait passer 15 grammes de sang de canard.

Pendant les premiers moments, le chien parut triste, affaissé. Bientôt ces phénomènes se dissipèrent; deux heures après il revint à l'état normal, et bientôt il se mit à manger.

2e *expérience.* — On fit passer 30 grammes de sang de canard à un jeune chien. Il semble hébété d'abord, et, quelques heures après, il mange. Le lendemain il ne conserve aucune trace de l'expérience de la veille.

3e *expérience.* — On fait passer, dans la veine jugulaire d'un canard, 20 grammes de sang emprunté à un chien, après avoir préalablement enlevé au canard la même quantité de son propre sang. Le canard paraît peu impressionné.

Ces expériences de transfusion immédiate prouvent qu'il est possible de transfuser à un animal d'une espèce le sang provenant d'un animal d'une autre espèce, pourvu que le liquide arrive dans les veines du premier, tel qu'il circule dans les veines du second, c'est-à-dire sans avoir subi aucun commencement de coagulation. Or, ce résultat s'obtient par la transfusion immédiate telle que nous l'avons décrite et indiquée. La théorie qui attribue à la fibrine des propriétés toxiques repose simplement sur un défaut dans l'expérimentation, et les phénomènes convulsifs, qui ont été attribués à cette cause imaginaire, sont le résultat du sang coagulé formant embolie.

M. Oré, pas plus que moi, n'a jamais pensé qu'il fallût chauffer l'appareil. Loin de là, nous pensons que le froid retarde la coagulation du sang, au lieu de la produire.

Le chirurgien distingué de Bordeaux a vu aussi, comme je l'avais indiqué en 1863, que, pour rappeler un animal à la vie, il n'est pas du tout nécessaire de lui transfuser une quantité de sang égale à celle qu'il a perdue.

M. Oré est d'avis que la transfusion immédiate, mettant à l'abri du contact de l'air et des accidents qui peuvent résulter de l'introduction de l'air dans les veines, en même temps qu'elle permet de ne pas redouter la coagulation du sang, doit être préférée à la transfusion médiate.

Nous verrons plus loin que, par les moyens dont

j'ai doté la chirurgie humaine, on peut sans danger pratiquer chez l'homme, soit la tranfusion immédiate, soit la transfusion médiate.

Dans le même numéro du 30 décembre 1865 de la *Gazette des hôpitaux*, on voit que M. Labbé a rapporté à la Société de chirurgie les expériences qu'il a pratiquées lui-même avec l'appareil de Moncoq, indépendamment de celles qui lui sont communes avec M. Oré, de Bordeaux. Puis M. Labbé ajoute textuellement cette phrase bien explicite : « J'ai personnellement employé un grand nombre de fois l'appareil de M. Moncoq, et j'en ai toujours obtenu les résultats les plus satisfaisants. » Voilà donc un moyen simple et facile mis à la disposition des physiologistes pour varier ces expériences intéressantes.

Mais les expériences précédentes sont surtout importantes, parce qu'elles devaient appeler l'attention du monde savant, et des médecins en particulier, sur le profit qu'on pourrait en tirer pour la médecine humaine. Et en effet, les succès chez l'homme ne devaient pas tarder. Nous ne parlerons pas des opérations faites en Angleterre, à Vienne et en Italie. Nous rapporterons des faits faciles à contrôler.

Nous transcrirons les observations qu'il nous a été possible de nous procurer en France, et dans lesquelles le succès a été parfaitement constaté. Du reste, nous le répétons, les succès obtenus l'ont été au grand jour et ont pu être vérifiés par tout le monde, pour les principaux au moins. Nous le redisons aussi, les faits sont la meilleure des démonstrations; c'est pourquoi nous en rapporterons en détail quelques-uns.

Art. II. — Succès de transfusion par les professeurs de médecine de Reims en 1866, par l'appareil à transfusion médiate de Moncoq.

Extrait du *Bulletin médical* de Reims, en 1863, et rapporté par M. Ulysse Goulard, thèse de Paris 1866, n° 319.

Tumeur fibreuse de l'utérus, hémorrhagies répétées; anémie; transfusion du sang; guérison de l'anémie.

Mme X..., d'Épernay, âgée de 30 ans, est d'un tempérament nerveux assez prononcé et jouit ordinairement d'une bonne santé. Elle a eu deux enfants, qui sont bien portants, le dernier en mai 1864; l'accouchement se termina heureusement; la mère nourrit l'enfant jusqu'au mois de novembre suivant, lorsque son lait disparut tout à coup à la suite d'une attaque de nerfs. Il n'y eut cependant aucun dérangement sérieux dans la santé jusqu'au mois de février 1865, époque à laquelle Mme X... eut une hémorrhagie utérine très-abondante, qui dura pendant dix jours. Aux mois de mars, avril et mai, à l'époque des règles, le même accident se reproduisit. En juin, en examinant la malade, on remarquait que l'utérus était plus développé qu'à l'ordinaire. Ce développement n'était pas régulier et portait sur la partie antérieure de l'organe.

Plusieurs médecins, MM. Gaillet (de Reims), Griffon (d'Ay), Couillou (d'Épernay), et Gentilhomme (de Reims), appelés en consultation, furent d'avis qu'il y avait un corps fibreux, gros comme le poing, daus la paroi antérieure de l'utérus. Aucun symptôme n'annonçait qu'il fût dans la cavité utérine, bien que cette dernière fût considérablement agrandie, ainsi qu'on s'en était assuré par l'introduction d'une sonde en gomme élastique. On proposa une opération, qui ne fut pas acceptée.

Dans le mois de juillet de la même année, Mme X... consulta à Paris MM. Briquet et Demarquay. Ces savants praticiens confirmèrent le diagnostic des médecins de province, défendirent toute espèce d'opération et conseillèrent les douches d'eau froide, qui amenèrent un peu d'amélioration. Ce traitement n'eut d'autre effet que de diminuer un peu les hémorrhagies qui, depuis le début des accidents, se reproduisaient très-fréquemment et sous l'influence de causes inappréciables. Il fit aussi disparaître un engourdissement du membre inférieur droit, produit probablement par la compression exercée par la tumeur sur le nerf sciatique.

En mars 1866, les accidents reparurent avec plus d'intensité, et, depuis la fin d'avril jusqu'au 8 juillet, l'hémorrhagie continua sans interruption, tantôt légère, tantôt abondante. La perte avait lieu principalement le soir et pendant la nuit. Il en résulta une faiblesse qui alla continuellement en augmentant. Mme X... avait perdu une si grande quantité de sang qu'elle était réduite à l'anémie la plus complète.

Le 15 juillet, MM. Demarquay, Couillou et Gentilhomme sont appelés en consultation. La faiblesse est extrême; le moindre mouvement détermine des défaillances; le pouls est à peine sensible et présente une assez grande accélération; tous les tissus sont pâles et décolorés; la peau, les lèvres, la langue, les conjonctives, ont la blancheur de la cire; la voix est éteinte; la vue est trouble; Mme X... ne distingue qu'incomplètement les objets et elle voit deux images. Depuis huit jours, les pertes ont complètement cessé; l'utérus est toujours dans le même état qu'il était il y a un an; la tumeur ne paraît pas avoir augmenté ni diminué de volume; elle siége toujours dans la paroi antérieure; le col de l'utérus n'est ni effacé ni dilaté.— Dans de semblables conditions, on comprend qu'aucune opération n'est praticable; on se borne à prescrire le tamponnement, afin d'éviter de nouvelles hémorrhagies, un régime tonique et stimulant pour relever les forces.

Le 30 juillet, c'est-à-dire quinze jours après cette consultation, et trois semaines après la cessation complète des accidents, malgré le régime employé, la situation est toujours la même : faiblesse extrême, décoloration des tissus, pouls à peine sensible, défaillances à chaque instant, délire avec hallucinations qui durent des heures entières, diplopie, etc. L'alimentation étant impossible, il devint évident pour tout le monde que Mme X... ne pourrait jamais se rétablir par les moyens ordinaires, et que dans sa situation elle courait les dangers les plus grands.

C'est dans ces conditions qu'on se détermina à pratiquer la transfusion, qui fut faite, le 30 juillet, par MM. Gentilhomme, Thomas, Griffon et Couillou. On injecta 125 grammes de sang provenant d'une femme douée d'une fort bonne santé, au moyen de l'appareil de M. Moncoq (avec entonnoir). Il n'y eut rien de particulier pendant les premiers moments de l'opération ; mais à peine cette quantité de sang fut-elle injectée, que la malade, dont les joues devinrent colorées, s'écria : « Arrêtez, j'étouffe ! » Elle fut prise alors de suffocations considérables, de battements de cœur, de tremblements généraux, de douleurs dans la poitrine, mais surtout dans les reins ; le pouls, qui avait pris de la force, redevint très-faible ; les extrémités, la langue, le nez, se refroidirent. L'opérée eut des vomissements, et elle accusait une soif très-vive.

Ces symptômes persistèrent pendant deux heures et demie, avec plus ou moins d'intensité, depuis cinq heures du soir jusqu'à sept heures et demie ; puis le calme se rétablit peu à peu, la respiration devint plus facile, les douleurs diminuèrent et cessèrent tout à fait ; le pouls redevint fort et régulier ; il était à 120. La chaleur se fit sentir dans les membres, et la figure resta légèrement colorée. La nuit fut tranquille.

Le 31 juillet, au matin, faiblesse très-grande ; pouls, 96 pulsations ; diplopie, parole facile, douleurs dans la poitrine, dans les reins. Au soir, la malade éprouve des frissons ; elle se plaint de ne pouvoir remuer la jambe droite. Dans le courant de la journée, elle a mangé trois potages, une côtelette, du poulet, et bu une demi-bouteille de vin. La nuit fut bonne.

1er août. 96 pulsations; la vue est nette à droite, et trouble à gauche; on continue l'alimentation. Le sommeil est bon.

Le 2. La malade se plaint d'une douleur très-vive dans les reins, qui disparaît rapidement. On la change de lit sans qu'elle éprouve de syncope ni de faiblesse, ce qui ne lui était pas arrivé depuis le 8 juillet. Le pouls varie dans la journée de 83 à 90 pulsations. L'appétit est moins bon que les jours précédents.

Le 3. Agitation pendant la nuit; fièvre nulle. Après avoir mangé une côtelette à onze heures du matin, Mme X... a des étouffements, du malaise, un engourdissement général, des sueurs, des fourmillements dans les membres, une soif très-vive; le soir elle sent un grand mieux; le pouls marque 85 pulsations.

Le 4. Nuit excellente, 84 pulsations.

Les jours suivants, amélioration progressive; cependant les digestions sont difficiles, l'appétit ne renaît pas. Pour faciliter les fonctions de l'estomac, on fait prendre à la malade de la pepsine, et on lui fait faire quelques inspirations d'oxygène. Le lendemain, à cinq heures du matin, elle demande de la nourriture, et elle mange si abondamment qu'elle en ressent un malaise.

La diplopie disparaît, les mouvements reviennent dans le membre inférieur droit; le visage, les paupières et les lèvres reprennent une coloration rosée.

Le 15. Mme X.... sort pour la première fois en voiture et s'en trouve bien.

Le 20. Elle est tout à fait rétablie.

Aujourd'hui, c'est-à-dire cinq mois après l'opération, quoiqu'elle ait éprouvé déjà deux pertes abondantes, elle est très-bien portante et même plus forte qu'elle n'était avant le début de tous ces accidents.

Réflexions sur cette observation.

Cette observation si intéressante se rapporte, on le voit, à l'article IV du chapitre 13 des indications de la transfusion. C'est, en effet, une hémorrhagie sous la dépendance d'une première affection.

On lit que cette malade a été vue par six médecins, dont plusieurs sont des sommités médicales. On voit aussi à quel degré elle en était arrivée : défaillance à chaque instant, délire avec hallucinations qui durent des heures entières; l'alimentation était impossible, à peine de pouls. C'est quand elle est condamnée par les hommes les plus compétents, quand il est de toute évidence qu'elle n'a plus que quelques heures à vivre, que l'opération est décidée.

Les étouffements dont il est parlé et les suffocations peuvent s'expliquer peut-être, parce que le sang aura été injecté un peu vite. Aussi recommandons-nous de ne faire sortir que peu de sang à la fois de l'économie, afin de pouvoir le prendre frais et le faire passer très-lentement. Malgré cela, on voit que l'amélioration ne tarda pas à se faire sentir, que l'alimentation redevint possible. Dès le lendemain elle prend trois potages et une côtelette et du vin. L'amélioration progresse; dès le 15, elle peut sortir en voiture et dès le 20 elle est rétablie! Cinq mois après elle est mieux portante qu'avant le début de son hémorrhagie.

Cette observation, on le voit, est un succès complet et des plus concluants. Nous l'enregistrons avec d'autant plus de soin que c'est la première foisqu'en France notre appareil a été employé chez l'homme, tandis qu'en Angleterre il l'avait été dès 1864, peu de temps après l'exposition de Londres, où l'avaient porté les fabricants de Paris. Il faut bien le dire, les Anglais sont toujours les premiers à mettre en pratique les innovations faites chez les autres peuples. N'avons-nous pas vu qu'il en fut de même pour les premières expériences de transfusion chez les animaux?

Art. III. — Transfusion du sang à Montpellier par M. le Professeur Courty.

En 1866, M. Courty, professeur à la Faculté de médecine de Montpellier, eut à donner des soins à un malade atteint d'une affection chronique des organes du bassin.

Un bon rapport sur ce cas intéressant a été fait par M. le professeur Courty, d'abord dans ses leçons cliniques, et publié dans le temps par les journaux médicaux de Montpellier. C'est à ces sources qu'a puisé un élève de la Faculté de Montpellier, le

Dr Augé, qui a choisi cette observation pour objet de sa thèse, portant le numéro 50, année 1867 (thèse de la Faculté de Montpellier).

C'est à cette thèse que nous empruntons les détails, d'ailleurs très-abrégés, qui vont suivre.

Ce cas est un véritable succès pour la transfusion, puisque le malade s'est trouvé mieux et a survécu à l'opération ; mais il était dans la nature même de la maladie de se reproduire. Le médecin n'étant pas là et l'hémorrhagie ayant été subite et considérable, le malade devait nécessairement succomber. Dans ces conditions, on le comprend, l'amélioration ne pouvait être que passagère : elle ne pouvait guérir la maladie chronique.

Voici en effet à quel degré le mal était profond et ce qui put être vérifié après la mort.

A la suite d'une inflammation chronique de la prostate, déterminée par une affection chronique du col de la vessie, cet organe était entré en suppuration. L'ulcération avait gagné les parties voisines du bassin et, après un assez long temps, y avait déterminé des désordres considérables, à tel point que les artères du bassin elles-mêmes n'avaient pas été épargnées.

Déjà depuis plusieurs semaines le malade était très-affaibli et ne se nourrissait d'ailleurs presque plus, ce qui, avec la suppuration incessante, constituait une double cause d'épuisement.

Bientôt les parois de l'artère honteuse interne furent ulcérées à leur tour, et ce vaisseau donna issue à une quantité de sang peu considérable d'abord, mais incessante.

Cette hémorrhagie lente, et dont la source n'était pas facile à déterminer sur le vivant, réduisit le malade à un état voisin de la mort.

Quand la transfusion fut pratiquée, le pouls était insensible et les extrémités froides.

Je lis textuellement dans la thèse de M. Augé et dans l'ouvrage de M. Marmonnier les deux phrases suivantes : « On fit une injection de 150 à 200 grammes, fourni par le Dr Balp, collègue et ami de M. le professeur Courty, l'opérateur, et le sang fut transfusé au moyen de l'appareil de Moncoq.

« Les effets immédiats furent les suivants : le malade, qui depuis quelques instants déjà, avait complètement perdu le sentiment de ce qui se passait autour de lui, perdu complètement l'usage de l'intelligence et de la parole, recouvra peu à peu, et en peu de temps, le sentiment de ce qui se passait autour de lui. Il lui sembla sortir d'un profond sommeil ou d'un rêve. L'intelligence lui étant complètement revenue ainsi que l'usage de la parole, il put faire part de ses sensations et exprimer ce que nous venons de dire. Il put prendre par petite quantité une liqueur tonique. Et malgré le mal profond et incurable, sous le coup duquel il se trouvait, on put espérer le conserver quelque temps. Mais dix heures après la transfusion qui avait produit la quasi-résurrection dont nous venons de parler, une nouvelle hémorrhagie se produisit et elle emporta le malade en peu d'instants. »

N'est-il pas juste de dire que le retour de l'intelligence et de la parole obtenu d'abord, est un succès positif donné par la transfusion, qui n'a rien de commun avec l'incident qui s'est reproduit dix heures après.

La transfusion avait donné tout ce qu'on pouvait attendre d'elle : on ne pouvait lui demander davantage. C'est un succès aussi complet que possible, dans les conditions où se trouvait le malade. Le malade, sauvé d'abord par la transfusion, a succombé à une récidive de l'hémorrhagie : voilà la vérité complète, et il n'y en a pas d'autre. La transfusion du sang ne guérit pas les ulcérations profondes. Elle a donné dix heures de vie et de connaissance au malade de M. Courty, voilà le fait bien constaté.

Art. IV. — Transfusion du sang dans un cas d'anémie non hémorrhagique, par le Dr Brouardel, en 1873.

M. le Dr Brouardel, Professeur agrégé de la Faculté, a mis à notre disposition, avec la plus grande bienveillance, le résumé d'une opération faite par lui en 1873.

Nous transcrirons les passages qui nous semblent les plus instructifs dans le résumé de cette opération lu par M. le Dr Brouardel à la Société médicale des hôpitaux, le 26 décembre 1873.

Ce résumé a été publié, en janvier 1874, par l'*Union médicale.*

L'observation avait été prise par M. Landouzy, interne des hôpitaux. Nous ne lui empruntons que les points les plus saillants seulement, afin de ne pas allonger notre travail outre mesure.

MESSIEURS,

Lorsque, au commencement de cette année, je suppléai dans son service M. le professeur Axenfeld, j'eus l'occasion de pratiquer une opération de transfusion ; voici dans quelles circonstances :

Un jeune homme de 18 ans avait avalé volontairement, le 21 octobre 1872, une cuillerée à bouche d'acide sulfurique. Les accidents immédiats, douleurs, vomissements, ne furent pas très-violents, et, quinze jours après, le malade sortait de l'hôpital, pouvant se nourrir de potages, d'œufs, de suc de viande. Mais, à la fin de novembre, ce malade rentrait à l'hôpital, vomissant à peu près tous ses aliments. La glace, le régime lacté, la morphine, etc., furent impuissants à le calmer, et je fus réduit, pendant six semaines, à nourrir presque exclusivement le malade avec des lavements alimentaires, bouillon et œufs. Vers la fin de janvier, cette ressource nous fit presque complètement défaut: les lavements n'étaient plus gardés.

Toutefois, les vomissements devenaient moins fréquents, et le malade pouvait avaler, en très-petite quantité, du lait et des œufs. Cette diminution dans la fréquence des vomissements me permettait d'espérer qu'il ne s'était pas formé dans l'estomac un rétrécissement cicatriciel absolu, nous savions que l'œsophage était libre, mais, comme nous ne pouvions nourrir suffisamment le malade, que sa faiblesse était extrême, qu'il était dans un état syncopal constant, je me suis demandé s'il n'y avait pas lieu, en lui injectant une quantité de sang suffisante, d'essayer de réveiller en lui les fonctions de la digestion. Il paraissait, en effet, que si l'alimentation n'était plus possible, cela résultait plutôt de l'insuffisance des sécrétions que d'une lésion propre à apporter un obstacle absolu à la circulation des matières alimentaires. Sous ce rapport, l'autopsie nous a donné raison : il n'éxistait qu'une petite ulcération, presque cicatrisée, au niveau du pylore.

La mort était donc imminente; les voies d'introduction des aliments n'étaient plus utilisables; nous nous sommes cru autorisé à tenter une transfusion. Nous la fîmes, assisté par deux de nos maîtres, MM. Gubler et Moutard-Martin, nos collègues à l'hôpital Beaujon.

M. le professeur agrégé entre ici dans des détails que nous avons publiés précédement, et que pour cela nous omettons.

La certitude de voir mourir mon malade, la lecture des observations de transfusion me conduisirent donc à pratiquer la transfusion. Je la fis, guidé par résultats obtenus par mes devanciers, avec du sang non défibriné, qui me fut fourni par mon excellent interne, M. Landouzy. Je n'injectai que 150 grammes de sang, parce que j'avais vu, d'après les observations, que, lorsque la quantité de sang transfusé est trop considérable, lorsqu'elle dépasse 200 grammes, chez les individus anémiés depuis longtemps, l'opération peut être suivie de suffocation et de mort. (Voy. Belina.)

L'opération ne présenta aucune difficulté ; ses conséquences immédiates furent favorables ; mais, en trente-six heures, tous ses bénéfices avaient disparu et le malade succombait, ayant dans le lobe inférieur du poumon un noyau d'hépatisation rouge, circonstance déjà notée dans une des observations résumées plus haut.

Observation. — Z... (Henri), 18 ans, employé de commerce, né à Paris, entre le 21 octobre 1872 à Beaujon, service de M. Axenfeld, avec des taches d'un brun noir aux commissures labiales : au niveau et autour de ces taches, gonflement et rougeur.

Crachotement continuel.

Le malade raconte qu'il vient d'avaler, sciemment, et pour des motifs qu'il ne veut pas faire connaître, une grande cuillerée d'acide sulfurique.

Au moment même où il avalait, et après avoir avalé, Z... a eu dans la bouche, dans la gorge et dans la direction de l'œsophage, la sensation d'une brûlure.

Z... n'accuse d'autre antécédent morbide qu'une blennorrhagie l'année précédente, et, à l'âge de 5 ans, une angine couenneuse suivie de laryngite.

Pendant les huit premiers jours, Z... ne prend absolument rien ; la déglutition est impossible ; la douleur et la sensation de brûlure persistent dans la bouche et la gorge.

Au commencement de novembre, le potage, les œufs à la coque, le jus de viande, peuvent être pris sans vomissements et presque sans douleur.

Z..., satisfait de cette amélioration, sort sur sa demande.

Dans les derniers jours de novembre, il rentre à Beaujon, dans le même service, vomissant à peu près tout ce qu'il prend.

Nous ne croyons pas devoir entrer dans les détails du traitement suivi. Nous analysons et abrégeons la suite de l'observation. Nous dirons seulement que jusqu'au 10 février son état était le suivant :

10 février. Z... dit étouffer à chaque instant ; l'auscultation et la percussion du poumon ne donnent rien. Bluettes, voix cassée. C'est à peine si le malade peut parler. Le moindre mouvement le met à bout. Pouls à peine sensible, 80.

Le tracé sphygmographique, pris plusieurs fois, donne une ligne tremblée où chaque pulsation est à peine indiquée.

La numération des globules donne 3,200,000 hématies par millimètre cube.

La transfusion fut faite avec l'appareil Moncoq, décrit à la page 217, et avec du sang non défibriné. On injecte 60 grammes de sang d'abord et ensuite 100 grammes.

Pendant et après la transfusion, Z... n'accuse aucune sensation.

Quelques minutes après l'opération, pouls à 84. Températ. rectale 37°0, abaissement probablement dû à la quantité de calorique fournie par Z... pour échauffer le sang nouveau, quelque peu refroidi dans son passage au travers de l'appareil.

Vingt minutes après l'opération, la numération des globules donne 3,500,000 hématies par millimètre cube.

11 février matin. P. 120. Temp. rectale, 39°0. — Six heures soir. P. 120. Temp. rectale, 39°6. La numération des globules donne 3,200,000 hématies par millimètre cube.

Le malade paraît toujours aussi faible et se plaint de difficultés pour respirer, sans accuser de douleurs dans la poitrine. Les urines, examinées à plusieurs reprises, ne renferment ni albumine, ni sucre. — 10 février. Densité 1002,0. — 11 février. Densité 1003,0. Matière colorante abondante ; phosphates et carbonates abondants.

12 février. Mort à six heures du matin.

Le *tube digestif* est examiné dans toute sa longueur.

On voit, sur la commissure labiale gauche, deux tache d'un gris brun.

Sur la paroi antérieure de l'œsophage, cinq ou six taches, assez nettement circulaires, du volume d'une pièce de vingt ou de cinquante centimes ; ces taches sont irrégulièrement réparties dans la hauteur du conduit œsophagien.

En ces points, la muqueuse, qui a sa consistance normale, est assez fortement hyperémiée, sans érosion, sans perte de substance.

En aucun endroit, il n'y a trace d'ulcération ou de cicatrice ; en aucun point, il n'y a de rétrécissement.

Estomac : Parois épaisses. Plis longitudinaux assez accusés. Le long de la grande courbure, plaques hyperémiées en tout semblables à celles de l'œsophage, mais plus larges.

Pylore : Calibre normal. Dans la partie qui correspond à la paroi postérieure de l'estomac, dépression circulaire, à bords à peine saillants, à fond cicatrisé, rappelant assez, mais avec des caractères très-atténués, le chancre dur. Cicatrice de $0^{m},015$ de diamètre, en rapport par la partie droite de sa circonférence avec l'anneau pylorique.

— Ne faut-il pas voir dans cet ancien ulcère, dans l'hyperémie consécutive de la muqueuse, la raison, l'unique raison du spasme du pylore et des contractions de l'estomac qui aboutissaient aux vomissements? Ceux-ci diminuaient de fréquence et d'intensité alors que se faisait la cicatrisation.

Les données fournies par l'autopsie légitiment hautement, ce nous semble, la transfusion en même temps qu'elles montrent qu'on aurait dû agir plus tôt, alors que le sujet était plus apte (derniers jours de janvier) à faire subir au sang nouveau les transformations physiologiques.

Peut-être aurait-il fallu, alors que se faisait la cicatrisation, alors que le malade était incapable de garder et d'assimiler ses aliments, peut-être aurait-il fallu renoncer à l'idée de réparer les pertes « et d'entretenir l'activité vitale par les voies naturelles? C'est alors que la transfusion offrait le moyen d'introduire directement dans la circulation ce même liquide que la digestion fournit aux organes à l'état normal, liquide qui aurait soutenu le malade jusqu'au rétablissement normal des fonctions de la nutrition.» Cette dernière réflexion est de M. de Belina. Il nous semble à nous préférable de dire que la transfusion, sans conséquence pour le transfusant, sans difficulté pour l'opérateur, sans danger pour le malade, devait être pratiquée parce que, à la rigueur, après une seule transfusion ou deux au plus, on pouvait espérer une amélioration sérieuse. Mais prétendre suppléer longtemps l'estomac par la transfusion ne saurait être pris au sérieux. Cela est bon pour un ou deux jours, mais non pour des semaines.

Ce qui ressort, en somme, de cette observation, c'est qu'elle a prolongé la vie du malade ; mais il est évident que l'altération subie par l'estomac était trop profonde pour qu'il pût échapper à la mort. La transfusion peut prolonger la vie de quelques heures et même de quelques jours peut-être, mais elle ne guérit pas les ulcérations de l'estomac. — Elle a donné le seul résultat qu'on fût en droit de lui demander.

Art. V. — Succès de transfusion pratiquée avec succès à l'Hôtel-Dieu de Paris, le 29 février 1874. par M. le professeur Béhier, au moyen de l'appareil du Dr Moncoq, p. 217.

C'est ce succès qui a fait le plus de bruit de tous. Ce n'est pas qu'il soit plus remarquable en lui-même que les autres, mais bien parce qu'il s'est passé sur un plus grand théâtre, et que la malade a pu être vue par tout le monde, alors que son état était absolument désespéré et après qu'elle a été complètement remise.

J'affirme et je prétends que le cas de Reims, de Montpellier ou de Dreux, et même celui de M. Brouardel, sont merveilleux aussi, car nous avons vu précédemment que la transfusion semblait avoir un peu moins de chance de succès dans les maladies chroniques. Cela n'ôte rien au succès de M. le Professeur Béhier.

Nous allons donner le résumé abrégé de ce qui a été dit à ce moment par la *Gazette des hôpitaux*, n[os] du 7 février et du 14 mars 1874. Nous n'insisterons pas sur les principes que nous avons déjà émis précédement pour ne pas faire double emploi.

M. Béhier (1) a pratiqué la transfusion du sang, il y a eu hier huit jours, sur une jeune femme de 21 ans, entrée dans son service le 24 pour une métrorrhagie incoercible, et qui l'avait jetée en quelques jours dans le dernier degré de l'anémie et de la prostration. Cette malade, que nous avons vue le lendemain de l'opération, alors que sa vie était en question, et que nous avons revue en pleine période de reconsti-

(1) Il est remarquable que l'opération a réussi, malgré que M. le professeur Béhier ait employé la modification dont nous avons signalé les inconvénients, p. 217. Ce succès quand même prouve l'excellence du principe de notre appareil, et nous donne la certitude que la transfusion réussira, chaque fois qu'on la fera dans les bonnes conditions que nous avons pris soin d'indiquer avec des détails minutieux.

tution ce matin même, a fourni à M. Béhier le texte d'une importante leçon, dans laquelle il a examiné et discuté les divers procédés proposés ou mis à exécution pour cette grave opération.

Laissant de côté pour le moment le point de vue historique de la question, nous nous bornerons à rapporter aujourd'hui la relation simple du fait.

Une femme de 21 ans, Valentine U..., assez vigoureusement constituée, est prise, le 12 janvier, à la suite de quelques efforts nécessités par sa profession de femme de ménage, d'une abondante métrorrhagie. Elle avait eu déjà des accidents semblables.

Le sang, dit-elle, s'échappa à flots. Elle n'en continua pas moins à travailler pendant quinze jours encore, perdant constamment du sang en abondance. Le 24, à bout de forces, elle se fait transporter à l'Hôtel-Dieu, où elle est couchée au n° 9 de la salle Saint-Antoine. Elle avait eu plusieurs lypothimies pendant le trajet.

A son entrée à l'hôpital, on la trouve dans l'état suivant : la face est d'une pâleur mortelle, les conjonctives et les muqueuses buccales sont blanches; le pouls est petit, mou et bat 120 par minute, 26 respirations, sans dyspnée. Extrémités froides. Température axillaire, 37 degrés. Il s'écoule constamment par la vulve un sang pâle, fluide, lent à se coaguler.

Au toucher, on trouve le vagin rempli de caillots mous et faibles.

L'auscultation des vaisseaux du cou fait entendre,

à droite surtout, un bruit de souffle continu à timbre musical (bruit de diable), et celle du cœur un souffle doux, systolique à la base.

Rien à l'exploration de la poitrine. La malade ne se plaint que d'une céphalalgie frontale intense et persistante, augmentant toutes les fois qu'elle essaie de se mettre sur son séant. Elle est prise alors de vertige et retombe sur son oreiller dans un état de demi-syncope.

On prescrit l'application de glace sur le ventre, les boissons froides, etc.

Le 25, aux phénomènes précédents se joignent les nausées. Pouls filiforme, 132. Températ. axill., 36 degrés.

Le 26. Une hémorrhagie abondante avait eu lieu la veille au soir et avait été arrêtée par le tamponnement. La malade éprouvait une céphalalgie atroce; tous les aliments ingérés étaient aussitôt vomis.

Le 29. Rien n'ayant pu arrêter la perte, qui continue toujours sous la forme d'un suintement de sang décoloré, et la malade, en proie à des vomissements incoercibles, s'affaiblissant de plus en plus, au point d'arriver au dernier degré d'anémie et de prostration : pâleur cadavéreuse de la face, blancheur absolue des membranes muqueuses ne se distinguant plus, par leur teinte, de la peau, langue froide, voix cassée, aphone, pouls excessivement faible, à 110; température axillaire, 36°; syncopes provoquées par le moindre mouvement; photophobie intense, qui oblige la malade à tenir ses yeux constamment fermés; la vue est d'ailleurs vague et confuse; léger délire dans la nuit.

En présence de cet état si grave, constituant un péril extrême et imminent, M. Béhier se décide pour la transfusion qui est pratiquée séance tenante.

Le sang a été fourni par M. Strauss, chef de clinique, qui a bien voulu faire ce sacrifice partiel de sa personne pour sauver cette malheureuse.

Il a été employé en nature, sans défibrination ni aucune autre préparation préalable. Il a été introduit dans la veine médiane céphalique de la malade. La quantité ingérée a été de 80 grammes.

Immédiatement après l'opération (onze heures du matin), la malade observée par M. Liouville présente l'état suivant : la face à toujours l'aspect blafard et présente un peu de bouffissure; la respiration est pénible, haute; la malade s'agite un peu, elle parle, mais ses idées sont un peu vagues, il y a un léger subdélirium; par moment, il survient un peu d'agitation, avec dyspnée et cris de douleur, faible d'abord, puis plus forte quelques minutes après. Elle déploie manifestement un peu plus de force qu'auparavant.

A onze heures dix minutes. — Pendant qu'on procède à la toilette de son bras, elle a la force de soulever sa tête et se déplace avec plus de facilité; elle boit avec une sorte d'avidité de l'eau vineuse qu'elle garde. Le pouls est toujours misérable.

L'agitation persiste, avec respiration haletante, pénible et aspect hagard de la face qui est légèrement cyanosée, jusqu'à une heure. C'est à ce moment seulement qu'on est frappé du changement en bien. Les mains sont réchauffées, le pouls est vif, la malade parle et déclare se sentir plus forte.

A deux heures. — L'amélioration est de plus en plus accentuée, la physionomie est changée et devenue beaucoup plus naturelle et plus calme ; la langue, restée longtemps froide est redevenue chaude ; il en est de même des pieds et des mains. Le pouls est facilement perceptible ; plus de bouffissure ni de cyanose ; plus de délire ni d'agitation ; la malade répond justement et à voix distincte.

A quatre heures. — La malade accuse un peu d'appétit, elle a pris du bouillon et du vin qu'elle n'a point rejetés ; les vomissement ont cessé. Elle a pris près d'un litre de vin vieux depuis l'opération. Le pouls devient fort et résistant (de 126 à 130), la céphalalgie a disparu ; le suintement sanguin par la vulve a complètement cessé.

30 janvier. L'insomnie opiniâtre des nuits précédentes a fait place à un sommeil paisible qui a duré toute la nuit. Pouls, 120, petit, serré ; respiration, 32 ; températ. axill., 37.

On lui donne pour aliments un potage à la reine, qui est parfaitement supporté, ainsi qu'un jaune d'œuf battu dans du bouillon.

Le 31. Amélioration considérable ; la malade est assise sur son lit, causant avec ses voisines ; elle supporte tout ce qu'elle prend (potages, vin de Bagnols, potion de Todd). Les muqueuses commencent à prendre une teinte légèrement rosée, l'œil devient vif, la face légèrement excitée; il y a un mouvement fébrile accentué (pouls, 112; respiration, 22; température axill., 37,4, augmentée de 2,8 le soir), mais sans malaise notable. On continue l'alimentation, le vin vieux et la potion de Todd, et l'on ajoute : teinture de mars tartarisée, 20 gouttes.

1er, 2 et 3 février, l'amélioration s'accentue de plus en plus; la face, et surtout les muqueuses se colorent. L'appétit devient insatiable, les digestions sont parfaites, sommeil tranquille. Le 2, la malade avait ressenti de la douleur au niveau du pli du coude, au voisinage de la piqûre de la veine, qui était cicatrisée. Le lendemain 3, on constate vers le tiers inférieur du biceps un léger engorgement phlegmoneux du tissu cellulaire. Le 4, l'engorgement est presque dissipé. L'état de la malade est parfait.

Nous empruntons au n° du 14 mars de la *Gazette des hôpitaux* les détails suivants, qui sont la suite de ce qui précède.

Nous avons raconté les péripéties de la quasi-résurrection de cette jeune femme qu'une perte utérine abondante et incoercible avait amenée à ce dernier degré d'anémie qui est comme le préliminaire de la mort et nous avons dit que le jour même où nous en parlions, nous la considérions comme sauvée. Depuis ce jour-là, en effet, elle a été en état de convalescence confirmée et de reconstitution croissante. Aujourd'hui elle est complètement rétablie.

Ce résultat est trop beau pour que nous ne devions pas chercher à en tirer tous les enseignements qu'il renferme, d'autant que c'est par la plus grande simplification possible des moyens et précédés opératoires qu'il a été obtenu.

Une recommandation importante, à laquelle M. Béhier s'est conformé, c'est de ne pas injecter de trop grandes quantités de sang à la fois. Comme nous l'avons dit dans notre première relation, il n'a été injecté chez cette malade que 80 grammes de sang environ.

Nous ne reviendrons pas sur les effets immédiats et les effets consécutifs de l'opération, que nous avons également fait connaître, nous les compléterons, toutefois, par l'énoncé d'un enseignement intéressant, que nous avons cru pouvoir négliger lors de notre première relation, afin de ne pas trop l'allonger, mais qui a sa place utile ici.

On a fait, avant et après la transfusion et à plusieurs reprises depuis, l'examen du sang de la malade par le procédé de numération des globules rouges de M. Malassez. Voici quels ont été les résultats de cet examen, qui montre d'une manière manifeste l'influence de la transfusion.

Le 29 janvier, avant la transfusion, à huit heures du matin, on comptait 850,000 globules rouges par millimètre cube.

Après la transfusion, à deux heures du soir, quatre heures après l'opération, l'examen donnait 1,110,000 globules.

A six heures du soir, 1,143,900 globules.

A la même heure, huit heures après la transfusion,

M. Liouville observe au microscope que le sang renferme une grande quantité de petits globules rouges bien formés qui n'existaient pas auparavant.

Le lendemain, 30 janvier, à huit heures du matin, on compte 1,661,400 globules.

A six heures du soir, 688,600 globules ; diminution considérable. Il y avait eu, ce jour-là, une fièvre intense, 120 pulsations ; température axillaire 40°4.

Le 31, à huit heures du matin, 1,020,900 globules. La fièvre avait tout à fait cessé.

A six heures du soir, 984,000 globules. Nouvelle diminution.

Le 2 février, à huit heures du matin, 870,000.

Mais, à partir des jours suivants, le chiffre des globules s'est rapidement accru. En effet, le 13 février, ce chiffre était de 1,850,000, et le 4 mars, jour du dernier examen, de 2,029,500.

On sait que, d'après les recherches de M. Malassez, le chiffre normal moyen de globules est de 4,000,000 à 4,500,000.

On voit dans l'ascension subite du premier jour, dans les oscillations des jours suivants et enfin dans la réascension soutenue des derniers jours, l'influence, d'abord, du sang transfusé, puis des accidents morbides intercurrents ou consécutifs à l'opération, enfin celle de la reconstitution définitive, l'organisme refaisant des globules sous l'influence d'une bonne et solide alimentation et surtout d'une bonne assimilation, grâce à l'intégrité parfaite des organes digestifs.

Les conclusions ou plutôt les enseignements pratiques à tirer de ce fait sont : d'abord la démonstration de l'efficacité incontestable de la transfusion, qui, dans ce cas spécial, a manifestement soustrait la malade à une mort imminente; en second lieu. l'efficacité de doses relativement faibles de sang transfusé (ici 80 grammes); avantage de se servir du sang en nature, sans défibrination ni refroidissement préalable et la simplification du manuel opératoire.

Nous savons que M. Béhier avait déjà pratiqué la transfusion du sang et avec tout le succès possible dans les conditions où il avait opéré. Après ces longs détails que nous venons de donner sur l'opération de l'Hôtel-Dieu, nous croyons devoir donner la parole à un autre opérateur.

Nous ajoutons seulement que c'est à l'occasion du cas de l'Hôtel-Dieu, et à propos d'une erreur considérable qui avait été faite à mon détriment, que la question de la transfusion du sang a été portée plusieurs fois devant l'Académie des sciences. Nous nous félicitons donc de cette erreur même et de ses conséquences, puisque pleine justice nous a été rendue en haut lieu.

Nous pourrions encore donner le résumé de deux opérations de transfusion pratiquées avec tout le succès possible dans le midi de la France, opérations dont j'ai eu connaissance par M. Silve, élève de M. le professeur Brouardel, et dont le père est médecin distingué à Digne.

Pour ne pas fatiguer nos lecteurs par des observations qui se ressemblent surtout par le succès obtenu (1), nous terminerons par un cas intéressant que la *Gazette des hôpitaux* a inséré dans son numéro du mardi 26 mai 1874.

Art. VI. — Succès de transfusion par M. le Dr Molinier, ancien interne dès hôpitaux de Paris, chirurgien de l'hôpital de Dreux.

Nous nous contenterons de transcrire mot à mot la lettre adressée par le Dr Molinier à M. le directeur de la *Gazette des hôpitaux* et les réflexions dont la direction de cet intéressant journal a voulu les faire suivre.

Tous les sacrifices que nous nous sommes imposés, et toutes nos veilles n'auraient dû aboutir qu'à un compte-rendu établissant aussi clairement le progrès qui nous est dû, que nous nous croirions déjà récompensé de nos peines. C'est que la *Gazette des hôpitaux*, en effet, a toujours suivi l'état de la question et enregistré avec soin tout ce qui s'est fait depuis ces quinze dernières années.

Paris, le 25 mai 1874.

« Nous recevons la lettre suivante qui nous signale un nouveau cas de transfusion de sang, suivi de succès (2) :

(1) A la séance de l'Académie de médecine du 26 mai 1874, M. le Professeur Dolbeau a parlé d'une opération de transfusion faite par lui dans son service. Nous l'ignorions, et nous en parlerons dans une autre édition.

(2) *Gazette des hôpitaux*, du mardi 26 mai 1874.

A M. le Dr Le Sourd, dir. de la GAZETTE DES HÔPITAUX.

Dreux, le 21 mai 1874

« Monsieur le directeur,

« J'ai l'honneur de vous informer que depuis l'opération de transfusion faite par M. le professeur Béhier à l'Hôtel-Dieu, j'ai eu dans ma pratique l'occasion de faire la même opération. J'ai l'intention d'en publier plus tard l'observation complète ; mais, considérant le résultat obtenu comme très-encourageant, je vous prie de vouloir bien le livrer à la publicité, afin d'engager ceux de mes confrères qui exercent en province à ne pas négliger un moyen héroïque, et de leur prouver que la transfusion peut être faite par un médecin ordinaire au moyen de l'appareil du Dr Moncoq (de Caen). La personne dont il s'agit est âgée de quarante-trois ans et atteinte depuis longtemps de tumeurs fibreuses utérines qui amènent des pertes fréquentes. Au commencement du mois d'avril dernier, elle eut une de ces pertes, qui l'affaiblit à un tel point qu'en quelques heures l'insensibilité était devenue complète, la respiration suspirieuse, le pouls imperceptible ; l'agonie commençait. Comme dernière ressource, il ne restait que la transfusion, que je pratiquai le 7 avril, avec l'aide *seule* de M. Mathieu fils, fabricant d'instrument de chirurgie à Paris. Nous injectâmes seulement 60 grammes d'un sang très-riche, fourni par le fils de la malade. L'opération à peine terminée, les lèvres semblèrent se recolorer, et ce fut tout; le lendemain la malade recouvra un peu connaissance. Le troisième jour, elle prit du vin et du bouillon. A partir de ce moment, le mieux a continué très-lentement, et aujourd'hui (au bout de quarante-quatre jours), Mme X... se dispose à tenter une promenade en voiture.

« Si cette observation est bien incomplète au point de vue scientifique, elle me semble offrir, au point de vue pratique, un intérêt suffisant pour devancer le jour où je la publierai *in extenso*.

« Veuillez agréer, monsieur le directeur, l'expression de mes sentiments les plus distingués.

« Dr Molinier,

chirurgien de l'hôpital de Dreux. »

« Ce nouveau succès obtenu par la transfusion du sang, quelques semaines seulement après le succès non moins remarquable que M. le professeur Béhier a obtenu à l'Hôtel-Dieu, donne pleinement raison aux conclusions si affirmatives du rapport que M. Bouley a lu, le 30 mars dernier, à l'Académie des sciences. Nous voyons, en effet, qu'à Dreux, un seul opérateur, avec un seul aide intelligent, a pu pratiquer la transfusion du sang au moyen de l'appareil Moncoq, de Caen, et arracher une nouvelle victime à une mort certaine et imminente. Transfusion instantanée du sang en nature, chaud, liquide, vivant; transfusion faite méthodiquement et à l'abri de tout danger pour les deux sujets : c'est bien là la solution pratique de ce problème si intéressant, solution considérée comme impossible par des hommes bien sérieux pourtant, et problème depuis si longtemps à l'étude. M. le Dr Molinier, de Dreux, a donné là un bon exemple qui ne tardera pas à avoir des imitateurs, et nous serons heureux d'insérer l'observation complète qu'il nous promet.

« En attendant, il ne sera pas sans intérêt pour nos lecteurs de résumer en peu de lignes quel était en France, il y a seulement quinze ans, l'état de la question de la transfusion et le chemin qu'elle a fait depuis.

« Il faut bien le dire, dans notre pays, à part quelques rares exceptions, cette opération n'avait donné que des insuccès, parce que rien de sérieux, rien de méthodique n'avait été fait dans ce but spécial et particulièrement délicat. Il s'agit en effet d'un liquide éminemment altérable, le sang, qu'il faut faire passer en nature, et sans qu'il s'en aperçoive, pour ainsi dire, d'un sujet sain dans un sujet malade.

« Or la chose avait été jugée si impossible que M. le professeur Monneret avait pensé qu'il fallait préalablement enlever au sang sa fibrine; et c'est avec le sang défibriné que M. Chassaignac et lui tentèrent en 1843 l'opération de la transfusion, qui échoua complètement et qui devait échouer dans ces conditions. M. Monneret en était arrivé à ce point de découragement, qu'ayant pris la parole sur ce sujet à l'Académie de médecine, huit ans après, il disait que la transfusion du sang était une opération absolument antiphysiologique, à laquelle il fallait renoncer à tout jamais.

« En 1850, M. Nélaton lui-même pratiqua la transfusion du sang, dans son service à l'hôpital Saint-Antoine. Sa malade mourut quelques jours après, et cette issue fatale, trop peu de temps après l'opération, semblait donner raison à M. le professeur Monneret.

« En 1854, M. Maisonneuve, à Paris toujours, pratiqua à son tour la transfusion du sang, et son malade mourut très-peu après l'opération. A l'autopsie on trouva une forte congestion du poumon.

« La *Gazette des hôpitaux*, du 14 janvier 1851, p. 20, rendit compte de l'opération de M. Nélaton. Une discussion eut lieu à ce propos à la Société de chirurgie. M. Debout y rappelle « qu'il y a peu de temps, une action judiciaire a été intentée à un médecin du midi de la France, à propos de la transfusion qu'il avait pratiquée. » A cette même séance, M. Larrey, comprenant l'importance de cette opération, à laquelle il a toujours attaché le plus vif intérêt, exprime le désir de voir M. Nélaton reprendre cette même question de la transfusion, au triple point de vue historique, physiologique et thérapeutique.

« Mais, depuis ces insuccès coup sur coup, il ne fut plus question, à Paris du moins, de la transfusion du sang, jusqu'en 1860. Les traités spéciaux de chirurgie en parlent à peine, et c'est ordinairement pour dissuader de tenter cette opération. Dans les leçons professées à la Faculté, nous retrouvons naturellement la même tendance.

« Tel était absolument l'état de la question quand, en 1862, M. le Dr Moncoq, de Caen, reprit l'étude de la transfusion par sa base. Il avait été témoin de la mort d'un jeune homme, qui avait perdu tout son sang à la suite d'une blessure reçue à un bras. Cette mort tragique l'avait profondément impressionné, et, sans se laisser désarmer par le découragement général, il se mit courageusement à l'œuvre.

« Après des études physiologiques sérieuses dirigées dans ce but pendant deux années, l'arsenal de la chirurgie ne lui offrant rien qui pût réaliser ses vues, il inventa lui-même un appareil qui lui semblait résoudre complètement la question. M. Nélaton, en ayant eu connaissance, adressa l'inventeur à M. Bouley, alors professeur de clinique à Alfort. De nombreuses expériences, faites à Alfort et à Grenelle, ayant réussi complètement, M. Moncoq, le 13 juin 1863, expérimenta publiquement, sur des animaux, au cours officiel de physiologie de la Faculté de Paris. Plusieurs expériences, dirigées par M. le Dr Labbé, eurent un plein succès, et elles furent relatées par tous les journaux du temps. La même année, M. Moncoq donna le moyen de pratiquer la transfusion chez l'homme avec une légère modification à l'appareil précédent, et, pour ce second instrument, la Faculté lui accorda un encouragement avant même qu'il eût été employé chez l'homme.

« Après avoir exposé ses travaux dans sa thèse de

doctorat, après avoir fait publier et vendre ses instruments par les fabricants, qui les portèrent à Londres, les expédièrent en Allemagne et en Italie, le Dr Moncoq quitta Paris pour aller exercer la médecine en province. Il avait fait sa bonne part, et le temps se chargerait du reste.

« Dès l'année suivante en effet, en 1865, M. le Dr Oré, de Bordeaux, fit, à Paris, des expériences publiques sur les animaux avec l'appareil du Dr Moncoq; il obtint les plus heureux résultats, qu'il a consignés dans un ouvrage important, publié en 1868. M. le Dr Labbé en avait déjà parlé, le 30 décembre 1865, et la *Gazette des hôpitaux* les publia en même temps que les expériences des plus concluantes faites par le distingué chirurgien que nous venons de nommer.

« La transfusion chez l'homme ne devait pas tarder à être faite avec le même succès. Dès 1866, à Reims, M. Gentilhomme, professeur à l'école de médecine de cette ville, sauva par ce moyen une dame d'Épernay, âgée de 30 ans. M. Courty, professeur à Montpellier, employa l'appareil Moncoq dans les mêmes conditions. En Angleterre et à Vienne, il servait à arracher des mourants à une mort certaine.

« A Paris, enfin, M. le professeur Béhier, à plusieurs reprises, rappelait à la vie des malades absolument désespérés, et chez lesquels tout avait échoué. Il s'en servait à l'hôpital de la Pitié, d'abord, et ensuite à l'Hôtel-Dieu, avec tout le succès qu'on connaît.

« Nous voyons aujourd'hui qu'à Dreux un médecin

isolé lui a dû de conserver à la vie une de ses clientes, arrivée à deux doigts de la mort.

« Nous sommes heureux de pouvoir dire que le Dr Moncoq, encouragé par les nombreux succès qu'a déjà donnés la transfusion du sang, encouragé par les bonnes paroles qu'il a entendues à l'Académie des sciences, où l'on a rendu pleine justice à ses recherches intéressantes et éminemment pratiques, prépare en ce moment un travail complet sur la question qu'il a résolue et les succès obtenus. C'est le meilleur moyen de vulgariser une opération devenue classique grâce à lui, de la diriger méthodiquement en posant des règles aussi précises que possible, de façon à ne pas compromettre la transfusion.

« On pourra modifier et même perfectionner avec le temps l'appareil du Dr Moncoq, mais ce qu'il est impossible de ne pas dire sans ingratitude et sans injustice, c'est qu'à force d'intelligence et de temps, il a résolu un problème des plus importants, dont la solution honore notre pays en servant les intérêts de l'humanité tout entière. C'est un service considérable qui porte ses fruits chaque jour, et qu'à coup sûr, aussi, on saura reconnaître : c'est le meilleur moyen d'appeler des progrès nouveaux. »

CHAPITRE XV.

RAPPORTS A L'ACADÉMIE DES SCIENCES.

INSTITUT DE FRANCE.

ACADÉMIE DES SCIENCES.

Extrait des *Comptes rendus de l'Académie des Sciences*, t. LXXVIII, séance du 30 mars 1874.

Sur un appareil imaginé par M. le Dr Moncoq (de Caen), *pour opérer la transfusion du sang;* par M. Bouley.

« M. Moncoq a inventé, en 1862, un appareil sur lequel je prie l'Académie de me permettre de lui présenter quelques remarques.

« Cet appareil se compose essentiellement d'un corps de pompe en cristal, dans lequel le piston est mis en mouvement par une roue à crémaillère graduée. En imprimant à cette roue des mouvements alternatifs d'un quart de tour, on soulève et l'on abaisse le piston, et l'on peut ainsi communiquer au sang liquide, introduit dans l'appareil, des impulsions régulières, successives, qui imitent assez bien celles qui résultent des battements du cœur. Un système de soupapes est disposé pour que le liquide introduit dans le corps de pompe ne puisse plus en sortir par l'orifice d'entrée.

« Dans l'origine, M. Moncoq opérait la transfusion à l'aide de deux tubes en caoutchouc, l'un communiquant avec la veine du sujet qui devait fournir le sang, et l'autre avec celle du sujet qui devait le recevoir. C'est cet appareil qui a été essayé à Alfort, pour la première fois en 1862, sur des chevaux que j'avais mis à la disposition de M. Moncoq. Il réussit complètement, et l'on aurait pu, si l'on avait voulu, rendre l'un des sujets exsangue et l'autre pléthorique à l'excès.

« Mais la transfusion sur le cheval est une opération qui ne nécessite pas d'appareil spécial, car la liquidité du sang persiste assez longtemps, chez cet animal, après son extraction des vaisseaux, pour qu'on puisse opérer la transfusion, à l'aide d'un entonnoir à robinet introduit dans la veine jugulaire et un vase dans lequel le sang est recueilli à l'air libre. Des essais de ce premier appareil, faits sur des chiens, par M. Longet, dans le grand amphithéâtre de l'École de médecine, prouvèrent à M. Moncoq qu'il pouvait répondre très-bien à son but.

« Toutefois, il avait un grave inconvénient pour son application à l'espèce humaine : on ne pouvait s'en servir qu'à la condition de maintenir à demeure, pendant tout le temps que durerait l'opération, une canule dans la veine de la personne qui se dévouerait pour fournir son sang. M. Moncoq, pour prévenir cet inconvénient qui pouvait devenir un danger véritable, eut l'idée d'adapter, à la partie latérale de la base du corps de pompe de son appareil, un entonnoir en verre destiné à recevoir directement le sang à sa sortie de la veine. Le jeu du piston faisait passer immédiatement ce sang, qui n'avait à parcourir que le très-court trajet du diamètre du corps de pompe, dans le tube communiquant avec la veine de la personne sur laquelle la transfusion devait être opérée. Dans l'appareil modifié ultérieurement, et sans avantage aucun, par M. Mathieu, premier fabricant de M. Moncoq, appareil dont M. Béhier vient de se servir pour opérer la transfusion, l'entonnoir est en haut du corps de pompe, et le sang doit traverser le piston pour pénétrer dans la partie inférieure de l'appareil et de là être introduit dans le tuyau de conduite vers la veine qui doit le recevoir. Cette disposition implique un bien plus long trajet à parcourir que celle que M. Moncoq avait adoptée dans son second appareil, qu'il a présenté à la Faculté de médecine, pour le Concours du prix Barbier en 1863.

« Enfin, voici une dernière modification que M. Moncoq a fait subir à son appareil, et qui lui paraît réaliser un perfectionnement véritable. Cette modification consiste dans l'adaptation d'une petite cupule à la partie inférieure du corps de pompe. Cette cupule, de petit diamètre, est appliquée, renversée à la manière d'une ventouse, sur la veine d'où le sang doit être extrait immédiatement après qu'elle a été ouverte avec la lancette, comme on le fait pour la saignée ordinaire. Le sang remplit immédiatement la cupule par l'impulsion que lui communique la tension des vaisseaux qui le contiennent. Le jeu du piston l'introduit dans le corps de pompe, et, par son va-et-vient alternatif, on peut faire passer immédiatement le sang tout chaud, tout vivant, de la veine qui le fournit dans la veine qui doit le recevoir, son passage à travers l'appareil étant d'une durée si courte que tout danger de coagulation est évité. Je dois ajouter que, l'appareil étant gradué, on peut savoir la quantité de sang qui est chassée par chaque coup de piston et mesurer ainsi, avec certitude, celle que l'on introduit pendant l'opération.

« En résumé, M. Moncoq, à l'aide de l'appareil de précision, aussi simple qu'ingénieux, dont il expose devant l'Académie la dernière modification, a résolu le problème de la transfusion, problème si important au double point de la physiologie et de la médecine; le sang en nature, chaud, liquide, vivant, pouvant être transmis presque directement de la veine qui le donne à celle qui doit le recevoir. »

RAPPORTS.

CHIRURGIE. — *Rapport sur des appareils destinés à opérer la transfusion du sang, présentés à l'Académie par* M. Moncoq *et* M. E. Mathieu. *Question de priorité.*

(Commissaires : MM. Bouillaud, Gosselin; Bouley, rapporteur).

« M. le professeur Béhier a communiqué à l'Académie, dans sa séance du 23 mars, les résultats d'une opération de transfusion du sang sur une jeune femme mourant des suites d'une hémorrhagie utérine incoercible.

« Ces résultats furent merveilleux ; ce fut comme une résurrection, tant la mort était proche.

« Lorsque M. le Dr Moncoq, qui exerce sa profession dans une petite ville de la Manche, apprit cet événement par la voie des journaux, il en éprouva un sentiment de très-légitime satisfaction personnelle ; car c'était grâce à l'appareil dont il se croit en droit de revendiquer l'invention que l'opération pratiquée par M. Béhier avait si heureusement réussi. Mais plus le succès de cette opération était grand, plus M. Moncoq attachait d'importance à ce que rien ne fût diminué de la part qui devait lui en revenir ; et, comme le nom de M. Mathieu, fabricant d'instruments de chirurgie, avait été associé au sien propre dans la désignation de l'appareil dont M. Béhier avait fait usage pour rendre la vie à une malade expirante, M. Moncoq trouva que ce n'était pas être juste que de donner à penser, par l'association de son nom à celui du fabricant de son instrument, que la part de celui-ci était égale à la sienne dans le mérite de l'invention. Aussi se décida-t-il à faire le voyage de Paris pour établir ce qu'il croit être ses droits et décliner un partage qu'il ne considère pas comme légitime. La note que j'ai eu l'honneur de communiquer à l'Académie, dans sa séance du 30 mars, au nom de M. le Dr Moncoq, avait pour objet cette revendication.

« M. Mathieu n'a pas accepté cette réclamation; et réclamant à son tour contre M. Moncoq par une lettre qui a été communiquée à l'Académie dans sa séance du 13 avril dernier, il invoque, pour soutenir ses droits à la priorité de l'invention qui lui est contestée, un mémoire adressé par lui à l'Académie le 3 avril 1853, dans un paquet cacheté dont il a demandé l'ouverture le 10 octobre suivant. Ce mémoire donnerait la preuve, d'après M. Mathieu, que l'instrument de transfusion, dont M. le Dr Moncoq réclame l'invention, « n'est qu'une reproduction de celui que, « lui M. Mathieu, a fait connaître à l'Académie à la « date qui vient d'être rappelée. M. Moncoq n'aurait « fait à ce premier instrument qu'une modification « que la pratique n'a pas acceptée, en substituant « une aiguille creuse à la petite canule destinée à « être placée dans la veine.

« Et le dernier modèle dont s'est servi M. Béhier « ne serait qu'une modification de l'instrument pré- « senté à l'Académie en 1853. »

« Dans sa séance du 13 avril, l'Académie a renvoyé

l'examen de cette question à une Commission composée de MM. Bouillaud, Gosselin et Bouley, et cette Commission a bien voulu me confier la mission d'être son organe auprès de l'Académie.

« Je vais avoir l'honneur de vous faire en son nom l'exposé des faits et de vous soumettre l'opinion à laquelle elle a cru devoir s'arrêter, sur les prétentions respectives de MM. Moncoq et Mathieu. Heureusement que, dans cette sorte de différend, nous nous hâtons de le dire, la bonne foi de personne n'est en cause, et qu'à ce point de vue le jugement que nous avons à formuler ne peut causer aucun préjudice. Aussi bien, du reste, ce qui ressort en définitive des faits qui vont être exposés, c'est que ni M. Mathieu, ni M. Moncoq n'est fondé à prétendre à la possession de l'invention et qu'une part en revient à l'un et à l'autre, dans une mesure qu'il est possible de déterminer avec une pleine équité.

« Un premier fait doit être tout d'abord mis hors de contestation, c'est que, en 1853, dans un mémoire déposé à l'Académie sous un pli cacheté, dont l'ouverture a eu lieu le 10 octobre de la même année, M. Mathieu a donné communication « de deux « instruments qu'il disait *nouveaux*, pour l'opération « de la transfusion du sang » : dans le premier, le moteur du liquide n'était autre qu'une sphère en caoutchouc vulcanisé qui revenait sur elle-même après avoir été comprimée. Le mémoire fait connaître le mécanisme nécessaire pour que le liquide introduit par un tube ne puisse pas y refluer et suive le courant de l'autre, d'où son reflux est également impossible. Inutile d'insister sur les détails.

« Dans le second appareil présenté à l'Académie par M. Mathieu, le jeu de la vessie en caoutchouc était remplacé par un corps de pompe, destiné à imprimer le mouvement au sang de la veine qui le verse dans celle qui doit le recevoir. Le tube dont le sang devait suivre le trajet d'une veine à l'autre était placé dans un cylindre de verre, rempli d'eau chaude, dont un thermomètre indiquait exactement la température; et l'on pouvait mesurer la quantité de liquide qui traversait l'instrument par le nombre des coups de piston qui avaient été donnés.

« D'après M. Mathieu, M. le Dr Maisonneuve aurait employé le transfuseur à vessie de caoutchouc, et cet instrument aurait très-bien fonctionné entre ses mains.

« Point de doute, d'après ces faits, qui ont une date certaine, qu'en 1853 M. Mathieu avait exposé l'idée d'opérer la transfusion du sang par le jeu d'un mécanisme, destiné à imprimer au sang un mouvement régularisé, sans reflux possible, de la veine qui donne à la veine qui doit recevoir.

« Mais ces appareils résolvaient-ils le problème, au point de vue de l'application? En d'autres termes, les instruments proposés par M. Mathieu remplissaient-ils toutes les conditions voulues pour qu'on pût s'en servir avec une pleine sécurité? Cela ne paraît pas ressortir des faits qui se sonts produits après la communication de M. Mathieu; car, pendant les dix années qui suivent, ces appareils n'ont pas été mis en usage par les praticiens.

« Au point de vue pratique donc, les appareils proposés par M. Mathieu n'avaient pas donné de résultats.

« C'est alors que M. Moncoq intervient, et c'est à lui que doit être attribué exclusivement le mérite d'avoir conçu et fait fabriquer un appareil à l'aide duquel la transfusion du sang est devenue une opération possible et même facile. Dans l'appareil de M. Moncoq, comme dans celui de M. Mathieu, le mouvement et la direction imprimés au sang, de la veine qui donne à celle qui reçoit, résulte du jeu d'un piston dans un corps de pompe et de la disposition des soupapes permettant l'afflux et s'opposant au reflux. Mais l'appareil de M. Moncoq est réduit exclusivement au corps de pompe sans toutes les complications de l'appareil de 1853; et, disposition considérable, qui, à elle seule, fait de l'appareil Moncoq un appareil tout nouveau, le jeu du piston résulte de l'action d'une crémaillère qui donne à l'opérateur le moyen de le mettre en mouvement avec plus de facilité, de sûreté et aussi de précision, car la tige du piston est graduée et les degrés correspondent à une mesure déterminée. On est donc très-exactement maître, avec cet instrument, et de la quantité du sang à transfuser, et de la vitesse qu'on veut lui imprimer.

« Dans l'appareil primitif de M. Moncoq, le sang était puisé directement dans la veine qui devait le fournir, à l'aide d'une aiguille canaliculée, dont on traversait ses parois. Mais ce procédé ne fut appliqué que pour des expériences faites sur des animaux. M. Moncoq a accommodé son instrument à l'usage de la transfusion dans l'espèce humaine, en y adaptant, comme l'avait, du reste, proposé M. Mathieu pour le sien, en 1853, un entonnoir destiné à recevoir immédiatement le sang, au moment où il sort de la veine par l'ouverture d'une saignée, pratiquée suivant le mode ordinaire.

« Enfin, aujourd'hui, M. Moncoq croit qu'il serait préférable, au lieu de verser le sang dans un entonnoir, de le faire passer directement dans le corps de pompe, à l'aide d'une cupule renversée, qu'on appliquerait sur la veine immédiatement après sa ponction par la lancette. On retrouve cette disposition dans l'appareil transfuseur, à sphère en caoutchouc, dont M. Mathieu a donné le modèle en 1853.

« Est-elle bonne, est-elle préférable à l'entonnoir? L'expérience seule peut le dire.

« Il ressort manifestement de cet exposé que si M. Moncoq a été précédé par M. Mathieu dans la construction des appareils à transfusion, il a le mérite, qui lui revient exclusivement, d'avoir inventé l'appareil à crémaillère, aussi simple qu'ingénieux, au moyen duquel l'opération de la transfusion est devenue possible. Les instruments proposés par M. Mathieu répondaient si peu à ce but, que dix ans après la note qui les a fait connaître au public médical, par la grande publicité des *Comptes rendus*, aucune ou presque aucune tentative de transfusion n'a été faite avec ces appareils.

« L'appareil de M. Moncoq, au contraire, après avoir été démontré bon et tout à fait pratique, par de nombreuses expériences faites à l'École d'Alfort, à l'abattoir de Grenelle, et dans les laboratoires de physiologie, notamment par notre regretté confrère, M. le professeur Longet, qui en fit l'objet d'une démonstration publique, dans le grand amphithéâtre de la Faculté, l'appareil de M. Moncoq. disons-nous, a reçu la consécration de l'expérience clinique, en France et à l'étranger. Un certain nombre d'opérations de transfusion réussies portent témoignage, aujourd'hui que, grâce à M. Moncoq, le problème pratique est résolu. L'opération faite par M. Béhier suffirait à elle seule pour le prouver.

« Il est vrai que M. Mathieu revendique pour lui ces succès, parce que son appareil à entonnoir supérieur serait, dit-il, usité à l'exclusion de celui de M. Moncoq; mais il faut dire, pour être juste, que cet appareil auquel M. Mathieu voudrait donner son nom, n'est autre qu'une modification, avouée, du reste, par lui, de l'appareil que, dans son catalogue de 1867, il déclare lui-même avoir construit d'*après les idées de M. Moncoq*, dont il était le fabricant.

« En sorte qu'en définitive, si M. Moncoq n'est arrivé à la conception et à la construction de l'appareil pratique qui lui appartient qu'après la communication faite à l'Académie en 1853 par M. Mathieu, M. Mathieu, de son côté, s'est si bien inspiré de

M. Moncoq, qu'il a renoncé à sa première conception de 1853, et que son transfuseur actuel n'est, de son propre aveu, que ce qu'il appelle un *perfectionnement* de celui que M. Moncoq a imaginé.

« Est-ce un perfectionnement véritable d'avoir mis l'entonnoir au-dessus du corps de pompe, au lieu de le laisser en bas, comme l'avait placé M. Moncoq? Il n'entre pas, croyons-nous, dans le rôle de votre Commission de prononcer sur cette question, qui, du reste, ne peut être jugée que par l'expérience.

« Nous devons nous borner exclusivement à l'examen de la question de priorité d'invention qui a été soumise à l'Académie, et sur cette question, voici, pensons-nous, comment la part doit être faite équitablement dans cette discussion.

« M. Mathieu, fabricant, a, relativement à M. le Dr Moncoq, la priorité de l'idée d'interposer entre deux organismes un appareil mécanique par l'intermédiaire duquel un courant sanguin peut être dirigé des veines de l'un dans les veines de l'autre. M. Moncoq a, lui, la priorité absolue, aussi bien sur M. Mathieu que sur ses autres prédécesseurs, de l'invention d'un mécanisme ingénieux, parfaitement simple et applicable, qui rend aujourd'hui possible l'opération de la transfusion et réalise ainsi, dans l'art de guérir, un progrès important. Évidemment cette ressource ne sera jamais qu'une ressource extrême; mais M. Béhier, grâce à elle, vient de rallumer le flambeau d'une vie presque éteinte. Un pareil fait en dit plus que ne le feraient de longs commentaires.

« Maintenant, pour rendre justice à qui de droit, dans la mesure que nous permettent les documents qu'il nous a été possible de consulter, nous devons dire que, si M. Moncoq a eu son précurseur dans M. Mathieu, M. Mathieu a eu aussi le sien, dans un médecin belge, M. Sotteau, qui a publié en 1847, dans les *Annales et Bulletin de la Société de médecine de Gand,* un mémoire *sur la transfusion du sang et sur un nouvel appareil transfusoire.* Autant qu'on peut en juger par l'analyse que la *Gazette médicale de Paris* donne de ce travail, dans son n° 40 (3 octobre 1847), ce nouvel appareil ressemble beaucoup à celui que M. Mathieu a présenté à l'Académie en 1853 ; et, quel que soit son dispositif exact, chose dont il est assez difficile de bien se rendre compte, en l'absence de planches qui éclaircissent le texte, on y retrouve un corps de pompe, destiné à établir un courant sanguin des veines d'un sujet dans celles d'un autre.

« Il y a plus, M. le Dr Nicolas-Duranty nous apprend, dans sa thèse pour le doctorat, parue en 1860, que Daniel Major avait imaginé en 1665 un appareil à transfusion qui a d'assez remarquables analogies avec celui où le moteur du courant sanguin est une vessie en caoutchouc vulcanisé. L'auteur de cette invention avait eu l'heureuse idée de mettre à contribution l'élasticité des parois artérielles, pour imprimer le mouvement à la colonne sanguine qu'il faisait passer du corps d'un chien dans celui d'un autre ; il se servait pour cela d'un fragment de l'artère vertébrale d'un cheval, qu'il interposait entre deux longs tubes, au moyen desquels la communication était établie entre les deux animaux. Comme on le voit, l'élasticité du fragment de l'artère remplace dans l'appareil de Daniel Major le ressort du caoutchouc.

« En rapportant ces faits, il n'entre nullement dans notre pensée d'en inférer quoi que ce soit qui doive diminuer la part de mérite que peut avoir M. Mathieu dans l'invention des appareils à transfusion. Nous traçons seulement quelques lignes d'histoire, sans aucune intention de critique.

« Aussi bien, du reste, ce que vient de nous apprendre cette courte page de l'histoire de la transfusion se retrouve très-communément dans celle de beaucoup d'autres inventions. Bien souvent une même idée a été conçue par plusieurs, soit dans le même temps, soit à des époques différentes, à l'insu de ceux que l'on peut appeler ses copartageants. Bien souvent aussi une invention n'est qu'en germe dans une première pensée, et ne reçoit son complet développement que par le concours d'une seconde ou de plusieurs autres.

« De là les revendications si fréquentes de priorité, qui s'expliquent et se comprennent, du reste ; car l'invention donne à l'homme la plus grande des satisfactions qu'il puisse éprouver, et ceux qui croient y avoir des droits s'en montrent jaloux et sont comme naturellement portés à les exagérer, sous les incitations de l'amour-propre et de ce certain degré d'aveuglement qu'il cause quelquefois.

« Les réclamations qui ont été portées devant l'Académie, au sujet des appareils à transfusion du sang, étaient établies, de part et d'autre, sur de sérieux motifs. Nous nous sommes efforcés de discerner, au milieu des prétentions qu'on a fait valoir devant nous, ce qui était juste de ce qui péchait par l'exagération, et nous demeurons convaincus d'avoir fait les parts équitables dans les conclusions que nous venons de soumettre au jugement de l'Académie. »

L'Académie décide que ce rapport sera renvoyé à la Commission de médecine et de chirurgie des prix de la fondation Montyon.

IMPRESSION FAITE SUR LE MONDE SAVANT PAR LES RAPPORTS QUI PRÉCÈDENT.

J'emprunte le passage suivant au résumé de l'Académie des Sciences, du 6 mai 1874, du journal le *Français* ;— il donne l'impression faite sur le monde de la science par les deux rapports dus à la plume savante de M. Bouley, membre de l'Institut.

« Nos lecteurs n'ont certainement pas oublié la belle opération de transfusion du sang opérée il y a quelques mois à l'Hôtel-Dieu, par M. le Dr Béhier, sur une jeune malade anémique condamnée par tous les médecins. Justice a été rendue à l'habileté de l'opérateur, au dévouement de l'interne qui a offert son sang à la jeune femme, à l'inventeur de l'appareil transfuseur avec lequel l'opération avait été faite. Mais on a éprouvé quelque peine à connaître le nom du véritable inventeur ? L'instrument sortait de la maison du constructeur Mathieu, et était dû à M. le Dr Moncoq ; on l'appela, à l'Académie, l'instrument de MM. Mathieu et Moncoq.

« Dans une des dernières séances de l'Académie, M. Moncoq réclama, pour lui seul, l'honneur d'avoir inventé l'appareil qui venait de donner, entre les mains de M. Béhier, de si merveilleux résultats ; M. Mathieu n'étant, disait-il, qu'un constructeur qui avait exécuteur, d'après ses plans, le modèle qui lui avait été présenté.

« M. Mathieu réclama à son tour et rappela qu'en 1853, longtemps avant les recherches de M. Moncoq, il avait adressé à l'Académie un pli cacheté dans lequel il proposait un instrument transfuseur du sang. L'Académie, pour se rendre compte de la vérité, nomma une commission composée de MM. Bouillaud, Gosselin et Bouley, chargée de lui faire un rapport sur la question.

« M. Bouley présente aujourd'hui le résumé du travail de cette Commission. Il est vrai, dit le rapporteur, que bien avant M. Moncoq, M. Mathieu avait proposé un instrument transfuseur du sang ; il a donc sur son concurrent l'avantage d'avoir pensé le premier à un appareil de ce genre. Mais l'appareil de M. Mathieu (1) ne put jamais servir et dormit, oublié, dans les cartons. Au contraire, dit M. Bouley, l'appareil de M. Moncoq, successivement perfectionné

(1) Appareils de M. Maisonneuve et du docteur belge (pages 139 et 149). Le fabricant n'a publié un appareil à entonnoir que dix ans après le docteur Moncoq : par conséquent il n'a rien fait pour la transfusion.

par lui, entra presque immédiatement en expérience à Alfort, dans certains services cliniques, enfin ré cemment à l'Hôtel-Dieu.

« Si, en outre, M. Mathieu a l'avantage d'avoir proposé avant M. Moncoq un appareil transfuseur, il faut bien dire qu'avant M. Mathieu, un docteur belge, en 1843, avait eu la même idée. En résumé, dit M. Bouley, l'appareil qui aujourd'hui a permis de résoudre la question de la transfusion du sang avec sûreté et sécurité, l'appareil qui permet à l'opérateur de rester maître de la quantité de sang infusée et de la vitesse avec laquelle ce sang est introduit, cet appareil est dû à M. Moncoq, et tout l'honneur lui en revient. Après la lecture du rapport de M. Bouley, l'Académie décide que ce rapport sera lui-même renvoyé à la Commission des prix de médecine et de chirurgie.

Dr X... »

Mais le fabricant, quoique débouté de ses prétentions qui ne reposaient sur rien, avait bénéficié : on avait parlé de lui.

LE DERNIER MOT DU FABRICANT.

Mon ouvrage était terminé, et il allait être imprimé; mais le fabricant n'était satisfait, on le comprend, ni de l'impression produite sur le monde savant par les résumés lus à l'Académie, ni de l'impression produite sur le public par les journaux politiques, qui ont répété que la solution pratique de la transfusion était due exclusivement au Dr Moncoq.

Le fabricant avait rélamé, même après le résumé du 30 mars, lu par M. Bouley à l'Académie des sciences (p. 320, voir *Union Médicale*, du 18 avril 1874), et on lui avait répondu par une fin de non-recevoir (p. 330).

On comprend qu'il fallait à tout prix effacer la mauvaise impression. Vite on fait quelque chose que voici dans l'*Union Médicale* du 19 mai 1874.

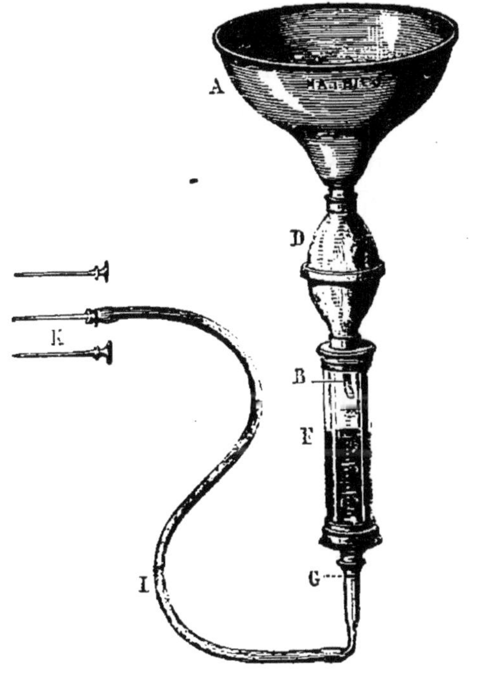

Fig. 7.

A. Entonnoir en verre de Moncoq.
D. Boule en caoutchouc de MM. Maisonneuve et Oré.
BF. Cylindre en cristal de l'appareil Moncoq.
IK. Tube en caoutchouc de l'appareil Moncoq.

Il n'était pas utile de chercher longtemps pour trouver cela. J'avais dit, moi physiologiste (appareil de 1863), qu'il fallait recevoir le sang dans un entonnoir. Le fabricant remplace la coupe p. 212 par l'entonnoir. J'avais dit en 1863, p. 200, qu'il fallait que l'entonnoir fût en verre : il prend l'entonnoir en verre. Avec la boule en caoutchouc de Maisonneuve, on supprime le piston. Puis le fabricant, sans avoir essayé son instrument, ni sur les animaux ni sur l'homme, affirme que c'est le *nec plus ultrà*, et il lui donne son nom.

Nous ne sommes pas de son avis. Si cet instrument devait avoir un nom, ce serait l'instrument Maisonneuve-Oré-Moncoq, superposés par le fabricant. Car c'est un assemblage tout d'emprunt.

Or, cet assemblage fait un tout qui a les défauts signalés pour la coupe, figure 3, p. 212.

Le trajet entre les deux sujets est trop long ;

La boule en caoutchouc ne permet ni de faire le vide, ni de voir dans son intérieur, ni de compter exactement ce qui passe de sang ;

Il n'y a pas de base pour poser l'appareil ni de précision possible dans l'opération ;

Il est moins facile à nettoyer, quoiqu'on affirme le contraire ;

La main qui le tient mal cache l'opération.

Le fabricant affirme qu'il est excellent. Le lecteur peut revoir la p. 139.

Pour faire un instrument destiné à une opération délicate de physiologie, il faut être physiologiste, il faut aussi être physicien (voir *Gazette des hôpitaux*, 8 octobre 1853 et ici p. 149). Je cherche le physicien et le physiologiste.

Dans mon appareil à entonnoir latéral, p. 200, j'ai dit qu'on peut ne pas descendre le piston jusqu'au bas de sa course, par conséquent le sang (qui passe) n'est pas même en contact avec ce piston. Quant aux valvules, il serait possible de les supprimer et voici comment : dans le temps d'élévation du piston, comprimer fortement avec les doigts de la main gauche le tube de sortie; et dans le temps d'abaissement du piston, comprimer le tube d'entrée, qu'on ferait en caoutchouc. Qui ne voit alors qu'il est impossible d'avoir rien de plus simple, de plus facile à entretenir, de plus parfait comme moyen, et d'un si court trajet. Le sang n'est pour ainsi dire en contact qu'avec les deux tubes très-courts. J'ai cet appareil sans valvules : c'est celui-là qui fonctionne admirablement.

J'ai dépensé deux ans à étudier cette question, j'ai donné la solution pratique de la transfusion, et je n'ai pas compté sur les perfectionnements de mon fabricant de 1863. J'en appelle à tous les gens sérieux et qui ont quelque souci de la propriété dans les choses de l'esprit.

ACTE DE NAISSANCE DE L'APPAREIL MONCOQ.

Après tout ce qui précède, on me pardonnera de placer à la fin de mon travail l'acte de naissance de mon appareil. Cette page n'est pas très-scientifique, mais elle prouvera que je suis homme d'ordre et ayant souci de ce qui m'appartient. N'est-ce pas une qualité ? Je me promets d'agir toujours ainsi.

Paris, le 25 mars 1874.

« Je soussigné, Favre, fabricant d'instruments de chirurgie, ancien ouvrier de M. Charrière, certifie que dès les premiers jours de 1862, longtemps avant que le journal la *Gazette des hôpitaux* n'eût publié, le 23 août 1862, l'instrument à transfusion de M. Moncoq, de Caen, ce dernier m'apporta un modèle très-imparfait (fabriqué par un ouvrier près le Panthéon), mais modèle complet avec toutes ses parties. Je lui en fis un moi-même, avec aiguilles, les unes droites et d'autres courbes, mais comme je commençais et que j'étais mal outillé, je lui conseillai de s'adresser ailleurs pour en avoir un tout à fait convenable, je sus par lui-même qu'il était allé trouver M. Mathieu.

«Je connaissais beaucoup M. Moncoq, qui venait souvent chez moi, et qui depuis m'a tous les ans, ou à peu près, demandé des instruments divers que je suis à même de fournir et de fabriquer aujourd'hui.

« Je suis très-certain des dates citées plus haut et des faits ci-dessus, car je suis abonné à la *Gazette des hôpitaux* depuis le commencement de 1862.

« Certifié conforme à la vérité,

« F. FAVRE. »

On trouvera chez M. Collin, successeur de M. Charrière, les gravures sur cuivre de mes instruments. Elles seront à la disposition des personnes qui désireraient les reproduire dans leurs imprimés, et m'aider ainsi à vulgariser une opération appelée à être connue de tous, et à être pratiquée par tous les médecins.

Quant à l'auteur, il suivra les différents services des hôpitaux de Paris, et il sera heureux de montrer à tous ceux qui le désireront, avec quelle facilité on peut se servir de son appareil. Les succès obtenus l'ont engagé à s'occuper de plus en plus de cette intéressante question, dont il a donné la solution simple et complète.

OUVRAGES QUE NOUS AVONS CONSULTÉS.

Nous nous sommes surtout aidé du premier travail que nous avions fait sur la question de la transfusion, en 1864. Tous ceux qui ont écrit depuis cette époque, y ont largement puisé; et nous ne nous en plaignons pas. Nous avons suivi dans notre ouvrage d'aujourd'hui le même plan qu'en 1864. Mais nous y avons considérablement ajouté.

Voici la liste des nombreux ouvrages que nous avons consultés pour cette rédaction nouvelle et auxquels nous avons emprunté un grand nombre de passages. Nous avons surtout puisé dans MM. Oré et Marmonier, pour les faits historiques et les observations. Nous nous faisons un devoir de l'écrire ici. Il faut bien prendre les faits historiques dans l'histoire. Dans un prochain travail, pour lequel nous prendrons plus de temps, nous réparerons les oublis que nous aurions pu faire : on voudra bien ne pas être trop sévère pour les détails sans importance.

Blundell. — Médico-chirurgical transactions, t. IX, 1818.
Prévost et Dumas. — Bibliothèque universelle de Genève, t. XVII.
Magendie. — Journal de physiologie, t. II, 1822.
Milne-Edwards. — Thèse de Paris, n° 73, 1823.
Dieffenbach. — Transfusion, 1828.
Richerand. — Traité de physiologie, t. I, 1833.
Birchoff. — 1835.
Burdach. — Traité de physiologie, 1839.
Carré. — Thèse de Paris, 1844, n° 214.
Compte-rendus de la Société de biologie, 1850.

Compte-rendus de l'Académie des sciences, 1851.
PÉRIER. — Thèse de Paris, 1851, n° 195.
POLLI-GIOVANNI, 1852.
BÉRARD. — Traité de physiologie, t, III.
SODEN. — Transactions médico-chirurgical, 1852.
DEVAU et DESGRANGES. — Gazette médicale de Paris, 1852.
DURAND. — Thèse, 1854, n° 8.
GIRAUD-TEULON. — Gazette médicale, p. 215.
QUINCHE. — Thèse de Paris, n° 223, 1858.
BROWN-SÉQUART. — Physiologie, 1858.
NICOLAS-DURANTY. — Thèse de Paris, 1860, n° 79.
PANUM. — Transfusion expérimentale, 1863.
ORÉ. — Études historiques et recherches expérimentales.
GOULARD. — Thèse de Paris, 1866, n° 319.
LONGET. — Physiologie, 1869.
CLAUDE-BERNARD. — Leçons du Collége de France.
VON BELINA. — Transfusion.
ARNAUDET. — Thèse de Paris, 1870, n° 23.
BÉHIER. — Leçons sur la transfusion.
MORELY. — Thèse de Paris, 1864, n° 73.
FARNY. — Thèse de Paris, 1873.
MASSON. — Thèse de Paris, 1873, n° 53.
RAOULT. — Thèse de Paris, 1874, n° 120.
ROCHE. — Thèse de Paris, 1873, n° 498.
Bulletin médical de Reims, 1867.
AUGUÉ. — Thèse de Montpellier, 1867.
Gazette des hôpitaux, 1874.
Résumés de l'Académie des sciences, 1874.
Gazette médicale de Paris, 1847.
MARMONIER. — 1869, de la transfusion.
Dr BROUARDEL. — 1873. Réflexions sur un cas de transfusion.
LESCŒUR. — Thèse de Paris, 1873, n° 9.
TOURNEBINE. — Thèse de Paris, 1870, n° 159.
JULIEN SAINT-LÉBÉ. — Thèse de Paris, 1869, n° 70.
BOUGON. — Thèse de Paris, 1873, n° 399.
CAUCHOIT SYLVAIN. — Thèse de Paris, 1873, n° 120.

TABLEAU DES APPAREILS A TRANSFUSION DU DOCTEUR MONCOQ (DE CAEN)

Destiné à montrer que son appareil est un; — Qu'il n'y a de variable que le mode d'entrée du sang dans le cœur en cristal.

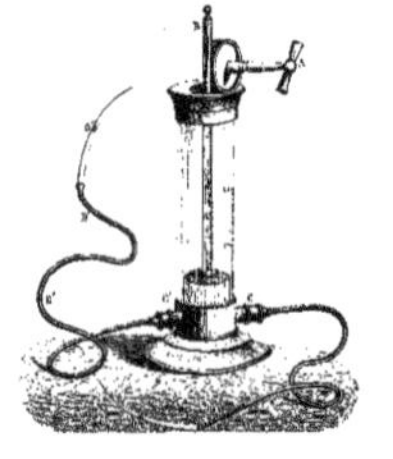

Fig. 1.

APPAREIL DE 1862

pour la transfusion immédiate

et

POUR EXPÉRIENCES PHYSIOLOGIQUES SUR LES ANIMAUX

Employé par l'auteur d'abord et par les physiologistes depuis 1864.

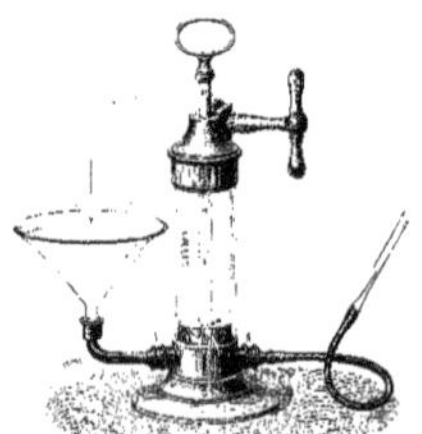

Fig. 2.

APPAREIL DE 1863

PRÉSENTÉ EN 1863 POUR LE CONCOURS DU PRIX BARBIER A LA FACULTÉ

Encouragé par elle et employé avec succès chez l'homme depuis 1866.

Transfusion médiate.

Distance très-courte entre deux sujets.
Transfusion instantanée qui évite la coagulation.
Transfusion qui évite le mélange avec l'air.
Transfusion avec un appareil transparent.
Transfusion avec fixité et précision dans tous ses détails.

L'auteur possède le même appareil (fig. 2) avec suppression des valvules A et S. Il est indiqué page 331.
L'entonnoir, recourbé en bas, est continué par un tube de caoutchouc long de 3 à 5 centimètres, qui lui-même s'abouche avec un petit tube en métal long de 2 à 3 centimètres, et conduisant dans le cylindre.
L'entonnoir est soutenu par une virole en métal, qui se continue au-dessous du tube avec le pied prolongé de l'appareil. On comprend que sur ce pied prolongé porte le petit tube en caoutchouc dont nous venons de parler.
Le tube de sortie, qui est le même que figure 2, moins la valvule, porte aussi sur le pied de l'appareil prolongé.
Dans l'opération, le pied du cylindre est reçu entre les doigts index et médius de la main gauche, doigts qui compriment alternativement le tube sur lequel ils reposent respectivement, et suivant qu'on abaisse ou qu'on élève le piston. Ce doigter est très-simple, parce qu'il est toujours le même pour le même mouvement : l'index, placé en S, comprime pendant l'élévation, et le médius, placé en A, pendant l'abaissement du piston.
Cette suppression des valvules rendrait l'appareil plus simple, bien moins cher, et plus facile à entretenir. Le sang y passe plus vivant, puisqu'il n'est pas battu dans son court passage et ne rencontre aucun obstacle.

A la page 287, figure 3, le sujet qui donne le sang (n° 4) a été placé dans une position vicieuse par le dessinateur; il devrait être en face de l'opérateur, dans le même sens que le sujet n° 3.

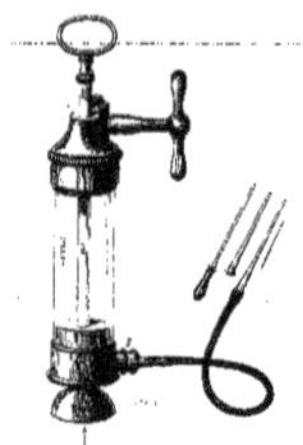

Fig. 4.

APPAREIL DE 1864

Beaucoup plus simple que le précédent; il est destiné à le remplacer pour la transfusion immédiate du sang chez l'homme.

Cet appareil de précision est d'un usage facile : l'auteur l'obtient après expériences indiquées dans son livre, page 223.

L'auteur pense qu'il n'est pas possible de simplifier davantage l'opération.

APPAREILS QUE LE FABRICANT A DONNÉS COMME MODIFICATIONS DES PRÉCÉDENTS

Nous n'avons pas reproduit l'appareil de 1853, qui n'a jamais été employ

Nous avons prouvé que c'était celui d'un médecin belge.

Le fabricant n'y a ajouté qu'une valvule, qui le rend anti-physique.

(Voir page 140.)

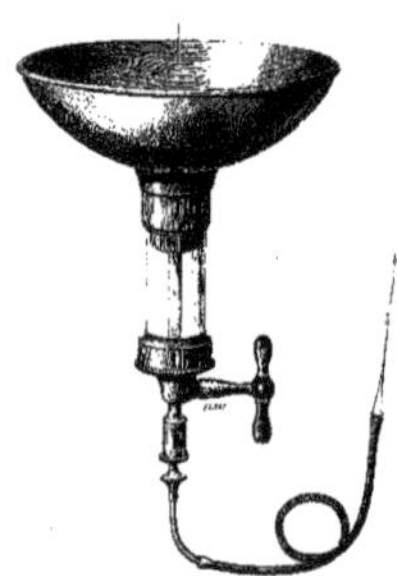

Fig. 3.

APPAREIL

Donné en 1874 comme modification du n° 2 par le fabrica du docteur Moncoq en 1863.

Il saute aux yeux que c'est l'appareil Moncoq : Fig. 2, renversé.

Mauvaise modification, qui a les inconvénients suivants :

1° Trajet trop long, d'où coagulation possible, etc.
2° Coupe à large surface (mauvaise chose).
3° Coupe opaque (mauvaise chose).
4° Pas de base pour reposer l'appareil (très-mauvaise chose).
5° L'opérateur cache l'instrument avec ses deux mains.
6° Introduction possible de l'air.
7° Sang battu par le long trajet dans un tube métallique.

Le fabricant, du reste, convient implicitement que cette chose ne vaut rien, qu'il s'empresse de l'abandonner. Il est fâcheux que le produit de sa dernière [illegible] ration soit plus mauvais encore que la coupe précédente.

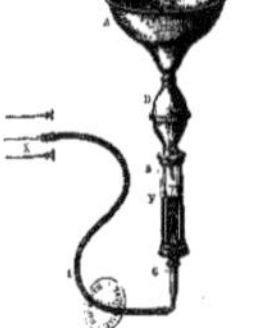

Fig. 5.

LE DERNIER MOT DU FABRICANT

1° L'antonnoir en verre de Moncoq : Fig. 2.

2° La boule en caoutchouc de Maisonneuve et Ore : ***cette boul feudille tout de suite et ne résiste pas au temps ni changements de température;*** elle se ***durcit*** et ne peut servir une ***seule fois***. Cette boule est ***opaque,*** et de plus ***ne peut faire le vide***. Nous connaissons les ***valvules à anches*** qui se d***cissent*** et ***sont les plus mauvaises de toutes***.

3° Le cylindre de Moncoq : Fig. 1, 2 et 3.

4° Le tube de Moncoq : Fig. 1, 2 et 3. — Cet appareil est moins bon [illegible] Fig. 3, qui n'avait pas de raison d'être. (Page 320.)

L'appareil 5, avec ses défauts propres, a les défaut[illegible] la coupe précédente.

Il est impossible de le conserver et de s'en servir pour l'opération délic[illegible] la transfusion, à moins de vouloir faire une autopsie. (Voir page 130.)

Est-il permis de conclure par cette vieille maxime si sage : « A chacun [illegible] métier ! »

J'aime à croire que le Corps médical tout entier sera heureux de lire que c'est bien un des siens, et non un fabricant complètement étranger à la physiologie et à la physique (*Gazette des hôpitaux*, 8 octobre 1853, et ici, p. 140), q[illegible]
la solution [illegible]

DIVISION ET RÉSUMÉ DE CE TRAVAIL.

AVANT-PROPOS. — Les sciences se font, elles ne sont pas faites. — Les grandes découvertes datent de notre siècle........ 7

CHAPITRE I. — Considérations générales................ 15

ART. I. — Qu'est-ce que la transfusion du sang?..... 15

ART. II. — Quel est le but de la transfusion?........ 16

CHAPITRE II.................................... 17

ART. I. — Comment l'auteur a été amené à faire de la transfusion du sang une étude spéciale.. 17

ART. II. — La transfusion entre dès ce moment dans la pratique médicale.......................... 21

ART. III. — Nécessité d'appeler l'attention sur cette opération..................................... 23

CHAPITRE III. — Formule sous laquelle se présente le problème de la transfusion du sang.................. 26

CHAPITRE IV. — Étude physiologique du sang de l'homme. 30

ART. I. — Forme sous laquelle le sang nous apparaît.. 30

ART. II. — Analyse du sang......................... 31

ART. III. — Proportions relatives des principaux éléments du sang.................................. 34

ART. IV. — Gaz contenus dans le sang............... 37

ART. V. — Quels sont les caractères différentiels du sang veineux et du sang artériel?................ 38

ART. VI. — Étude microscopique du sang............ 38

ART. VII. — Différence entre le plasma et le sérum... 40

ART. VIII. — Coagulation du sang 43

ART. IX. — Quantité proportionnelle du sang........ 44

CHAPITRE V. — Des vaisseaux auxquels le sang doit être

emprunté chez celui qui le donne, pour la transfusion chez l'homme, et des vaisseaux dans lesquels on doit le faire rentrer chez le sujet qui doit le recevoir.............. 46

Art. I. — Chez l'homme, le sang doit être emprunté aux veines du pli du coude, et c'est dans les mêmes veines qu'on doit le faire rentrer................ 46

Art. II. — Composition anatomique et propriétés des veines.................................. 49

CHAPITRE VI. — Historique et critique de la transfusion depuis son origine jusqu'à nos jours............. 51

Art. I. — Considérations générales.................. 51

Art. II. — Division de son histoire................... 52

§ I. — Première période.......................... 53
§ II. — Deuxième période......................... 70
§ III. — Troisième période........................ 73

Art. III. — Principales déductions des expériences faites chez les animaux depuis 1818..................... 76

Art. IV. — Expériences avec le sang défibriné chez les animaux.................................. 86

Art. V. — Température à donner au sang pour la transfusion.................................. 89

Art. VI. — Conclusions des expériences qui précèdent. 92

CHAPITRE VII. — Historique des transfusions pratiquées chez l'homme depuis 1818 jusqu'en 1860.................. 96

Art. I. — Leur nombre approximatif.................. 96

Art. II. — Cas de transfusion dans lesquels le succès a été obtenu.................................. 98

§ I. — Succès obtenu dans les hémorrhagies utérines, avant l'accouchement, pendant et après.......... 99
§ II. — Succès de transfusion dans les hémorrhagies traumatiques.................................. 120
§ III. Succès de transfusion dans l'anémie........ 130

Art. III. — Cas dans lesquels la transfusion n'a pas réussi.................................. 131

Art. IV. — Résumé des opérations de 1818 à 1860, chez l'homme.................................. 140

CHAPITRE VIII. — Réflexions critiques sur les transfusions pratiquées chez l'homme depuis 1818 jusqu'en 1860...... 142

ART. I. — On a eu beaucoup de succès malgré l'imperfection des moyens employés 142

ART. II. — Critique du procédé opératoire indiqué par les auteurs 144

ART. III. — Ce procédé place l'opérateur dans une alternative embarrassante 147

ART. IV. — Appareil belge de 1847 148

ART. V. — Comment on avait été amené à employer le sang défibriné 151

ART. VI. — La défibrination est une mauvaise manœuvre qu'il faut rejeter 153

ART. VII. — Le sang défibriné n'est plus du sang 156

ART. VIII. — L'expérience a prouvé contre le sang défibriné 159

ART. IX. — L'expérimentation chez l'animal sain ne prouve pas la valeur du sang défibriné pour la transfusion chez l'homme anémique 164

ART. X. — La transfusion du sang défibriné, absolument mauvaise en elle-même, est d'ailleurs chose longue et difficile 166

ART. XI. — L'addition d'un sel alcalin dans le sang pour retarder la coagulation doit être rejetée 167

CHAPITRE IX. — Théorie et pratique de la transfusion immédiate et instantanée chez les animaux par l'appareil Moncoq 168

ART. I. — En 1860, à la Faculté de Paris, on était absolument découragé à l'endroit de la transfusion du sang, à cause des insuccès précédents 168

ART. II. — Malgré tout, encouragé par la grandeur du but, je me mis courageusement à l'œuvre 171

ART. III. — Conditions nécessaires pour pratiquer la transfusion sans altération du sang 173

ART. IV. — J'institue mon appareil à transfusion immédiate pour mes expériences chez les animaux : sa description et sa théorie. Un petit conseil aux inventeurs futurs 175

ART. V. — Expériences de transfusion immédiate sur les animaux 182

§ I. — Expériences sur le cheval à Alfort.......... 183

§ II. — Expériences de transfusion sur le chien, le veau et le mouton à Alfort et à Grenelle............ 187

Art. VI. — La transfusion immédiate rappelle à la vie après les hémorrhagies excessives. — Expériences diverses. — Expérience publique à la Faculté de Paris sur le chien (13 juin 1863)...................... 190

CHAPITRE X. — Transfusion médiate chez les animaux et chez l'homme, au moyen de l'appareil précédent légèrement modifié.............................. 198

Art. I. — Pour pratiquer la transfusion chez l'homme, il faut une modification à l'appareil précédent...... 198

Art. II. — Appareil à entonnoir latéral pour la transfusion médiate.............................. 202

Art. III. — Expériences concluantes avec l'appareil à transfusion médiate 202

Art. IV. — L'appareil à entonnoir latéral pour la transfusion médiate chez l'homme est encouragé par la Faculté de Paris en 1863......................... 204

Art. V. — Comment doit être pratiquée la transfusion médiate chez l'homme avec l'appareil à entonnoir latéral.................................... 204

Art. VI. — Modification absolument mauvaise qui a été faite de mon appareil à entonnoir latéral, et pourquoi cette modification est mauvaise et doit être rejetée....................................... 211

Art. VII. — Les opérations pratiquées avec succès chez l'homme ont donné raison à mes prévisions de 1863 218

CHAPITRE XI. — Transfusion immédiate et instantanée chez l'homme.................................... 221

Art. I. — Appareil pour la transfusion immédiate et instantanée chez l'homme......................... 221

Art. II. — Manière de pratiquer la transfusion immédiate et instantanée chez l'homme................ 224

Art. III. — Réponse à deux objections................ 227

CHAPITRE XII. — Considérations sur le sang qui devra être employé pour la transfusion. — Les circonstances qui précèdent, accompagnent et suivent l'opération............ 232

ART. I. — Choix du sujet qui doit fournir le sang à transfuser 232

ART. II. — Qualités du sang lui-même qui ne peut ni se coaguler ni se mêler à l'air par mon procédé 233

ART. III. — Quelle doit être la quantité de sang à transfuser? 234

ART. IV. — Quelle est l'action du sang transfusé sur les organes du sujet qui le reçoit dans ses veines... 236

ART. V. — A quel moment faut-il pratiquer la transfusion? 243

ART. VI. — Changement qui s'opère chez le malade après la transfusion 249

ART. VII. — Moyen qui permet de se rendre compte des résultats précis de la transfusion 249

ART. VIII. — Des soins à donner dans la transfusion.. 250

ART. IX. — Accidents qui compromettraient le succès de la transfusion 251

§ I. — Accidents possibles pendant l'opération..... 251

§ II. — Accidents après l'opération : la phlébite n'est pas à craindre avec mon procédé 253

CHAPITRE XIII. — Indications de la transfusion 256

ART. I. — La transfusion est surtout indiquée dans les métrorrhagies puerpérales 256

ART. II. — La transfusion est appelée à rendre de grands services dans les hémorrhagies traumatiques. 261

ART. III. — La transfusion doit être pratiquée avant les grandes amputations chez des sujets épuisés....... 264

ART. IV. — Hémorrhagies sous la dépendance d'une première affection 265

ART. V. — Hémorrhagies constitutionnelles.......... 266

ART. VI. — Transfusion dans l'anémie et la chlorose. 267

ATT. VII. — Transfusion du sang dans des cas très-divers 270

ART. VII. — Réponses aux objections contre la transfusion 275

ART. IX. — Résumé et conclusions 277

CHAPITRE XIV. — La transfusion du sang avec l'APPAREIL MONCOQ depuis 1864........................... 281

ART. I. — Expériences concluantes faites à la Faculté en 1865, par M. Oré de Bordeaux et M. L. Labbé de Paris. 281

ART. II. — Succès de transfusion par les professeurs de médecine de Reims, en 1866, avec l'appareil à transfusion médiate de Moncoq........................ 285

ART. III. — Succès de transfusion à Montpellier, par M. le professeur Courty (appareil Moncoq)............ 291

ART. IV. — Transfusion du sang dans un cas d'anémie non hémorrhagique, par M. Brouardel, professeur agrégé de la Faculté de Paris (appareil Moncoq)... 294

ART. V. — Succès de transfusion à l'Hôtel-Dieu de Paris, par M. le professeur Béhier, en février 1874 (appareil Moncoq)........................... 301

ART. VI. — Succès de transfusion, par M. le Dr Molinier, ancien interne des hôpitaux de Paris, chirurgien de l'hôpital de Dreux (appareil Moncoq)....... 317

CHAPITRE XV.. 319

Premier rapport de M. Bouley. — Académie des sciences. Séance du 30 mars 1874................. 319

Deuxième rapport de M. Bouley. — Académie des sciences. Séance du 4 mai 1874................... 323

Impression faite dans le monde savant par les rapports qui précèdent.............................. 333

Le dernier mot du fabricant........................ 335

Acte de naissance de l'appareil Moncoq............. 338

Ouvrages que nous avons consultés.................. 340

Paris. — Typ. de A. PARENT, rue Monsieur-le-Prince, 29 et 31.

www.ingramcontent.com/pod-product-compliance
Ingram Content Group UK Ltd.
Pitfield, Milton Keynes, MK11 3LW, UK
UKHW020101200726
13856UKWH00002B/312

9 782011 758828